HANS MORSCHITZKY
ENDLICH LEBEN OHNE PANIK

W0041325

fischer & gann

HANS MORSCHITZKY

ENDLICH LEBEN
OHNE PANIK

DIE BESTEN HILFEN BEI PANIKATTACKEN

fischer **&** gann

Bibliografische Information der Deutschen Nationalbibliothek:
Die Deutsche Nationalbibliothek verzeichnet diese Publikation
in der Deutschen Nationalbibliografie; detaillierte bibliografische Daten
sind im Internet über http://dnb.d-nb.de abrufbar.

© Verlag Fischer & Gann, Munderfing 2015
Umschlaggestaltung | Layout: Gesine Beran, Turin | Hamburg
Umschlagmotiv: © naturejpg.ru
Gesamtherstellung | Druck: Aumayer Druck + Verlag Ges.m.b.H & Co KG, Munderfing
Printed in the European Union

ISBN: 978-3-903072-05-3
ISBN E-Book: 978-3-903072-06-0
www.fischerundgann.com

VORWORT

ALS KLINISCHER PSYCHOLOGE UND PSYCHOTHERAPEUT in Linz, Österreich, behandle ich seit 30 Jahren Menschen mit Angst- und Panikstörungen. Ich habe bereits sechs Bücher über verschiedene Formen der Angst geschrieben. Im Zentrum dieses Buch stehen ausschließlich Panikattacken und deren Bewältigung.

Teil 1 soll Ihnen helfen, Panikattacken besser zu verstehen, indem Ihnen biologische und psychologische Erklärungsmodelle vermittelt werden. Sie erhalten dabei auch einen Überblick über Panikattacken im Rahmen aller fünf definierten Angststörungen (Panikstörung, generalisierte Angststörung, Agoraphobie, soziale Phobie und spezifische Phobie) sowie auch im Rahmen zahlreicher anderer psychischer und körperlicher Erkrankungen.

Teil 2 bietet Ihnen Möglichkeiten an, mithilfe eines Angst-Tagebuches sowie mithilfe von Fragebögen und Checklisten die konkreten Hintergründe Ihrer Panikattacken zu analysieren.

Teil 3 möchte Sie in die Lage versetzen, ohne bzw. neben einer medizinischen oder psychotherapeutischen Behandlung mit Ihren Panikattacken möglichst gut zurechtzukommen. Im Mittelpunkt stehen dabei 80 Hilfestellungen mit zahlreichen Ratschlägen und Übungen.

Alle Hilfestellungen beruhen auf einem integrativen verhaltenstherapeutischen Grundkonzept und stellen daher auch eine gute Ergänzung zu einer Verhaltenstherapie dar. Sie können aber auch neben jeder anderen Art von Psychotherapie erfolgreich eingesetzt werden, wenn in der Psychotherapie die zentralen Grundprobleme bewältigt werden.

Dieses Buch ist Teil eines neuartigen Konzepts der Selbstbehandlung von Menschen mit Panikattacken. Die Hilfestellungen von Teil 3 werden auch als Audio-Dateien in Form einer App für alle gängigen Geräte angeboten (nähere Informationen auf: www.fischerundgann.com).

Die Kombination von Buch und App kann als entscheidender Durchbruch bei der Selbstbehandlung von Panikattacken angesehen werden: Neben diesem Buch dient die gleichnamige App gleichsam als Coach im Ohr, der Ihnen vor, während und nach Panikattacken seine Hilfe anbietet.

Viele Betroffene verfügen über ausreichend Wissen und durch eine Psychotherapie auch über Einsicht in die tieferen Hintergründe ihrer Panikattacken, doch wenn es darauf ankommt, machen sie nicht das, was sie tun sollten: trotz ihrer Angst einfach das anstreben, was das Leben lebenswert macht.

Der Weg aus der Angst führt durch die Angst. Erst danach ist ein Leben ohne Panik möglich. Wenn das so leicht wäre! Dieses Buch soll Ihnen zusammen mit der App ein verlässlicher Begleiter sein.

Darüber hinaus werden Ihnen weitere Hilfsmöglichkeiten angeboten:

▸ Eine kostenpflichtige Beratung per Telefon oder Skype durch den Autor (Homepage: www.panikattacken.at),

▸ Literaturempfehlungen zur weiteren Vertiefung in die Thematik.

1. PANIKATTACKEN BESSER VERSTEHEN

1.1 GESUNDE UND KRANKHAFTE ÄNGSTE

DAS DOPPELGESICHT DER ANGST: Gesunde Angst hält uns am Leben und stimuliert uns, krankhafte Angst schränkt dagegen unsere Lebensmöglichkeiten ein. Diese beiden konträren Seiten der Angst werden im Folgenden näher dargestellt.

ANGST UND FURCHT SICHERN DAS ÜBERLEBEN – SELBST PANIK KANN ALS SCHUTZFUNKTION DIENEN

Angst und Furcht sind angeborene biologische Überlebensmechanismen und Grundbefindlichkeiten des Menschen. Sie sind ganz normale seelische und körperliche Zustände, zutiefst menschliche Gefühle, genauso wie Freude, Wut, Trauer oder Ekel.

Angst ist eine auf die Zukunft gerichtete, unbestimmt-diffuse Bedrohungserwartung; *Furcht* ist eine auf die Gegenwart gerichtete, ganz konkrete Bedrohungserwartung. Beide sind Reaktionen auf Ereignisse, Situationen und Vorstellungen, die als bedrohlich, ungewiss oder unkontrollierbar erlebt werden. Häufig wird Angst als Oberbegriff für alle

Gefühlszustände in Zusammenhang mit Verunsicherung und Bedrohung verwendet.

Angst hinsichtlich einer ungewissen Zukunft führt zum ständigen Sich-Sorgen, wie man dieser vagen Bedrohung begegnen könnte, ohne konkret in der Lage zu sein, etwas zu tun. Das bewirkt eine andauernde körperliche Anspannung, die meist mangels körperlicher Betätigung bestehen bleibt und eine ständige geistige Übererregtheit und Nervosität zur Folge hat.

Angst ist dann konstruktiv, wenn sie dazu genutzt wird, mögliche Bedrohungen in der Zukunft durch Aktivitäten in der Gegenwart zu verhindern, das heißt, wenn sie zu konkret geplanten Schritten und gezielten Vorbeugungsmaßnahmen führt.

Furcht bewirkt eine automatische körperliche Reaktion auf eine im jeweiligen Moment wahrgenommene Gefahr, also eine Kampf-Flucht-Reaktion. Angst wird sofort zur Furcht, wenn die vermeintliche Bedrohung in der Zukunft als unmittelbare Gefahr in der Gegenwart wahrgenommen wird.

Furcht ist eine von den tieferen Schichten des Gehirns gesteuerte Alarmreaktion, die den Körper auf Kampf oder Flucht vorbereitet, und zwar selbst dann, wenn der Verstand bewusst noch gar keine Gefahr wahrgenommen hat. Diese instinktive Schutzreaktion, die vom limbischen System im Gehirn, genauer vom Mandelkern, ausgeht, haben wir mit allen Säugetieren gemeinsam. Dabei werden die Herztätigkeit und die Atmung beschleunigt, die Durchblutung verstärkt und die Muskeln angespannt, um der Gefahr möglichst schnell zu entkommen. Furcht erlaubt wenig Nachdenken, weil sofortiges Handeln erforderlich ist. Angst dagegen lebt vom ständigen Nachdenken und Grübeln ohne konkrete Aktion.

Angst und Furcht aktivieren unseren Geist und unseren Körper heute noch genauso wie bei unseren Vorfahren, mit dem Ziel, reale oder vermeintliche Gefahren zu überwinden, um unser Leben zu schützen. Im Vergleich zu früheren Jahrtausenden ist jedoch im heutigen Lebensalltag die reale körperliche Bedrohung viel geringer, die körperliche Reaktionsweise ist jedoch bei Angst und Furcht gleich stark geblieben. Wir sind wegen unserer Ängste, die sich häufig nur mehr in unseren Köpfen abspielen, körperlich ständig überaktiviert und dementsprechend verspannt.

Die maximale Steigerung von Furcht zeigt sich in der *Panik*. Man unterscheidet demnach drei Formen von Bedrohung: Angst, Furcht und Panik.

Wichtig zum besseren Verständnis ist: *Angst* ist ein Gefühl unbestimmter Bedrohung, oft ohne konkrete äußere Auslöser. *Furcht* ist eine gerichtete Angst und subjektive Bedrohung durch ganz bestimmte äußere Gefahren. *Panik* ist eine extreme Form von Furcht vor dem eigenen Körper, ein Gefühl massiver körperlicher und/oder geistiger Überwältigung im Sinn eines totalen Kontrollverlusts. *Panikattacken* sind ein Alarmsignal. Sie sind jedoch meistens ein Fehlalarm, der schon ausgelöst wurde, noch bevor wir überhaupt eine akute Bedrohung wahrgenommen haben.

Die verschiedenen Angstzustände haben unterschiedliche *Auslöser*. Die subjektive Bedrohung geht bei Angst von der Zukunft, bei Phobien von der aktuellen Umwelt und bei Panikattacken vom eigenen Körper aus.

Während Furcht- und Panikzustände kurze, aber sehr heftige körperliche und emotionale Erfahrungen sind, dauern Angstzustände viel länger an, oft Wochen oder gar Monate; sie sind allerdings nicht so intensiv wie eine Panikattacke. Im Laufe der Zeit werden die Panikattacken selbst immer weniger, während die Erwartungsängste im Hinblick auf sie immer mehr ausufern und schließlich das ganze Leben bestimmen.

ANGSTFREIHEIT IST KEIN SINNVOLLES LEBENSZIEL – MAN KANN AUCH MIT UND TROTZ ANGST UND PANIK ERFOLGREICH SEIN

Viele Ratgeber versprechen uns ein Leben ohne Angst und Panik. Ängste und Panikattacken bekämpfen, besiegen, loswerden, auslöschen, verlieren – so lautet die Devise. Dieses Buch bietet keine Garantie dafür, dass Sie nie wieder eine Panikattacke bekommen werden. Es soll Sie jedoch in die Lage versetzen, dass Sie zukünftig erfolgreicher damit umgehen können. In der Folge davon wird Ihre Angst vor einer Panikattacke abnehmen und schließlich ganz verschwinden.

Es ist bei Panikattacken genauso wie nach einer schweren Sportverletzung. Auch wenn es uns schon längst wieder gut geht und alle Wunden und Brüche verheilt sind, werden wir noch längere Zeit bewusst und unbewusst darauf achten, dass uns so etwas nie wieder passiert. Wann hat man solche schlimmen Erfahrungen endgültig bewältigt? Dann, wenn wir auf einmal feststellen, dass wir beim Sport gar nicht mehr an die schwere Verletzung gedacht haben. Dennoch bleibt das Ereignis samt den Folgen für immer in unserem Kopf gespeichert, damit wir gegebenenfalls in einer ähnlichen Situation anders reagieren als damals.

Es klingt paradox: Das Ziel »Endlich leben ohne Panikattacken« ist erreichbar, jedoch anders, als wir es uns auf den ersten Blick vielleicht vorgestellt haben. Wir kämpfen zu viel gegen Angst und Panik! Wir möchten stärker sein als unsere Panik. Wir wollen unbedingt die Kontrolle über unseren Körper und unseren Geist bewahren, wenn wieder eine Panikattacke kommt. Wir möchten eine Attacke um jeden Preis vermeiden, weil wir nicht wissen, wie wir ihr wirksam begegnen können.

Das ist die Botschaft dieses Buches: Panikattacken lassen sich nicht durch Vermeidung oder Kontrollversuche bewältigen, sondern nur durch ihre konstruktive Annahme. Der amerikanische Psychologe *William James* hat den Weg zur erfolgreichen Angstbewältigung vor mehr als hundert Jahren so formuliert: »Tue das, wovor du dich fürchtest, und die Furcht stirbt einen sicheren Tod.«

Angst war nicht nur im Rahmen der Evolution eine positive Kraft, sie kann es auch in der Gegenwart sein. Das vergessen viele, wenn sie unter krankhafter Angst und Panik leiden. Angst motiviert uns dazu, realen Bedrohungen zu begegnen, und bewahrt uns vor Selbstüberschätzung und damit vor mutwilliger Gefährdung unseres Lebens.

Angst leistet einen wichtigen Beitrag zu unserer persönlichen Entwicklung, sie kann auch auf gesellschaftlicher Ebene sinnvoll sein. Angst machende Prognosen in Hinblick auf Fehlentwicklungen in Wirtschaft, Umwelt, Klima oder Ernährungsgewohnheiten haben genau den Zweck, Menschen zum engagierten Handeln zu bringen und Schlimmeres zu verhindern.

Wer den wissenschaftlich fundierten Aussagen glaubt, durch falsche Ernährung und körperliche Inaktivität leichter schwer krank zu werden, der wird seinen Lebensstil schneller ändern, als wenn er sorglos alles Ungesunde in sich hineinstopft und in seiner Freizeit als Coach-Potato träge vor dem Fernsehapparat liegt. Wer sich als Raucher vor einer höheren Wahrscheinlichkeit von Lungenkrebs fürchtet, wird eher auf Zigaretten verzichten.

Ein *mittleres Ausmaß an Angst* verstärkt sogar unsere Anstrengungen und aktiviert den Körper und den Geist zu Höchstleistungen. Zu viel Angst blockiert uns – bis hin zum Blackout und zur Panikattacke. Zu wenig Angst kann verhindern, dass wir uns wachsam auf bestimmte reale Gefahren vorbereiten.

Der Spruch von *Erich Kästner:* »Das Leben ist immer lebensgefährlich«, trifft den Nagel auf den Kopf. Unser Leben ist ständig Gefahren ausgesetzt. Wir können sie nicht immer beseitigen, jedoch minimieren, besser bewältigen und tolerieren lernen. Wir sollten uns vor allem auf das konzentrieren, was wir erreichen möchten, und nicht so sehr auf das, was wir unbedingt vermeiden wollen.

MUT UND VERTRAUEN

Wir benötigen je nach Situation eine angemessene *Balance aus Mut, Vertrauen, Vorsicht und Angst,* um mit tatsächlichen und irrealen Ängsten besser umgehen zu lernen. Das Gegenteil von krankheitswertiger Angst ist nicht Angstfreiheit, sondern Mut und Vertrauen.

Bei *Mut* gcht es nicht darum, keine Angst zu haben, sondern etwas zu wagen, das uns wichtig und sinnvoll erscheint. Bei *Vertrauen* geht es darum, sich auf seine Stärken und Fähigkeiten zu besinnen, mit neuen oder unsicheren Situationen zurechtzukommen. *Vorsicht* heißt, darauf zu achten, nicht über seine Grenzen zu gehen.

Extremsportler berichten, dass sie ohne Angst längst nicht mehr am Leben wären. Sie betrachten Angst als ihren weisen Begleiter, der ihnen sagt, was sie lieber bleiben lassen sollten, wenn Verwegenheit und Tollkühnheit die Oberhand gewinnen und das Leben zum Lotteriespiel zu werden droht, das rein durch Glück und Zufall bestimmt ist.

Wir können mehr oder weniger ängstlich sein und trotzdem erfolgreich handeln. Man muss sich nicht immer gut fühlen, wenn man bestimmte Ziele anstrebt. Es reicht, eine Entscheidung zu treffen, sich trotz der Ängste, Stimmungsschwankungen oder körperlichen Beschwerden auf das einzulassen, was für unser Leben wichtig und wertvoll ist. Es geht im Leben nicht darum, keine Angst mehr zu haben, sondern darum, wie man mit seinen Ängsten erfolgreich zurechtkommt. Nicht Angst und Panikattacken an sich sind das Problem: Erst *falsche Problemlösungsstrategien*, wie etwa Flucht, Vermeidung oder ständige Kontrolle, machen aus normalen Ängsten krankheitswertige Ängste.

Es ist ganz normal, sich nach einer Panikattacke eine Zeitlang vor der nächsten Attacke zu fürchten, zumindest so lange, wie wir nicht wissen, wie wir effizient damit umgehen können. Es macht jedoch krank, wenn wir uns aus Angst vor weiteren Panikattacken so sehr einschränken, dass wir unseren Alltag nicht mehr normal bewältigen und unsere Lebensziele nicht mehr verwirklichen können.

Worauf haben Sie bisher verzichtet, weil Sie mit Angst und Panikattacken nicht umgehen konnten? Was war der Preis für Ihre Vermeidung von Panikattacken? Was möchten Sie zukünftig öfter tun und erleben, egal wie groß Ihre Angst und Panik ist? *Attraktive Ziele* helfen uns am besten, Angst tolerieren zu lernen, um mehr vom Leben zu haben als bisher.

ANGST ZEIGT AUF, WAS UNS WICHTIG IST – WELCHE WÜNSCHE STEHEN HINTER UNSEREN ÄNGSTEN?

Hinter den meisten Ängsten – gesunden wie krankhaften – stehen oft ganz normale Wünsche. Wir bekommen Angst, wenn unsere zentralen Werte und Ziele bedroht sind. In diesem Sinn kann man *fünf zentrale Ängste* unterscheiden, hinter denen fundamentale menschliche Bedürfnisse stehen:

VITALE ÄNGSTE. Krankheits- und Todesängste zeugen von unserem Bedürfnis nach Überleben und Gesundheit. Schwere Krankheiten beeinträchtigen unsere körperliche und geistige Leistungsfähigkeit, das Selbstwertgefühl, die Unabhängigkeit von anderen und unser Bild von einer guten Zukunft. Die Angst vor verminderten Lebenschancen äußert sich als Furcht vor lebensbedrohlicher Krankheit, chronischen Schmerzen und bleibender Behinderung mit negativen persönlichen, sozialen und beruflichen Folgen. Bei Nicht-Bewältigung körperbezogener Ängste kommt es zur Panikstörung, zur Herzphobie oder Hypochondrie, aber auch zur Agoraphobie (Platzangst) sowie zu bestimmten spezifischen Phobien, wie etwa Tierphobien, Flugphobien oder Blut-Spritzen- und Verletzungsphobien. Wie sehr hängen Ihre Panikattacken mit der Thematik von Leiden, Schmerz, Krankheit, Behinderung und Tod zusammen?

ÖKONOMISCHE ÄNGSTE. In den Sorgen um unsere wirtschaftliche Existenz spiegelt sich unser Bedürfnis nach Befriedigung unserer materiellen Bedürfnisse wider. Die Angst, aus dem sozialen Netz zu fallen, ins ökonomische Nichts abzustürzen und von den kulturell-gesellschaftlichen Möglichkeiten ausgeschlossen zu sein, entsteht meist erst dann, wenn das physische Überleben gesichert erscheint. Arbeitslosigkeit, Schulden, finanzielle Abhängigkeit von anderen Menschen oder von staatlichen Einrichtungen können unsere wirtschaftliche Sicherheit gefährden. Wenn die Angst um die materielle Existenz nicht bewältigt werden kann, äußert sich dies akut durch Panikattacken und auf längere Sicht durch eine generalisierte Angststörung mit ständigen Sorgen und Befürchtungen bezüglich alltäglicher Dinge des Lebens. Wie sehr sind Ihre Panikattacken mit wirtschaftlichen Sorgen oder mit einem hohen Verantwortungsgefühl bezüglich der Versorgung Ihrer Familie verknüpft?

VERLUSTÄNGSTE. Verlust- und Trennungsängste zeigen unser Bedürfnis nach Geborgenheit und sicherer Bindung auf. Als soziale Wesen sind wir nichts ohne die anderen. Wir fürchten, Bindungen könnten zerbrechen und wichtige Personen könnten durch den Tod aus unserem Leben verschwinden. Auch hinter ständiger Eifersucht steht letztlich eine Verlustangst. Die Nichtbewältigung von Verlustängsten zeigt sich in Panikattacken, Trennungsangststörung und generalisierter Angststörung. In welchem Ausmaß steht hinter Ihren Panikattacken die Angst vor Trennung und Verlust der Geborgenheit in Ihrem Leben?

VERSAGENSÄNGSTE. Leistungsängste basieren auf unserem Bedürfnis nach Bestätigung durch Leistung. Körperliche Gesundheit, materielle Sicherheit und soziale Geborgenheit genügen uns nicht, wir möchten vor uns selbst und vor anderen gut dastehen durch unsere persönlichen Fähigkeiten. Der Selbstwert vieler Menschen beruht oft einseitig auf dem Leistungsaspekt. Bei sozialen Bewertungsängsten geht es darum, den Ansprüchen und Erwartungen anderer nicht zu genügen und deswegen der Blamage, Kritik oder gar Ablehnung ausgesetzt zu sein. Die Nichtbewältigung von Versagensängsten führt oft zu einer sozialen Phobie mit und ohne Panikattacken. Welche Bedeutung haben Leistungs- und Versagensängste in Hinblick auf Ihre Panikattacken?

SPIRITUELLE ÄNGSTE. Hinter der Angst um ein verfehltes Leben steckt unser Bedürfnis nach einem sinnerfüllten Leben und der Entfaltung unserer Persönlichkeit. Trotz körperlicher Fitness, ökonomischer Absicherung, sozialer Geborgenheit und persönlichem Erfolg kann es zu Angst und Unruhe kommen, wenn es uns nicht gelingt, dem Leben einen tieferen Sinn zu geben. Ein Leben auf der Basis zentraler Wertvorstellungen kann auch dann noch sinnvoll und erfüllend sein, wenn es durch großes Leid, körperliche und psychische Krankheit oder erhebliche Behinderung geprägt ist. Viele Menschen kämpfen ständig gegen Angst, Furcht und Panik statt für ein besseres Leben, weil sie gar keine klaren Vorstellungen davon haben, was sie im Leben eigentlich erreichen möchten. Die Nichtbewältigung der spirituellen Dimension des Lebens (das muss kein Glaube im Sinne einer bestimmten Religion sein) kann bis zu Panikattacken, Krankheitsängsten oder generalisierter Angststörung führen. Könnte es sein, dass Ihre Panikattacken etwas mit existenzieller Verunsicherung oder spiritueller Orientierungslosigkeit zu tun haben? Haben Sie Angst, im Leben zu kurz zu kommen, ohne genau zu wissen, was Sie eigentlich erreichen möchten?

Um welchen dieser fünf zentralen Angstbereiche kreisen Ihre Ängste und Sorgen am meisten, um welchen am zweitmeisten? Welche dieser Themen können bei Ihnen rasch eine Panikattacke auslösen?

Angst, normale wie auch krankheitswertige Angst, zeigt sich auf *vier verschiedenen Ebenen:* auf der Ebene der körperlichen Reaktionen, auf der Ebene des sichtbaren Verhaltens, auf der Ebene der Gedanken und auf der der Gefühle. Diese vier Aspekte spielen bei der Entstehung und Aufrechterhaltung von Ängsten und Panikattacken eine zentrale Rolle, die Ausprägung kann jedoch individuell sehr unterschiedlich sein.

Bei manchen Menschen stehen die belastenden körperlichen Symptome im Vordergrund, bei anderen die Angst machenden Gedanken und unangenehmen Gefühlszustände, wieder andere haben trotz bester Absicht und Einsicht in die Irrationalität ihrer Ängste größte Schwierigkeiten, das ängstliche Vermeidungsverhalten zu unterbrechen. Auf welcher Ebene erleben Sie Panikattacken am unangenehmsten?

Durch die Wechselwirkungen von Gedanken, Gefühlen und Verhalten gibt es unterschiedliche Ansatzpunkte zur Bewältigung von Angst und Panikattacken:

▸ *Änderungen in Ihrem Denken* können Änderungen in Ihrem Fühlen und Verhalten bewirken, wenn Sie aufgrund gewisser Hintergrundinformationen eine Panikattacke nicht mehr als so bedrohlich beurteilen. Ängste und Panikattacken können so nicht mehr bestimmen, was Sie tun dürfen und was nicht.

▸ *Änderungen in Ihrem gefühlsmäßigen Erleben* können Änderungen in Ihrem Denken und Verhalten zur Folge haben. Sie machen zum Beispiel die Erfahrung, dass Sie Angst und Panikattacken durch kampfloses Zulassen bewältigen können und Ihnen dadurch ein Leben auf der Grundlage Ihrer Werte und Lebensziele möglich ist.

▸ *Änderungen in Ihrem Verhalten* können zu Änderungen in Ihrem Denken führen, weil Sie zum Beispiel durch den Verzicht auf Vermeidungsreaktionen positive Erfahrungen mit Ihrem Körper und Ihren Mitmenschen machen und so andere Sichtweisen entwickeln.

WIE ANGST UND FURCHT IM GEHIRN ENTSTEHEN: DIE BIOLOGISCHEN GRUNDLAGEN VON PANIKATTACKEN

DAS LIMBISCHE SYSTEM ALS ZENTRUM DER EMOTIONEN – PANIKATTACKEN GEHEN VON UNSEREM SÄUGETIERHIRN AUS

Angst und Panikattacken werden vom *limbischen System* im Gehirn gesteuert. Es wird auch »Säugetierhirn« genannt, weil wir es mit den Säugetieren gemeinsam haben.

Das limbische System ist eine Funktionseinheit, die aus zahlreichen Teilbereichen in verschiedenen Hirnregionen besteht, vor allem aus Thalamus, Hypothalamus, Amygdala und Hippocampus. Diese Hirnareale haben folgende Funktionen:

▸ Der **THALAMUS** nimmt alle Informationen aus der Außenwelt durch unsere Sinne auf und leitet sie an andere Stellen weiter. Zum Verständnis von akuten Ängsten und Panikattacken sind folgende biologische Mechanismen bedeutsam: Eine Leitungsbahn führt zum frontalen Kortex (Stirnhirn), wo die verschiedenen Sinneswahrnehmungen genauer analysiert werden, eine andere, schnellere Leitungsbahn direkt zur Amygdala, wo die Informationen emotional bewertet werden. Diese zweite Bahn umgeht unser Großhirn und löst zum Schutz des Organismus rasche Körperreaktionen aus – oft vorschnell, noch bevor eine reale Gefahr identifiziert ist.

▸ Der **HYPOTHALAMUS** ist das oberste Steuerungszentrum des Körpers bei subjektiver Bedrohung. Er bewirkt über verschiedene Wege die Ausschüttung der Stresshormone Adrenalin, Noradrenalin und Kortisol, die unseren Körper aktivieren, um die Gefahrensituation zu bewältigen.

▸ Die **AMYGDALA** (auf Deutsch *Mandelkern*) ist – etwas vereinfacht gesagt – das Zentrum der Gefühle. Tatsächlich gibt es wahrscheinlich kein klar umrissenes »emotionales Gehirn«, sondern verschiedene Schaltungssysteme in enger Verbindung zum Mandelkern. Die Amygdala bewirkt die rasche Auslösung von Angst und Panikattacken. Wir haben zwei Mandelkerne, einen links und einen rechts. Die Mandelkerne aktivieren den Körper im Interesse des Überlebens extrem schnell, noch bevor das Stirnhirn, namentlich der präfrontale Kortex, erkannt hat, ob tatsächlich Gefahr droht. Das ist das Drama von Panikattacken: Die Panik kann berechtigt sein – oder auch nicht, wie dies bei Fehlalarm der Fall ist. Wenn wir von den Mandelkernen gesteuert werden, reagieren wir instinktiv »aus dem Bauch« heraus, ohne den Verstand eingeschaltet zu haben. Die Mandelkerne bewirken die rasche Kampf-Flucht-Reaktion bei subjektiver Gefahr, während beim ängstlichen Grübeln eine andere Hirnregion im Spiel ist.

▸ Der **HIPPOCAMPUS** ist der Ort unseres Fakten-Gedächtnisses, wo unsere Erfahrungen mit der Welt gespeichert sind, während in den Mandelkernen unsere damit verbundenen Gefühle und körperlichen Reaktionen abgespeichert sind.

Das Fatale bei Panikattacken ist die Koppelung von Fakten-Gedächtnis im Hippocampus (zum Beispiel die Erinnerung an eine massive körperliche Aktivierung in einem Supermarkt) und emotionalem Gedächtnis in den beiden Mandelkernen (zum Beispiel die Erinnerung an Herzrasen und Todesangst).

Bei Angst und Panikattacken wirken also der Hippocampus und die beiden Mandelkerne ganz eng zusammen. Ihre gemeinsame Aktivität bewirkt, dass durch den Hypothalamus über verschiedene Wege Stresshormone ausgeschüttet werden und das vegetative Nervensystem den Körper in eine massive Alarmierung versetzt.

Wenn unsere Mandelkerne einmal gelernt haben, was eine gefährliche Situation sein könnte, vergessen sie das nie wieder – so will uns der Körper vor vermeintlicher Gefahr bewahren. Man kann diese emotional getönten Erinnerungen an Panikattacken nicht löschen, wir können sie nur durch neue positive Erfahrungen mit unserem Körper und unserer Umwelt ersetzen. Im Gehirn kann man mit speziellen Verfahren unsere Erregung selbst dann noch feststellen, wenn einmal gefürchtete Objekten längst keine Angst mehr erzeugen.

Im Gegensatz zu den Tieren haben wir durch unser menschliches Gehirn, das heißt durch unsere Großhirnrinde (Kortex), speziell durch das Frontalhirn, die Möglichkeit, dem Druck vonseiten des limbischen Systems zu widerstehen und uns trotz Angst in Situationen zu begeben, die für uns wichtig sind.

Auf dieser Beeinflussbarkeit unseres Verhaltens beruht jede Erziehung und jede Form der Selbststeuerungsfähigkeit. Andererseits kann uns aber auch gerade unser denkendes Gehirn noch mehr Angst machen, wenn wir ungefährliche Situationen, Ereignisse und Objekte nun auch noch ganz bewusst als bedrohlich beurteilen.

Diese zwei Seiten unseres denkenden und planenden Gehirns, die Möglichkeiten und Gefahren, werden wegen ihrer Bedeutsamkeit für eine erfolgreiche Bewältigung von Angst und Panikattacken im Folgenden näher erläutert.

DER PRÄFRONTALE KORTEX, EIN TEILBEREICH DES FRONTALHIRNS – DIE KONTROLLINSTANZ UNSERER ÄNGSTE

Das *Frontalhirn*, speziell der präfrontale Kortex, ist der zentrale Teil unseres planenden und steuernden Gehirns. Der *präfrontale Kortex* kann den Fehlalarm der beiden Mandelkerne, dass eine vermeintliche Gefahr bestehe, verstärken, auch wenn in Wirklichkeit nur körperliche Symptome ohne reale Bedrohung aufgetreten sind.

Zum besseren Verständnis von Angst und den Möglichkeiten ihrer Bewältigung sollten wir auch noch über die linke und die rechte Gehirnhälfte Bescheid wissen. Unsere beiden Gehirnhälften arbeiten unterschiedlich, jedoch einander ergänzend zusammen.

Die *rechte Hirnhälfte* verarbeitet eher die emotionalen und nonverbalen, die *linke Hirnhälfte* eher die rational-verbalen Informationen. Das linke Frontalhirn ist vor allem auch für den Wortschatz, die innere Sprache und die Analyse von Erlebnissen und Erfahrungen sowie deren Bedeutung zuständig.

Der *linke präfrontale Kortex* als Teilbereich des Frontalhirns ist der »Chef« unseres Gehirns. Dort laufen alle Informationen aus unserem

Körper und den verschiedenen Teilen des Gehirns zusammen. Hier fallen auch die Entscheidungen über die jeweils nötigen Reaktionen und Verhaltensweisen. Wenn das limbische System mit seinen beiden Mandelkernen den Körper für rasche Flucht aktiviert, kann der präfrontale Kortex dennoch für Standhalten und Kämpfen eintreten und dies auch durchsetzen.

Neue *Lernerfahrungen* ermöglichen eine bewusste Kontrolle unserer Gedanken und eine gewisse trainierbare Distanzierungsfähigkeit gegenüber unseren Gefühlen. Dadurch erfahren negative Erlebnisse eine Ergänzung und werden ängstliche Zukunftserwartungen korrigiert.

Vernunftorientiertes und geplantes Handeln ist möglich – trotz des großen emotionales Drucks vonseiten des limbischen Systems. Wir brauchen uns nicht von unseren Ängsten und Panikattacken steuern zu lassen. Wir können unser Leben nach unseren Werten und Plänen gestalten. Dazu bedarf es der bewussten *Entscheidung zum Handeln.* Passives Abwarten, bis der Sturm der Erregung und die Angst vor der Panik verschwunden sind, ist der Weg in die Angststörung.

Umlernen angesichts bisheriger Vermeidungs- und Fluchttendenzen ist auf Dauer nur möglich, wenn die Bereitschaft besteht, vorübergehend die emotionale und vegetative Erregung und den damit verbundenen Spannungsanstieg zuzulassen. Das erfolgt im Rahmen einer sogenannten *Konfrontationstherapie*, die heute meist »Exposition« genannt wird.

Nicht weil die vegetativen Symptome durch Gewöhnung (Fachausdruck: Habituation) abnehmen, sondern weil *neue Sichtweisen und Lernerfahrungen*, nämlich das Erlebnis der Bewältigbarkeit bisher gefürchteter Situationen, unser Handeln bestimmen und in unserem Kopf gespeichert werden, können wir auf unsere bisherigen Vermeidungs- und Kontrollstrategien in Angst- und Paniksituationen zunehmend verzichten.

Zentrales Ziel jeder Selbstbehandlung oder Psychotherapie bei Panikattacken ist es, die Kontrolle der spontanen Gefühle und Körpersymptome über den Weg des linken präfrontalen Kortex zu beschleunigen und zu festigen. Dies erfolgt durch Worte in Form von Gesprächen mit anderen Menschen und mit uns selbst (gezielte Selbstgespräche sind hochwirksam), durch rationale Analysen und bewusste Entscheidungen in Richtung bestimmter Verhaltensweisen, unabhängig von der emotionalen Befindlichkeit.

Wir sollten uns immer die biologischen Grundlagen der Angst vor Augen halten, wenn wir verstehen möchten, warum sich Panikattacken nicht so einfach durch Vernunftargumente oder Willenskraft abstellen lassen. Unsere beiden Mandelkerne lösen eine massive Angstreaktion aus, noch bevor wir überhaupt bewusst an eine Gefahr gedacht haben. Es könnte ja tatsächlich um unser Leben gehen – auch wenn unser Verstand noch gar keine Bedrohung erkannt hat. Wir handeln gleichsam instinktiv wie ein Hund oder eine Katze.

Die Zeichen einer massiven körperlichen Aktivierung werden blitzschnell im limbischen System, und zwar vom Hippocampus, mit Erinnerungen an Situationen verbunden, wo wir ähnliche Körperreaktionen bei subjektiver Gefahr erlebt haben.

Entscheidend ist, wie unser Frontalhirn darauf reagiert. Nicht durch die körperlichen Symptome als solche, sondern erst durch die *Bedrohungseinschätzung*, die nach den spontanen Reaktionen unseres limbischen Systems schließlich auch durch den präfrontalen Kortex bestätigt wird, entsteht eine heftige Panikattacke. Wir haben nach dem Auftreten der ersten körperlichen Symptome noch die Chance, durch unser Denken und Handeln die Aufschaukelung zu einer vollen Panikattacke zu verhindern. Wenn Sie die Möglichkeiten der Beeinflussung Ihres Körpers nutzen können, brauchen Sie zur Bewältigung von Panikattacken kein Medikament.

Die ersten körperlichen Symptome einer Panikattacke, die von den beiden Mandelkernen und dem emotionalen Gedächtnis ausgelöst werden, können wir nicht verhindern. Sie kommen schneller, als wir denken können, und sind stärker als unsere Willenskraft. Dennoch können wir durch Denkprozesse und Verhaltensteuerung eine drohende Panikattacke verhindern. Nutzen Sie die ersten Minuten einer Panikattacke, damit sich diese nicht zur Todesangst entwickelt.

Akzeptieren Sie, was Sie nicht beeinflussen und nicht ändern können, kontrollieren Sie aber, was sich tatsächlich kontrollieren lässt. Führen Sie keinen aussichtslosen Kampf gegen die von beiden Mandelkernen ausgehenden spontanen Angst- und Panikreaktionen, sondern aktivieren Sie mithilfe der angebotenen Bewältigungsstrategien Ihren linken präfrontalen Kortex als oberste Kontrollinstanz Ihrer Emotionen.

Akzeptieren Sie auch den Umstand, dass Sie möglicherweise trotz erfolgreicher Bewältigung Ihrer Panikattacken ein bis zwei Jahre lang in bestimmten Situationen eine leichte Unruhe verspüren, ähnlich wie man nach einem schweren Autounfall auch wieder mit dem Auto unterwegs sein kann, aber die Gedanken noch immer stärker auf Gefahr ausgerichtet sind als vor dem Unfall.

ANGST ALS KÖRPERLICHE REAKTION: KAMPF-FLUCHT-REAKTION BEI FURCHT, BLOCKADE BEI PANIK, DAUERANSPANNUNG BEI ANGST

DAS VEGETATIVE NERVENSYSTEM – DIE INSTANZ FÜR DIE UMSETZUNG VON ANGST UND PANIK IN KÖRPERLICHE REAKTIONEN

Angst ist eine objektiv messbare und subjektiv sehr unangenehme Reaktion unseres Körpers. Wenn in unserem Kopf Angst und Panik ausgelöst werden, erfolgen entsprechende körperliche Reaktionen, die durch das *vegetative Nervensystem* gesteuert werden. Dieses besteht im Wesentlichen aus zwei Ästen: Der Zweig des sympathischen Nervensystems ist für Aktivität und Leistung zuständig, der Zweig des parasympathischen Nervensystems sorgt für Ruhe, Erholung und Energieaufbau.

Wird eine Situation als bedrohlich erlebt, löst das vegetative Nervensystem über den Zweig des *sympathischen Nervensystems* mithilfe der Stresshormone Adrenalin und Noradrenalin – sie werden von den Nebennieren über Steuerungsvorgänge im Gehirn ausgeschüttet – eine Kampf-Flucht-Reaktion aus, die mit zahlreichen körperlichen Vorgängen verbunden ist:

▸ Herzrasen, um mehr Blut in die Muskeln zu pumpen,
▸ Erweiterung der Blutgefäße der arbeitenden Muskulatur, um die Durchblutung zu verbessern,

- verstärkte Atmung, um den Körper besser mit Sauerstoff zu versorgen,
- erhöhte Muskelanspannung, um den Körper auf rasche Aktivität vorzubereiten,
- Schwitzen, um den zunehmend erhitzten Körper zu kühlen,
- Erweiterung der Pupillen, um Gefahren besser erkennen zu können,
- Blockierung der Verdauung, der Ausscheidung, des Immunsystems oder/und der sexuellen Reaktion, um den Körper auf optimale Leistungsfähigkeit der motorischen Muskeln vorzubereiten,
- Mundtrockenheit als Folge der aussetzenden Verdauungstätigkeit.

Das *parasympathische Nervensystem* hingegen dient grundsätzlich der Regenerierung des Körpers. Bei Übersteuerung können jedoch gleichsam als Notfallreaktion zwei weitere Verhaltensweisen hinzukommen: entweder ein *Schockzustand*, das heißt eine Schreckstarre im Sinn eines Totstellreflexes durch das Erstarren der Muskulatur (wie dies bei einer Panikattacke der Fall ist), oder eine kurze *Ohnmacht* durch den plötzlichen Blutdruckabfall (wie dies bei drei Viertel der Personen mit einer Blut-, Spritzen- oder Verletzungsphobie vorkommt).

Der evolutionär bedingte Sinn der Schockstarre besteht darin, eine voreilige lebensbedrohliche Reaktion zu verhindern. Der Sinn einer Ohnmacht liegt in dem Umstand, dass dadurch eine Blutung schneller zum Erliegen kommt und damit die Überlebenswahrscheinlichkeit erhöht wird. Wird eine Situation als nicht ganz so bedrohlich erlebt, zeigen sich Symptome wie Harn- oder Stuhldrang und Ohnmachtsgefühle durch den Blutdruckabfall und die nachlassende Muskelanspannung.

Fazit: Bei großer Angst und Panik wird die Stresshormon-Achse aktiviert. Eine Panikattacke ist eine *akute Stressreaktion* angesichts einer vermeintlichen Gefahr. Mangels tatsächlicher Bedrohung handelt es sich jedoch um ein *falsches Alarmsignal*. Bei diesem Fehlalarm wird der Körper einerseits massiv aktiviert und andererseits völlig blockiert.

Entspricht das auch Ihrer Erfahrung? Um diese Zusammenhänge besser zu verstehen, sollten wir noch mehr über die biologischen Aspekte von Angst und Panikattacken wissen.

WIE WIR UNTERSCHIEDLICH BEI AKUTER ANGST REAGIEREN: DAS FURCHT-SYSTEM UND DAS PANIK-SYSTEM

In Bedrohungssituationen hat der Mensch – ähnlich wie die Säugetiere – vier Reaktionsmöglichkeiten: kämpfen, flüchten, erstarren und ohnmächtig werden. Man unterscheidet bei Angst zwischen einem Furcht-System (Kampf oder Flucht) und einem Panik-System (Erstarren, Totstellreflex).

Das *Furcht-System* bewirkt, dass Menschen mit einer Agoraphobie (Platzangst) aus der Angstsituation stets davonlaufen möchten und dies oft auch tatsächlich tun, obwohl objektiv keinerlei Gefahr besteht. Unser Säugetierhirn handelt nach dem Motto:»Nichts wie weg, lieber einmal zu viel gefürchtet als einmal zu wenig, die Situation könnte ja wirklich lebensbedrohlich sein.«

Bei Furcht setzt über das sympathische Nervensystem extrem schnell (meist vorschnell) eine Kampf-Flucht-Reaktion ein, um den Körper vor Bedrohung zu schützen. Die Betroffenen flüchten kopflos aus der phobischen Situation – obwohl sie auch kämpfen und widerstehen könnten. Doch dann müssten sie in der Lage sein, ihren linken präfrontalen Kortex am besten bereits vor oder spätestens in der bedrohlichen Situation zu beeinflussen. Sie müssten ihm mitteilen können, was er zu tun hat, wenn Gefahr droht.

Das *Panik-System* hingegen führt bei akuter Bedrohung kurzfristig zu einer massiven Blockade unseres Körpers, obwohl wir maximal aktiviert sind. Wir erstarren und wirken völlig gelähmt. Bei Panik wird also dieselbe Kampf-Flucht-Reaktion ausgelöst wie bei Furcht, gleichzeitig wird jedoch über das parasympathische Nervensystem die Fluchtreaktion blockiert. Die hochgradige vegetative Erregtheit geht mit einer muskulären Erstarrung und Lähmung einher.

Diese *Schockstarre* wird im Englischen»freeze« genannt, das heißt, die körperliche Reaktion wird »eingefroren«. Dieser Schockzustand kann in Extremsituationen biologisch durchaus sinnvoll sein, um nicht durch eine falsche Bewegung das Leben zu gefährden.

In der Tierwelt verhindert dieser *Totstellreflex* jede Reaktion des schwächeren Tieres, die dazu führen würde, dass das stärkere Tier tödlich zubeißen könnte. Bei Menschen besteht der Sinn der vorübergehenden körperlichen Blockade bei einer Panikattacke darin, vor lauter Panik nicht blind in unser Unglück zu laufen.

Das Panik-System wird meist dann ausgelöst, wenn Flucht als unmöglich und Kampf als aussichtslos erscheinen. So belastend diese Blockierung bei einer Panikattacke auch sein mag – in bestimmten Fällen kann eine vorübergehende Erstarrung mit der Möglichkeit zu einer kurzen Lagebeurteilung lebensrettend sein, zum Beispiel im Fall von Massenpaniken, wo die Betroffenen in blinder Flucht sich selbst und andere gefährden.

Die *Kampf-Flucht-Reaktion* führt zu einer starken Anspannung der großen Muskeln in Beinen, Armen, Schultern, Nacken und Kinn, um bei Gefahr unser Leben zu retten. Die höhere Muskelanspannung in Schultern, Rücken und Armen dient der Vorbereitung auf den Nahkampf mit einem Feind, die Anspannung der großen Beinmuskeln dient der Vorbereitung auf die Flucht.

Bei Untätigkeit bleiben die Muskeln mit Blut gefüllt. Bewegung bringt das Blut wieder zum Fließen. Viele Menschen mit Panikattacken sind mit Spitzensportlern zu vergleichen, die vor dem Start voller Anspannung unbestimmt lange warten müssen – doch es erfolgt kein Startsignal. Was tun diese Sportler? Sie gehen vom Start weg, führen durch Bewegung die Anspannung ab und treten zum richtigen Zeitpunkt wieder an, um dann loszustarten. Menschen mit Panikattacken verharren dagegen oft stundenlang wie auf dem Sprung, ohne sich jedoch tatsächlich körperlich zu betätigen.

Viele von ihnen waren zu einem früheren Zeitpunkt ihres Lebens sehr sportlich. Sie haben aus Zeitmangel oder aus Angst vor Überforderung jede Art von körperlicher Betätigung sehr eingeschränkt, die Schonhaltung führt wieder zu mangelnder Fitness.

Ein erster Schritt zur Bewältigung Ihrer Panikattacken besteht in regelmäßiger körperlicher Betätigung zur Absenkung Ihrer Grundanspannung. Ein konsequentes Konditions- und Krafttraining ist ebenso wichtig wie die Erlernung von Entspannungstechniken und von Konflikt- bzw. Stress-Managementstrategien.

DIE GEISTIGE BLOCKADE BEI PANIKATTACKEN – DEPERSONALISATION UND DEREALISATION ALS DISSOZIATIONSPHÄNOMENE

Anstelle einer primär körperlichen Erstarrung beklagen verschiedene Menschen mit Panikattacken vor allem eine geistige Blockade. Über den Mechanismus der *Dissoziation*, das heißt der Abspaltung, werden dann Reize nicht nur von außen, sondern auch von innen unterdrückt. Die Überflutung durch heftige Gefühle wie Angst, Traurigkeit oder Wut wird auf diese Weise abgeblockt.

Der Mechanismus der Abspaltung, des »Wegsteckens« übermächtiger Gefühle, ermöglicht es den Betroffenen, davon nicht überwältigt zu werden und weiterhin handlungsfähig zu bleiben. Diese fühlen sich jedoch aus Unwissenheit über diese Vorgänge von sich und der Umwelt entfremdet, »nicht richtig zusammengesetzt« und haben die Befürchtung, nicht klar denken zu können oder gar verrückt zu werden.

Über den Weg dieser Abspaltung lassen sich die psychischen Symptome einer Panikattacke sinnvoll erklären und verstehen. Am häufigsten entwickelt sich das Phänomen der *Depersonalisation*. Das ist ein Gefühl der Entfremdung sich selbst gegenüber. Die Betroffenen erleben sich so, als würden sie neben sich stehen und sich von außen betrachten.

Seltener tritt noch zusätzlich das Phänomen der *Derealisation* auf. Dabei handelt es sich um ein Gefühl der Entfremdung der Umwelt gegenüber. Die Außenwelt erscheint unwirklich und bedrohlich, wie in einem Film.

Wenn Sie derartige Entfremdungsgefühle unter großer emotionaler Belastung erlebt haben und seither fürchten, werden Sie besser damit umgehen können, wenn Sie über den zugrunde liegenden Mechanismus – der Abspaltung der Gefühle und den Schutz vor einer plötzlichen Überflutung durch übermächtige Emotion – Bescheid wissen.

Ähnliche Symptome treten auch im Rahmen von *Schockzuständen* auf, zum Beispiel nach einem schweren Autounfall, einem Überfall oder nach dem plötzlichen Tod eines geliebten Menschen.

ANGST ALS SUBJEKTIVES ERLEBEN – GEFÜHLE UND GEDANKEN LÖSEN HÄUFIG ERST EINE PANIKATTACKE AUS

Bestimmte Gefühle, Erinnerungen, Vorstellungen und Gedanken können Angst und Panik auslösen. Dies soll im Folgenden näher dargestellt werden.

ZENTRALE GEFÜHLE ALS AUSLÖSER VON PANIKATTACKEN – WIE VIEL WUT UND OHNMACHT STECKT HINTER IHREN PANIKATTACKEN?

Auf der Gefühlsebene dominieren im Vorfeld von Panikattacken neben dem Gefühl der Bedrohung vor allem Gefühle von Ärger, Wut, Unbehagen, Scham, Peinlichkeit, Ohnmacht, Kontrollverlust, Hilflosigkeit und Ausgeliefertsein. Im Verlauf einer Panikattacke können beispielsweise drei verschiedene Gefühle bedeutsam sein: Ärger über den Chef als Ursache, Angst zu sterben als Begleitreaktion und Scham vor anderen Menschen als Folge der Panikattacke.

Bei Menschen mit einer sozialen Phobie sind neben der Angst vor kritischer Beurteilung und Ablehnung vor allem die Gefühle von Scham und Peinlichkeit der Grund des sozialen Vermeidungsverhaltens.

Bei Menschen mit einer Spinnenphobie besteht oft eher ein Gefühl von Ekel als von Angst. Bei zahlreichen Tierphobien ist nicht der Anblick des gefürchteten Tieres das Problem, panisch macht vielmehr die Vorstellung des Körperkontakts damit.

Zwischen Angst und anderen Gefühlen wie Wut können auch Wechselwirkungen bestehen, ein *Teufelskreis* kommt in Gang. Zuerst können innerlich Ärger und Wut auftreten, diese Gefühle werden jedoch aus Angst vor den Folgen oft nicht zum Ausdruck gebracht. Daraufhin steigt die körperliche Anspannung, weil die Wut nicht wahrgenommen, nicht verarbeitet oder nicht angemessen geäußert wurde. Das wiederum kann die Angst verstärken, dass körperlich etwas nicht stimmt. Schließlich kann eine Panikattacke auftreten mit der Folge von stark vermehrter Angst.

Viele Menschen mit einer Panikstörung sind von ihrer psychischen Struktur her relativ gesunde Menschen. Sie haben oft überdurchschnittliche Leistungen vollbracht. Nach der ersten Panikattacke fürchten sie sich plötzlich ständig vor ihrem eigenen Körper, obwohl sie vorher überhaupt nicht ängstlich waren.

Die Ursachen der ersten Panikattacke haben oft nichts mit Angst zu tun, sondern viel mit Ärger und Wut bei gleichzeitiger Ohnmacht und Hilflosigkeit in familiären und beruflichen Stresssituationen. Es bestand ein Gefühl des Kontrollverlusts bezüglich der Lebenssituation, was zur »Wut im Bauch« geführt hat, erst dann kommt die Angst vor dem Verlust der Kontrolle über den eigenen Körper. Biologisch gesehen führt der Ärger zu einer Aktivierung des sympathischen Nervensystems nach dem Motto: »Lass dir das nicht gefallen.« Gleichzeitig führen die Hilflosigkeit und Resignation nach dem Motto »Du kannst sowie nichts daran ändern« zu einer Aktivierung des parasympathischen Nervensystems.

Das bekannte Bild einer Panikattacke: *massive körperliche Aktivierung bei gleichzeitiger Handlungsblockade.* Ihr Körper ist bei einer Panikattacke einem Auto oder Motorrad vergleichbar, das Sie mit Vollgas bei eingelegter Handbremse fahren möchten.

Viele Menschen mit Panikattacken sind sich oft über ihre grundlegenden Gefühle nicht im Klaren und wundern sich, warum sie plötzlich aus heiterem Himmel von Angst und Panik überflutet werden. Sie haben oft *Angst vor ihren wahren Gefühlen*, wie etwa Ärger, Wut, Traurigkeit oder Enttäuschung. Sie möchten diese einfach »wegstecken«, weil sie meinen, das Ausdrücken ihrer wahren Gefühle bringe nichts oder führe nur zu zwischenmenschlichen Problemen. Ärger und Wut zu äußern könnte – wie oft schon in der Vergangenheit – dazu führen, dass Beziehungsprobleme und Verlustängste offen ausbrechen.

Ein Kontrollverlust durch einen Wutanfall oder durch einen ungehemmten Fluss von Tränen wird oft ähnlich gefürchtet wie eine Panikattacke. Die Angst vor der Wut lässt dann nach, wenn man Ärger und Wut als konstruktive Emotionen wahrnehmen kann und sie auszudrücken lernt, um seine Ziele zu erreichen.

Menschen mit Angst- und Panikstörungen brauchen oft lange, bis sie in der Lage sind, ihre wahre emotionale Befindlichkeit zu erkennen und auszuleben. Dies können Gefühle der Traurigkeit sein, der depressiven Verstimmung, des Alleinseins, der mangelnden Geborgenheit, der inneren Leere, der chronischen Unzufriedenheit mit sich selbst und der Welt und der Orientierungslosigkeit im Leben mangels attraktiver Werte und Ziele.

Die Fixierung auf Angst und Panikattacken hat vielleicht so manchem den Blick auf noch unangenehmere Gefühle erspart. Die Unzufriedenheit mit dem Leben, mit der Partnerschaft oder der beruflichen Situation sowie die Traurigkeit bzw. der Ärger darüber, was man durch die chronischen Ängste im Leben bislang versäumt hat, sind ganz normale Erscheinungen. Erst wenn man sich von dieser Fixierung löst, kann man seine Freiheit wiedererlangen und all das tun, was einem für das weitere Leben wichtig und wertvoll erscheint.

Ängste und Panikattacken können eine *Schutzfunktion* haben, sie können uns vor anderen, noch belastenderen Gefühlen und Umständen bewahren: einer ungewissen Zukunft, einer kaputten Ehe, einem Berg von Schulden, einer falschen Studien- oder Berufswahl, fehlenden beruflichen Aufstiegschancen oder einer unangenehmen körperlichen Erkrankung. Alle Selbsthilfestrategien und alle möglichen medizinischen und psychotherapeutischen Behandlungsversuche werden nicht dauerhaft erfolgreich sein, solange die Angst und die Panikattacken für Sie trotzdem das kleinere Übel darstellen.

Welche Gefühle außer Angst können mit Ihren Panikattacken in engem Zusammenhang stehen? Wenn es für Ihre akute oder chronische körperliche Anspannung keine organmedizinische Erklärung gibt, sind es wohl verschiedene Gefühle, die die Ursache sind. Alle starken Gefühle spiegeln sich in körperlichen Empfindungen wider. Das gilt für die frische Verliebtheit und die größte Freude ebenso wie für die stärkste Angst und die tiefste Traurigkeit.

Körperliches Unbehagen – wie etwa Herzklopfen, Schwitzen, Unruhe im Bauch, Beklemmung im Brustkorb, Zuschnüren der Kehle, Kloß im

Hals, Schwindel, Übelkeit, Zittern der Hände oder der Beine – hängt oft mit starken Gefühlen zusammen. Sie sollten diese richtig erkennen, statt jede Körpersensation und jedes Unwohlsein gleich als Vorzeichen einer Panikattacke zu interpretieren.

TYPISCHE DENKMUSTER ALS AUSLÖSER VON PANIKATTACKEN – ERST FALSCHE DENKMUSTER MACHEN PANIKATTACKEN ZUR ANGSTSTÖRUNG

Panikattacken können auch bei gesunden Menschen auftreten. Menschen mit Panikattacken werden erst durch die Art ihres Denkens krank. Sie vergegenwärtigen sich oft sehr plastisch die letzte oder nächste Panikattacke. Sie überschätzen die Wahrscheinlichkeit des Auftretens bedrohlicher Ereignisse und deren Folgen. Sie interpretieren bestimmte körperliche Symptome als Zeichen einer schweren Gesundheitsgefährdung und konzentrieren sich übermäßig auf potenziell gefährliche Situationen. Sie beschäftigen sich zu viel mit Tod, Krankheit und Versagen, verharren in einer ständigen Bedrohungserwartung und können mit einem gewissen Restrisiko nicht umgehen.

Menschen mit Panikattacken neigen zur *katastrophenartigen Fehlinterpretation* von Symptomen:

▶ »Mein Herz rast – gleich bekomme ich einen Herzinfarkt.«
▶ »Mein Hals ist wie zugeschnürt – gleich bekomme ich keine Luft.«
▶ »Ich bekomme keine Luft – jetzt muss ich ersticken.«
▶ »Mir ist ganz schwindlig – gleich falle ich ohnmächtig um.«
▶ »Ich habe Taubheits- und Kribbelgefühle – gleich bekomme ich einen Schlaganfall.«
▶ »Ich kann nicht klar denken – gleich verliere ich die Kontrolle über meinen Verstand.«
▶ »Ich habe einen großen inneren Druck – gleich verliere ich die Kontrolle und mache etwas Schlimmes, indem ich mir oder anderen etwas antue.«
▶ »Ich stehe ganz neben mir – gleich werde ich verrückt.«

Personen mit Panikattacken unterliegen häufig dem *Trugschluss des emotionalen Denkens*, das heißt, sie schließen von ihren Gefühlen und Körperempfindungen auf eine reale Bedrohung:»Weil mein Herz rast, meine Brust ganz eng wird, mein Magen-Darm-Trakt rumort und ein eigenartiger Schwindel mich überfällt, muss es eine äußere Gefahr geben, sonst würde ich mich nicht so fürchten und aufregen.«

Auf diese Weise werden bei Menschen mit Agoraphobie und spezifischer Phobie plötzlich geschlossene Räume oder bestimmte Tiere bedrohlich, obwohl keinerlei Gefahr erkennbar ist. Menschen mit sozialer Phobie schließen irrtümlich aus ihrem körperlichen Unwohlsein, dass zwischenmenschliche Situationen bedrohlich sein könnten.

Panikattacken, generalisierte Angststörungen und alle möglichen Arten von Phobien werden häufig durch ständige Befürchtungen nach dem Muster»Was wäre, wenn« ausgelöst – ohne konkrete Problemlösungsstrategien. Das bewirkt eine psychische Beunruhigung und eine erhebliche körperliche Anspannung, die den Teufelskreis der Angst verschärft.

Abgesehen von Denkmustern, die Panikattacken auslösen oder verstärken, bestehen bei vielen Betroffenen oft seit Jahren überfordernde Denkmuster im Sinne extrem hoher Leistungsanforderungen in Bezug auf den Beruf und/oder die Familie, vor allem auch in Bezug auf die eigene Person, wie etwa:»Ich muss immer die Beste sein«;»Ich darf keinen Fehler machen«;»Ich muss immer stark sein.«

Machen Sie sich bewusst: Eine Panikattacke ist nichts anderes als eine verstärkte, aber normale, das heißt nicht krankheitswertige Stressreaktion in einer Situation, in der sich der Betroffene subjektiv oft gar nicht unter Stress fühlt. Nicht die Attacke an sich, sondern erst deren Bewertung als lebensbedrohlich sowie das Ausmaß der Folgen machen aus Panikattacken eine Angststörung.

Angst lässt sich auch an unserem Verhalten beobachten – etwa bei panikartiger Flucht, beim Starrwerden vor Schreck, bei Regungslosigkeit, Verstummen oder Vermeidung von Blickkontakt, allgemeiner Nervosität, bei Zittern, Beben, Schwitzen, Rotwerden oder motorischer Unruhe.

Flucht und Vermeidung sind der Hauptgrund, warum viele Ängste immer mehr ausufern. Die Betroffenen reduzieren so zwar kurzfristig ihre Ängste, verschlimmern diese jedoch langfristig, weil sie die gefürchteten Situationen vermeiden und keine Chance haben, positive Erfahrungen zu machen.

Sichtbare Körpersymptome bei Panikattacken sind besonders belastend für Sozialphobiker, weil diese dadurch noch mehr Angst bekommen, in der Öffentlichkeit unangenehm aufzufallen. Die Betroffenen unternehmen alles Mögliche, um ihre Symptome zu unterdrücken oder zu vermeiden, obwohl sie wissen, dass diese nicht wirklich gefährlich sind.

Das Umfeld darf bei der Angst vor Panikattacken in öffentlichen Situationen nicht übersehen werden. Wir leben in einer Leistungsgesellschaft, maximales Funktionieren gilt als oberstes Ziel, unangenehm aufzufallen und negativ bewertet zu werden als Bestätigung von Schwäche. Es ist daher verständlich, wenn viele Menschen mit Panikattacken aufgrund der Heftigkeit ihrer Symptome fürchten, die anderen würden ganz genau erkennen, wie es ihnen innerlich ergeht.

Sozialphobische Personen sind überzeugt, dass die anderen Menschen ihre panikartigen Zustände so wahrnehmen, wie sie sie innerlich fühlen. Die Betroffenen entwickeln daher ausgeprägte Tendenzen, soziale Situationen überhaupt zu vermeiden oder die gefürchteten Symptome, wie etwa Schwitzen, Zittern oder Rotwerden, mithilfe verschiedener Tricks zu unterdrücken oder zu überspielen.

Als Folge der Angst vor einer neuerlichen Panikattacke in öffentlichen Situationen ziehen sich auch ursprünglich nicht sozialphobische Personen oft aus der Öffentlichkeit zurück, nicht selten ähnlich stark wie Menschen mit einer sozialen Phobie oder einer Depression.

Erstaunlich ist ein weiteres Phänomen unserer Zeit. Es gilt das Motto: »Wenn schon auffallen, dann lieber durch eine Panikattacke als durch eine Depression.« Eine Depression wäre tatsächlich eine sichtbare Schwäche, während eine Panikattacke, wie sich schon herumgesprochen hat, eher nur Ausdruck von massivem Stress ist – eben als Vorstufe eines Burnout aufgrund von überdurchschnittlichem Leistungseinsatz.

1.2 ANGSTSTÖRUNGEN – WENN ANGST KRANK MACHT
KRANKHAFTE ANGST SCHRÄNKT DAS LEBEN MASSIV EIN

Ängste, Befürchtungen, Sorgen und Panikattacken können auch bei psychisch gesunden Menschen in unterschiedlichem Ausmaß auftreten. Zu einer psychischen Erkrankung werden sie erst dann, wenn sie bei den Betroffenen über einen längeren Zeitraum einen erheblichen Leidensdruck verursachen.

Als angstkrank gelten auch Menschen, die sich selbst gar nicht als so erleben und deshalb gar keine Behandlung suchen. Auch Außenstehende, wie etwa Verwandte, Bekannte und Fachleute, können bei den Betroffenen erhebliche Funktionseinschränkungen beobachten.

Angst, Furcht und Panik gelten dann als krankheitswertig, das heißt als *Angststörung*, wenn durch sie eine massive Beeinträchtigung der Lebensqualität und der Funktionsfähigkeit im schulischen, beruflichen, sozialen und sonstigen Bereich gegeben ist. Anhaltende Ängste und Sorgen werden dann zur generalisierten Angststörung, starke Furcht wird zur Phobie und vereinzelte Panikattacken werden zur Panikstörung.

Krankhafte Angst, Furcht und Panik
- ▶ treten ohne reale Bedrohungssituation auf oder dauern nach der Beseitigung einer realen Bedrohung unverhältnismäßig lange an,
- ▶ sind in ihrer Form unangemessen, in ihrer Intensität zu stark, hinsichtlich ihrer Frequenz zu häufig und hinsichtlich ihrer Dauer zu lang (gewöhnlich über sechs Monate),
- ▶ sind mit starken körperlichen Symptomen verbunden,

- können hinsichtlich des Auftretens und der Dauer nicht kontrolliert werden,
- lassen sich auch durch die bisherigen Bewältigungsstrategien nicht in den Griff bekommen,
- können durch bestimmte Erklärungskonzepte nicht gemildert werden,
- sind mit belastenden Erwartungsängsten (»Angst vor der Angst«) verbunden,
- führen zur Vermeidung Angst machender, objektiv ungefährlicher Situationen,
- führen zur Unterlassung wichtiger Aktivitäten,
- schränken das Leben übermäßig ein,
- führen zu individuellen Belastungen und Leidenszuständen.

Was genau macht eigentlich Ihre Angst, Furcht und Panik zur Krankheit? Wie hat sich die Angststörung bei Ihnen entwickelt? Kennen Sie Menschen, die ähnliche Ängste haben wie Sie, jedoch keine Angststörung bekommen haben? Welche Erklärung haben Sie dafür, dass bei Ihnen daraus eine Angststörung entstanden ist? Aus *diesem Blickwinkel* haben bei einer Angststörung Ihre beiden Mandelkerne die Macht über Ihren Körper übernommen, weil der Hippocampus in der Geschwindigkeit falsche Vergleiche angestellt hat und der präfrontale Kortex seine Funktion der Emotionskontrolle aus unterschiedlichen Gründen nicht ausreichend ausüben konnte. Aus diesem Blickwinkel machen ganz bestimmte Denkmuster aus normalen Ängsten krankheitswertige Zustände. Im Folgenden werden sieben Konzepte dazu vorgestellt.

Wenn Sie verstanden haben, wie Sie unbewusst und ungewollt aus normalen Ängsten eine Angststörung gemacht haben, werden Sie den Spieß bald umdrehen können und schneller wieder psychisch gesund sein, als Sie sich momentan vorstellen können.

ERST NEGATIVE DENKMUSTER MACHEN PANIKATTACKEN ZUR STÖRUNG

Menschen mit Panikattacken bewerten akute körperliche Symptome als lebensbedrohlich, weil sie in der jeweiligen Situation keine äußerlichen Ursachen dafür finden können.

Recherchen im Internet führen vor allem bei krankheitsängstlichen Menschen durch Informationen über extrem seltene Ursachen von Panikattacken zu noch mehr Sorgen um ihre Symptome, als sie ohnehin bereits haben. Die gefürchteten Symptome können in anderem Zusammenhang, wie etwa beim Sport oder bei sonstiger körperlicher Belastung, als durchaus normal angesehen werden.

Die Erfahrung zeigt, dass viele Personen mit Panikattacken bereits beruhigt sind, wenn sie plausible Erklärungen für ihre höchst unangenehmen Körperempfindungen erhalten. Bei psychisch relativ gesunden Menschen kann schon *medizinisches Grundwissen* ausreichen, um eine krankheitsängstliche Entwicklung zu verhindern.

Meist läuft es so, wenn Panikattacken nicht sofort als solche diagnostiziert werden: Nach einer umfangreichen medizinischen Untersuchung sagen Ärzte wohlmeinend den Betroffenen oft Folgendes: »Sie haben nichts. Das muss psychisch sein. Suchen Sie einen Psychotherapeuten oder Psychiater auf. Ich verschreibe Ihnen zur Vorbeugung eines Burnout-Syndroms oder einer Depression für das nächste halbe Jahr ein Antidepressivum. Wenn das nicht hilft, werde ich Sie an einen Psychiater überweisen. Vielleicht sollten Sie wegen Erschöpfung auch einige Wochen im Krankenstand bleiben oder einen Kur- oder REHA-Antrag stellen.«

Längere Aufklärungsgespräche finden aus Kostengründen oft nicht statt, sodass die Betroffenen nach Panikattacken oft verstört zurückbleiben.

So schnell kann es gehen: Vor der ersten Panikattacke gerade noch körperlich und psychisch völlig gesund, auf einmal von einer unbekannten psychischen Störung bedroht, wenn sich nicht doch noch eine schwere körperliche Erkrankung dahinter verbirgt, die die Ärzte noch nicht finden konnten!

Der Hinweis auf mögliche psychische Probleme bei Menschen, die sich bislang als psychisch sogar überdurchschnittlich belastbar erlebt haben, löst oft neue Ängste aus. Lieber hätte man etwas konkret Körperliches, das mit Medikamenten oder Operationen gut behandelbar ist, als etwas Seelisches. Panikattacken als »Fehlalarm des Körpers« anzusehen, ist die einfachste und überzeugendste Sichtweise, die hilft, dass sich Betroffene bald wieder als körperlich und psychisch völlig normal betrachten können. Eine Panikattacke ist eine akute Stressreaktion, die ständige Angst davor kann jedoch, neben anderen Belastungsfaktoren, zum Dauerstress werden – mit ähnlichen Symptomen, nur nicht so heftig.

Hier einige schlüssige *medizinische Erklärungen* für die erlebten Paniksymptome:

▸ **HERZKLOPFEN UND HERZRASEN.** Über eine verstärkte Herz-Kreislauftätigkeit werden bei Furcht und Panik den Skelettmuskeln Sauerstoff und Nährstoffe zugeführt, um den Körper auf Kampf oder Flucht vorzubereiten. Herzrasen wird oft irrtümlich als Anzeichen eines Herzinfarkts interpretiert. Ein Herzinfarkt entsteht jedoch nicht durch Herzrasen, sondern durch einen Verschluss der Herzkranzgefäße.

Sagen Sie sich: »Durch eine Panikattacke kann ich niemals einen Herzinfarkt bekommen. Ich habe bei körperlicher Aktivität schon oft Herzrasen ohne Probleme erlebt. Es ist am besten, wenn ich mich jetzt kräftig bewege und die Erfahrung mache, dass mein Herz gesund ist.«

▸ **HERZSTOLPERN UND HERZRHYTHMUSSTÖRUNGEN.** Extrasystolen, die sich als Herzstolpern bemerkbar machen, sind meist völlig harmlos und Ausdruck von Angst, Aufregung oder Stress. Rasche Umschaltungen auf Beschleunigung oder Verlangsamung der Herztätigkeit vor einer Panikattacke werden von den Betroffenen als sehr unangenehm erlebt. Nach raschen Herzschlägen als Folge einer Erregung macht das Herz anschließend eine kurze Pause, um den normalen Rhythmus wiederherzustellen.

Sagen Sie sich: »*Herzrhythmusstörungen vor und während einer Panikattacke sind unangenehm, aber völlig ungefährlich. Es sind laut Arzt nur harmlose Extrasystolen und supraventrikuläre Arhythmien ohne Behandlungsbedürftigkeit. Wenn ich ruhig atme, wird mein Herz bald ruhiger werden.*«

▶ **HITZEGEFÜHLE UND SCHWITZEN.** Hitzegefühle und Schwitzen resultieren aus der verstärkten Herz-Kreislauf- und Stoffwechselbeschleunigung. Schwitzen ist ein natürliches Kühlsystem des Körpers, weil der Schweiß auf der Haut verdunstet. Der Angstschweiß ist ein kalter Schweiß, weil der Körper mangels Aktivität noch nicht erhitzt ist, wie dies etwa bei Sport der Fall ist. Viele Menschen fürchten Schwitzen als Zeichen von »Nervenschwäche« und entwickeln als Folge davon soziale Ängste, unangenehm aufzufallen.

Sagen Sie sich: »*Schwitzen während einer Panikattacke ist unangenehm, aber kein Anzeichen für einen Herzinfarkt und auch kein Zeichen für schwache Nerven. Es ist nur die Folge der Herz-Kreislauf-Ankurbelung aufgrund meiner Angst.*«

▶ **BEKLEMMUNGSGEFÜHLE UND DRUCK AUF DER BRUST.** Gefühle wie Angst, Aufregung oder Wut lösen eine Kampf-Flucht-Reaktion aus und führen zu einer Intensivierung der Atmung, vor allem zu einer übermäßigen Brustatmung. Wenn der vermehrt eingeatmete Sauerstoff mangels Bewegung der Skelettmuskulatur nicht angefordert wird, kommt es zu einem unangenehmen Druck- und Engegefühl in der Brust. Dies geht bei den Betroffenen häufig mit einer Erstickungs- oder Herzinfarktangst einher.

Manche Menschen neigen aus Angst vor dem Ersticken zur Hyperventilation (Überatmung) und verschlimmern dadurch ihre Beschwerden; infolge der fehlenden Bewegung treten nämlich Beklemmungsgefühle und Krampfzustände auf.

Bei zahlreichen Menschen mit Panikattacken bestehen – oft auch in Verbindung mit einer chronischen Schulter-Nacken-Verspannung – unangenehme Druckgefühle und schmerzhafte Verspannungen im Brustbereich, die fälschlicherweise als Anzeichen eines Herzinfarkts interpretiert werden. Diese werden in der Medizin als »linksthorakale« oder »atypische« Brustschmerzen bezeichnet.

Sagen Sie sich: »*Bei einer Panikattacke kann ich nicht ersticken, auch wenn ich noch so falsch atme. Trotz Beklemmungsgefühlen in der Brust kann ich im Raum bleiben, weil auch andere Menschen genug Luft bekommen. Rhythmische Bewegung, Zwerchfellatmung und verlängerte Ausatmung können meine Beschwerden lindern.*«

▸ **SCHMERZHAFTE VERSPANNUNG.** Die Kampf-Flucht-Reaktion führt zu einer verstärkten Durchblutung der großen Muskelgruppen in Armen und Beinen, gleichsam als Vorbereitung auf eine Aktion, die jedoch bei bloßer Angst nicht erfolgt. Chronische Muskelverspannungen führen häufig zu Schmerzen im ganzen Körper, vor allem im Bereich von Schultern, Nacken, Rücken, Kopf, Armen, Beinen, Kiefer, Unterleib und bestimmten inneren Organen.

Verspannungen durch Stress und Überlastung bewirken eine Mangeldurchblutung mit Sauerstoff- und Nährstoffminderversorgung; gleichzeitig wird auch der Abtransport der Stoffwechselprodukte blockiert. Diese Produkte reichern sich im Körper an und reizen die Schmerzfasern. Verspannungsbedingte Missempfindungen werden oft fälschlicherweise als Anzeichen einer Krebserkrankung fehlinterpretiert.

Sagen Sie sich: »*Meine Schmerzen bei einer Panikattacke drücken nur meine Verspannung aus, durch Bewegung und Atemübungen wird es mir bald besser gehen.*«

▸ **KRIBBEL- UND KÄLTEGEFÜHLE.** Bei einer Kampf-Flucht-Reaktion wird das Blut zu den großen Muskelpartien von Armen und Beinen umgeleitet, sodass Hände, Füße und Haut, aber auch Magen und Gehirn weniger durchblutet sind und sich kalt anfühlen. Bei Verletzung wird so der Blutverlust vermindert. Zittern bei Kälte fördert dagegen die Durchblutung. Bei allgemeiner Verspannung werden oft einseitige Kribbelgefühle irrtümlich als Vorboten eines Schlaganfalls gedeutet.

Sagen Sie sich: »*Meine Kribbel- und Kältegefühle während einer Panikattacke sind nur Ausdruck meiner muskulären Verspannung ohne Bewegung. Wenn ich mich bewege, wird die Durchblutung gleich besser.*«

▸ **ZITTERN.** Zittern ist die Folge einer Anspannung der Muskulatur als Vorbereitung auf eine Bewegung, die dann nicht erfolgt. Nervöse Unruhe von Händen und Beinen ist ebenfalls sichtbarer Ausdruck der inneren Anspannung. Zittern der Beine kann zu einer vorübergehenden Gangunsicherheit führen. Die Angst vor einer Parkinson-Erkrankung oder einer Multiplen Sklerose ist völlig unbegründet. Das Zittern der Hände löst häufig die Angst vor sozialer Auffälligkeit aus.

Sagen Sie sich: »*Zittern bei einer Panikattacke drückt nur meine Anspannung ohne Bewegung aus und hat nichts mit Nervenschwäche zu tun. Wenn ich mich bewege, geht es mir gleich wieder besser.*«

▸ **SCHWINDEL.** Anhaltende Schwindelgefühle sind oft Ausdruck von Muskelverspannung, vor allem im Schulter-Nacken-Bereich, aber auch in den Beinen, mit der Folge einer Stand-

und Gangunsicherheit und einer subjektiven Gleichgewichtsstörung. Diese ist viel seltener als angenommen Folge eines Blutdruckabfalls, der auch mit Schwarzwerden vor den Augen einhergehen würde. Viele Betroffene fürchten bei Schwindel neben einer Ohnmacht auch eine Erkrankung des Kopfes.

Sagen Sie sich: »*Mein Schwindel während einer Panikattacke hat nichts mit einer Erkrankung des Kopfes zu tun, bei einer Panikattacke kann ich wegen der Blutdrucksteigerung gar nicht umfallen. Wenn ich mich etwas bewege, statt mich zu schonen, wird es mir bald besser gehen.*«

▶ **OHNMACHTSGEFÜHLE.** Die Angst, ohnmächtig zu werden, ohne tatsächlich umzufallen, resultiert aus einem Schwächegefühl in den Beinen (»weiche Knie«) oder einem schreckbedingten Blutdruckabfall. Häufig besteht mangels Bewegung ein Blutstau in den Beinen. Der Schwindel ist oft nur anspannungsbedingt. Ein Mittel zur Blutdrucksteigerung ist unnötig.

Sagen Sie sich: »*Wenn ich keine Blut-, Spritzen- oder Verletzungsphobie habe, werde ich nicht kollabieren, bei einer Panikattacke schon gar nicht, weil dabei mein Blutdruck steigt. Es ist am besten, wenn ich mich jetzt etwas bewege, statt mich zu schonen.*«

▶ **MUNDTROCKENHEIT.** Ein trockener Mund mit beinahe verklebter Kehle ist entweder die Folge einer verstärkten Mundatmung oder Ausdruck einer verminderten Speichelproduktion als Folge der Hemmung der Verdauungsfunktion bei Stress. Ständige Mundtrockenheit ist der Grund, warum viele Betroffene immer mit einem Getränk unterwegs sind.

Sagen Sie sich: »*Meine Mundtrockenheit ist unangenehm, aber nur ein Stresszeichen – ähnlich wie bei Menschen vor einem Vortrag. Wenn ich etwas trinke, geht es mir gleich besser.*«

▶ **KLOSSGEFÜHL IM HALS.** Das Würge- und Fremdkörpergefühl im Hals entsteht durch eine stress- oder schreckbedingte Krampfneigung des obersten Teils der Speiseröhrenmuskulatur. Die Betroffenen haben oft die unbegründete Angst, sie könnten nichts mehr schlucken. Das unangenehme Zuschnüren der Kehle wird auch als Atemnot erlebt, sodass manche Betroffenen zur Hyperventilation neigen. Engegefühle im Hals sind häufig auch durch eine Anspannung der Halsmuskulatur bedingt.

Sagen Sie sich: »*Das Zuschnüren meiner Kehle während einer Panikattacke ist nur eine Verspannung und völlig ungefährlich. Das merke ich, sobald ich etwas kaue oder schlucke.*«

▶ **ÜBELKEIT.** Übelkeit bei einer Panikattacke resultiert aus einer nervös bedingten Verkrampfung der Magenmuskulatur und einer Minderdurchblutung des Magens als Folge einer Umverteilung des Bluts in die großen Muskeln der Arme und Beine und einer Einschränkung der Verdauungstätigkeit bei Stress. Sie kann auch mit einem plötzlichen Blutdruckabfall nach einer anstrengenden körperlichen Tätigkeit zusammenhängen.

Viele Betroffene haben aufgrund eines leichten Brechreizes Angst, sich zu übergeben und dabei unangenehm aufzufallen, obwohl ihnen das noch nie passiert ist.

Sagen Sie sich: »*Meine Übelkeit während einer Panikattacke drückt nur eine Verspannung und Minderdurchblutung meines Magens aus. Wenn ich die Bauchatmung einsetze oder etwas Warmes trinke, wird es mir bald besser gehen.*«

▶ **HARN- ODER STUHLDRANG.** Die Ausscheidungsfunktion macht sich nach längerer körperlicher Anspannung bemerkbar, aber auch in Schrecksituationen – die biologische Funktion ist es, das Gewicht des Körpers vor einer Flucht zu reduzieren.

Sagen Sie sich: »*Mein Harn- und Stuhldrang bei einer Panik-attacke drückt nur meine Schreckreaktion oder Erschöpfung aus. Er lässt sich stoppen, sobald ich mich bewege, statt in Ruhe zu verharren.*«

▸ **SEHSTÖRUNG.** Verschwommensehen in der Nähe hängt damit zusammen, dass die Augen auf eine mögliche Gefahr weiter weg fokussiert sind. Ein Tunnelblick führt zur Einengung der Aufmerksamkeit auf eine vermeintliche Gefahr und damit zur Ausblendung der sonstigen Umwelt. Helle Punkte im Blick-feld sind Ausdruck der Erweiterung der Pupillen: Die Ver-ringerung der Tiefenschärfe und der vermehrte Lichteinfall ermöglichen eine bessere Wahrnehmung der Bedrohungs-situation bei Gefahren. Viele Betroffene haben oft das Gefühl einer Sehstörung bei Autofahrten und anderen Gelegenheiten.
Sagen Sie sich: »*Meine Sehkraft ist völlig in Ordnung, ich bin gerade übersensibel, kann aber dennoch alles erfolgreich erledigen.*«

▸ **GERÄUSCHÜBERSENSIBILITÄT.** In subjektiven Bedrohungssitua-tionen reagieren neben den Augen auch die Ohren mit einer erhöhten Empfindlichkeit, sodass alle Geräusche zu laut wir-ken. Es kann aber auch zu einer Verengung der Blutgefäße kommen, die das Ohr versorgen, sodass ein unechter Tinnitus entsteht.
Sagen Sie sich: »*Meine Ohren sind völlig in Ordnung, meine Missempfindungen sind nur Folge meiner ängstlichen Ange-spanntheit.*«

▸ **INNERE ANSPANNUNG MIT KONTROLLVERLUSTÄNGSTEN.** Bei einer Panikattacke besteht ein großer innerer Druckzustand. Die Betroffenen fürchten oft, sie könnten wild um sich schlagen, sich und andere gefährden oder gar Amok laufen.

Sagen Sie sich: »*Bei einer Panikattacke fühle ich mich anfangs körperlich und geistig wie gelähmt, doch das ist nur vorübergehend, danach werde ich mich wieder kontrolliert bewegen können, ohne jeden Kontrollverlust.*«

▶ **SUBJEKTIVE GEISTIGE BEEINTRÄCHTIGUNG.** Bei einer Panikattacke fürchten manche Betroffenen, sie könnten verrückt werden, vor allem wegen des Gefühls der Entfremdung von sich selbst (Depersonalisation) oder der Entfremdung der Umwelt gegenüber (Derealisation). Es handelt sich dabei um einen vorübergehenden Schutzmechanismus, um eine Überflutung durch starke Gefühle zu verhindern. Es ist noch nie vorgekommen, dass jemand durch eine Panikattacke geisteskrank geworden ist. Menschen mit Panikattacken sind »nur« gefühlsmäßig verwirrt.

Sagen Sie sich: »*Durch eine Panikattacke fühle ich mich zwar geistig verändert, doch ich bleibe dabei völlig normal, ich stehe nur unter großem emotionalen Druck, der nichts mit einer Geisteskrankheit zu tun hat.*«

WENN FALSCHE SCHLÜSSE VON EMOTIONALER ERREGUNG AUF REALE GEFAHR GEZOGEN WERDEN

Menschen mit Angststörungen unterliegen einem »emotionalen Trugschluss«: Sie schließen von ihrer emotionalen Erregung und körperlichen Anspannung auf eine äußere Bedrohung. Die Frage: »Was war früher, die Angst oder die körperlichen Symptome?«, ist hier durchaus berechtigt. Ohne körperliche Symptome würden sich viele Menschen nicht so stark fürchten. Dies lässt sich anhand typischer Beispiele eindrucksvoll aufzeigen.

Plötzlich auftretende *Panikattacken* werden als Zeichen der Bedrohung der körperlichen und/oder geistigen Gesundheit gesehen, auch wenn die Betroffenen immer wieder heil davongekommen sind. Während einer Panikattacke kann auch das Wissen um eine kurz zuvor erfolgte medizinische Untersuchung nicht beruhigen. Zu stark ist die Empfindung, dass die körperlichen Symptome eine Bedrohung des Körpers sein könnten und die Ärzte vielleicht doch nicht alle nur möglichen Untersuchungen gemacht haben.

Bei einer *Agoraphobie* schließen die Betroffenen von ihren Symptomen auf eine äußere Bedrohung. Sie sehen plötzlich das Hauptproblem in äußeren Umständen, wie etwa in der Einengung des Bewegungsspielraums durch das Fehlen einer Fluchtmöglichkeit in geschlossenen Räumen oder dadurch, dass sie weit von zu Hause entfernt sind, z.B auf einer Ferieninsel. Die erlebten körperlichen Zustände, wie etwa Herzrasen, Atemnot, Schwindel, Übelkeit oder Harn- bzw. Stuhldrang, sind mächtiger als alle Beruhigungsversuche vonseiten vertrauter Personen, die als »Begleitschutz« dabei sind.

Bei *spezifischen Phobien*, wie etwa gegenüber bestimmten Tieren, Umweltsituationen oder medizinischen Behandlungsmaßnahmen, ist den Betroffenen im Normalzustand durchaus bewusst, dass ihre Furcht irrational ist. Dennoch schließen sie angesichts der massiven körperlichen Symptome auf eine mögliche äußere Bedrohung.

Spritzenphobiker haben aufgrund ihrer Symptome eine Angst vor Ohnmacht, obwohl sie noch nie kollabiert sind oder bald nach einer Ohnmacht wieder auf eigenen Füßen gestanden haben.

Hundephobiker sind körperlich auch dann nicht wirklich entspannt, wenn sie einen Hund an der Leine mit Beißkorb sehen.

Wer sich vor Blitzen fürchtet, kann um die Schutzwirkung eines Blitzableiters auf dem Dach oder um das Prinzip des Faraday'schen Käfigs im Auto wissen, es verhindert jedoch nicht seine Angst und Panik bei jedem heftigen Donner und starken Blitz.

Menschen mit einer *sozialen Phobie* bekommen noch größere Furcht, unangenehm aufzufallen, wenn sie bestimmte typische Symptome erleben, wie etwa Schwitzen, Zittern und Rotwerden. Sie schließen aus ihrer inneren Anspannung, dass die anderen Menschen ihre seelische und körperliche Anspannung genauso wahrnehmen wie sie selbst, und dies wäre sehr peinlich.

Personen mit einer *generalisierten Angststörung*, die sich ständig Sorgen darüber machen, was ihnen selbst und ihren Angehörigen passieren könnte, glauben an die Berechtigung ihrer Sorgen umso mehr, je heftiger dabei alle möglichen körperlichen Beschwerden auftreten. Haben Sie das schon einmal so gesehen? Sobald Sie ein Beruhigungsmittel, ein Antidepressivum oder Alkohol zur Beeinflussung Ihres Gehirns einsetzen, lassen Sie sich plötzlich nicht mehr so stark von möglichen körperlichen Symptomen steuern. Das Mittel beseitigt zwar nicht grundsätzlich Angst und Furcht, mildert jedoch kurzfristig Besorgtheit und körperliche Erregung – und schon geht es Ihnen besser. Die Wirkung beruht auf Ihrem Vertrauen, dass durch diese Substanz das Grübeln reduziert und der Körper erfolgreich ausgeschaltet werden kann, sodass Sie bestimmte Symptome nicht mehr fürchten müssen.

Möchten Sie auf Dauer so weiterleben und verschiedenen Krücken mehr vertrauen als sich selbst?

WENN VERMEIDEN ZUM LEBENSMOTTO WIRD

Menschen mit krankheitswertigen Ängsten zeichnen sich durch ein chronisches *Vermeidungsverhalten* aus: sowohl nach innen wie auch nach außen. Die Betroffenen möchten um jeden Preis ihr inneres Erleben – eben Angst, Furcht und Panik – vermeiden. So weichen sie schließlich all jenen äußeren Situationen aus, von denen sie annehmen, dass diese ihr inneres Erleben in unangenehmer Weise beeinflussen könnten.

Man kann mit allen möglichen Mitteln die Umwelt kontrollieren und villeicht auch die gesellschaftlichen Bedingungen verbessern, in derselben Weise kann man aber nicht die Innenwelt – die Gefühle und Körperempfindungen – steuern. Negative emotionale Erfahrungen einfach zu vermeiden, wenn Kontrolle nicht möglich erscheint, gilt als eine der zentralen Ursachen für psychische Störungen. Angststörungen entstehen oft erst durch einen falschen Problemlösungsversuch – die Vermeidung.

Die *Angst vor der Angst*, also chronisches Vermeidungsverhalten von negativen Gefühlen, ist das Kernproblem jeder Angststörung. Die Angst vor der Panik beruht auf der Furcht vor unangenehmen Gefühlen, verwirrenden Gedanken und unkontrollierbaren körperlichen Symptomen. Es geht letztlich immer um die *Vermeidung von Erlebnissen mit dem eigenen Körper* und nicht um die Vermeidung von bestimmten äußeren Umständen.

Die Betroffenen fürchten sich nicht primär vor bestimmten Situationen, Objekten oder Gedanken, sondern davor, dass unter gewissen Umständen unangenehme Gefühle und sie körperliche Zustände überkommen könnten, die sie nicht unter Kontrolle haben.

Sie möchten um jeden Preis vermeiden, unangenehme Erfahrungen mit ihrem Körper zu machen, auch wenn diese nicht wirklich bedrohlich sind. Sie kämpfen andauernd gegen störende Emotionen, irrationale Gedanken und Angst machende Horrorvorstellungen. In diesem Sinn beruht praktisch jede Angststörung – unabhängig vom äußeren oder inneren Auslöser – auf der Angst vor dem Erleben von Angst und Panik.

Die *krankhafte Vermeidung jeder Angst, Furcht und Panik* führt zu einem Zustand, wo die Betroffenen schließlich gar nicht mehr wissen, was sie eigentlich fürchten; sie gehen allen Angst machenden Situationen real und im Geist völlig aus dem Weg. Das Leben wird auf eine kleine Welt eingeschränkt, die keine unangenehmen Gefühle mehr zulässt. Menschen mit einer ausgeprägten Agoraphobie haben so dann immer weniger Panikattacken und weniger Angst davor, weil sie eben alle möglichen Situationen vermeiden, wo diese auftreten könnten.

Aufgrund dieses massiven Vermeidens ist den Betroffenen im Laufe der Zeit oft gar nicht mehr bewusst, was sie eigentlich gerne erleben möchten, wenn sie sich nur ein wenig mutiger verhalten würden.

Vermeiden hilft kurzfristig, verstärkt jedoch langfristig die Ängste. Wenn man sich von seiner momentanen inneren Befindlichkeit ablenkt, ist dies auf lange Sicht schädlich. Eine Angststörung wird umso ausgeprägter, je mehr sie vom Prinzip der *Erlebnisvermeidung* gesteuert wird. Erlebnisvermeidung ist einerseits die Ursache und andererseits die Folge von Angststörungen – ein echter Teufelskreis!

KONFRONTATION MIT INNEREN UND ÄUSSEREN REIZEN
DURCHBRICHT DEN TEUFELSKREIS DER ANGST

Konfrontation oder Exposition mit den gefürchteten äußeren und inneren Reizen ist eine seit Jahrzehnten bewährte Form der Behandlung von Angst, Furcht und Panik. Wenn das Vermeidungsverhalten unterbrochen wird, können Betroffene die Erfahrung machen, dass gefürchtete äußere Situationen und innere Zustände zu bewältigen sind.

Als *Exposition* gilt jede Form der Unterbrechung von Vermeidungsverhalten, sei es gegenüber Situationen oder bestimmten Gedanken, Gefühlen und Körperempfindungen.

Die Flucht vor unangenehmen oder peinlichen Gefühlen und die Vermeidung bestimmter völlig ungefährlicher körperlicher Symptome bestimmen, wie erwähnt, das ganze Leben. Dies äußert sich in den verschiedenen Spielarten der Angst folgendermaßen:

▶ **MENSCHEN MIT EINER PANIKSTÖRUNG** haben ständig Angst vor der nächsten Panikattacke. Ihre Erwartungsangst vor einem Verlust der Kontrolle über den eigenen Körper bleibt auch dann bestehen, wenn ihnen durch Erfahrung und Information schon längst bewusst ist, dass sie durch eine Panikattacke weder sterben noch verrückt werden können.

▶ **MENSCHEN MIT EINER AGORAPHOBIE** fürchten nicht primär bestimmte Orte, sondern den Umstand, dass sie in diesen Situationen nicht entkommen könnten, keine Fluchtmöglichkeit hätten und keine Hilfestellung erhalten könnten. Dann wären sie – in Form einer Panikattacke – ihrem Körper hilflos ausgeliefert. Wenige negative Erfahrungen in bestimmten Situationen ohne tatsächliche Gefährdung wirken abschreckender als viele positive Erfahrungen, die diese nicht aufwiegen können.

▶ **MENSCHEN MIT SPEZIFISCHEN PHOBIEN** fürchten nicht primär Tiere, Flugzeuge, Aufzüge oder medizinische Maßnahmen wie Spritzen oder Zahnbehandlungen, sondern den Umstand, dass sie in diesen Situationen Panikattacken bekommen könnten. Sie unterliegen dem Trugschluss, dass die Gefahr umso größer ist, je stärker ihre körperliche Erregung ist.

▸ **MENSCHEN MIT EINER SOZIALEN PHOBIE** haben nicht einfach nur Angst davor, dass andere Menschen ihnen gegenüber kritisch oder gar ablehnend eingestellt sein könnten, sondern fürchten sich vor allem auch vor panikartigen Zuständen in Kontakt mit anderen Menschen oder vor peinlichen Symptomen wie Schwitzen, Zittern, Rotwerden, Stottern oder häufigem Aufsuchen der Toilette. Sie könnten so auffällig werden.

▸ **MENSCHEN MIT EINER GENERALISIERTEN ANGSTSTÖRUNG ODER EINER HYPOCHONDRIE** leben unter ständigen Sorgen und Befürchtungen, es könnte etwas Schlimmes passieren, das sie nicht unter Kontrolle haben. Am liebsten möchten sie alle Sorgen verdrängen, weil sie fürchten, sonst nicht abschalten zu können oder eine Panikattacke zu bekommen. So werden unangenehme Emotionen vermieden – ähnlich wie beim offenen Vermeidungsverhalten von Menschen mit einer Phobie.

▸ **MENSCHEN MIT EINER POSTTRAUMATISCHEN BELASTUNGSSTÖRUNG** fürchten nicht bestimmte Situationen an sich, sondern bestimmte Orte, weil dort schmerzhafte Erinnerungen an einschneidende Erlebnisse hochkommen könnten, mit allen nur möglichen körperlichen und psychischen Zuständen. Bereits Erinnerungen daran reichen aus, um ein massives Unwohlsein zu erleben, was wieder zur Verdrängung führt.

▸ **MENSCHEN MIT EINER ZWANGSSTÖRUNG** wissen, dass ihre Waschund Reinigungszwänge krankhaft sind. Der Versuch, ihre Rituale zu unterbrechen, löst jedoch panikartige Zustände aus, was dann Schlimmes passieren könnte, sodass sie ihre Zwänge weiterhin ausüben – die körperlichen Symptome sind stärker als das Wissen, dass die befürchteten Katastrophen, an denen sie schuld sein könnten, höchstwahrscheinlich nicht eintreffen werden.

Zwei zentrale Leitsätze all dieser Menschen lauten:

1. Vermeide am besten alles, was du fürchtest, dann kann nichts Schlimmes passieren, und es wird dir auch nicht schlecht gehen.

2. Kontrolliere in Situationen, denen du nicht entkommen kannst, mit allen nur möglichen Mitteln dich selbst und deine Umwelt, dann brauchst du dich nicht zu fürchten.

Aus dieser Sicht ist es auch verständlich, warum die Betroffenen von Ärzten und Psychotherapeuten am Beginn einer Therapie nur Mittel und Methoden erwarten, ihre Ängste in Schach zu halten, weil sie es allein nicht mehr schaffen. Fachleute sollen also noch bessere Kontrollstrategien vermitteln.

Im Gegensatz zur landläufigen Meinung entstehen Angststörungen nicht einfach dadurch, dass die Betroffenen mehr als andere zu Ängsten neigen, sondern weil sie ursprünglich ganz normale Ängste nicht zulassen möchten.

DIE GEFÄHRLICHE WOHLFÜHL-IDEOLOGIE

Viele Menschen mit emotionalen Problemen, wie etwa Ängsten, Hypochondrie, Depressionen, Zwangsstörungen, Alkoholabhängigkeit oder Essstörungen, sitzen einer *Wohlfühl-Ideologie* auf, die in unserer Gesellschaft weit verbreitet ist. Sie wollen frei sein von allen negativen Gefühlen und jeglichen unangenehmen Körperempfindungen. Sie sehen das Freisein von jeglicher Unlust geradezu als Menschenrecht an. Andere wiederum haben Angst, ihre Gefühle in voller Intensität zuzulassen, weil sie glauben, diese nicht aushalten zu können und die Kontrolle darüber zu verlieren.

Menschen mit Angsterkrankungen haben die Entscheidung getroffen, dass sie ihre negative emotionale Befindlichkeit nicht erleben wollen. Alle Missempfindungen müssen erst irgendwie beseitigt werden, bevor sie sich wieder mehr dem Leben zuwenden zu können. Andere dagegen haben die Entscheidung getroffen, dass sie trotz ihrer emotionalen und körperlichen Probleme weiterhin jene Aufgaben erledigen möchten, die ihnen im Leben wichtig sind. Sie stellen nicht den Anspruch, dass sie bei jeder Tätigkeit immer angstfrei und wohlgestimmt sein müssen.

Menschen mit Angststörungen sind ständig auf der Flucht vor sich selbst, auf der Flucht vor dem Leben, das Unangenehmes bereithalten könnte. Sie verzichten ganz auf alles, was das Leben ihnen an positiven Erfahrungen bringen könnte – wenn sie bereit wären, sich darauf einzulassen. Kein Wunder, wenn viele Betroffene im Laufe des Lebens durch ein solches Verhalten auch noch depressiv werden!

Distanzieren Sie sich von der Tyrannei der Wohlfühl-Ideologie und tun Sie das, was Ihnen wichtig ist – und angenehme Gefühle werden folgen, ohne sie erzwingen zu müssen. Lassen Sie sich nicht durch Ihre Angst vor Panikattacken in Ihrem Handeln einschränken.

MISSLUNGENE ANGSTBEWÄLTIGUNG DURCH ÜBERMÄSSIGE KONTROLLE

Es ist ganz normal, emotionale und zwischenmenschliche Probleme zu haben. Es ist auch ganz normal, Angst, Furcht oder Panik zu haben. Die Art und Weise, wie die Betroffenen ihre Probleme, Ängste und Panikattacken bewältigen möchten, entscheidet darüber, ob sich daraus krankheitswertige Probleme entwickeln.

Wie gesagt: Nicht die Probleme an sich, sondern erst die Art der *Problemlösungsstrategie* kann krank machen. Das Bemühen, Gedanken und Gefühle durch ein »Sich Zusammenreißen« und durch rationale Überlegungen besser in den Griff zu bekommen, kann der Beginn einer krankheitswertigen Entwicklung sein.

Personen, die von Panikattacken nicht krank werden, können diese voll und ganz zulassen. Sie grübeln nicht ständig, welche schwere Krankheit sie haben könnten, und schränken ihr Leben in keiner Weise ein. Sie stellen für die Zukunft auch nicht den Anspruch, ihr Leben erst dann wieder fortführen zu können, wenn sie garantiert keine Panikattacken mehr bekommen oder die besten Tricks dagegen zur Verfügung haben.

Bei emotionalen Störungen – Angststörungen oder Depressionen – ist das krampfhafte Bemühen um *maximale Kontrolle der Gefühle* (»keine Angst haben«, »nicht traurig sein«) nicht die Lösung, sondern geradezu die Hauptursache für deren Aufrechterhaltung. Alle gut gemeinten Versuche, Angst und Panikattacken durch bestimmte Techniken kontrollieren zu wollen, sind zwar kurzfristig wirksam, verstärken jedoch langfristig die Angststörung.

Gefühle wie Angst, Traurigkeit, Ärger oder Wut treten blitzschnell auf, gesteuert vom limbischen System, und können nicht verhindert werden. Wir können jedoch lernen, diese über unser Frontalhirn so zu steuern, dass sie keine schädlichen Auswirkungen auf unser Verhalten haben. *Bedenken Sie, was Sie kontrollieren können und was nicht.* Gedanken und Gefühle kommen und gehen, wir können sie ebenso wenig kontrollieren wie plötzlich auftauchende körperliche Empfindungen. Kontrollieren lässt sich dagegen unser Verhalten. Dazu bedarf es nur Ihrer Entscheidung, unabhängig von Ihrer Befindlichkeit das zu tun, was Ihnen wichtig ist, wie Sie es auch in vielen anderen Situationen tun, die gar nicht mit Ängsten in Verbindung stehen.

Verzichten Sie auf die Kontrolle des Unkontrollierbaren! Wir können Panikattacken nicht hundertprozentig verhindern. Versuchen Sie vielmehr, durch Ihr Verhalten möglichst rasch die Kontrolle über Ihr Leben zurückzugewinnen, statt ständig die Angst vor Panikattacken unter Kontrolle bekommen zu wollen – als vermeintliche Voraussetzung dafür, danach endlich mit dem Leben anzufangen.

Unterdrückungsstrategien stellen genau das in den Mittelpunkt, was Sie nicht haben möchten. Wir kennen das Beispiel: »Denke nicht an die Zahl sieben« oder »Denke nicht an einen rosaroten Elefanten« – Sie werden erst recht daran denken. Erst die Art und Weise, wie Panikattacken krampfhaft durch Vermeiden und Kontrolle beseitigt werden sollen, ist es, die krank macht.

Warum wollen wir unsere Ängste unter Kontrolle halten? Es herrscht in unserer Gesellschaft leider die Vorstellung, dass Angst etwas mit Schwäche zu tun hat. Gerade starke Männer sollten keine Ängste haben oder sie zumindest nicht zeigen, während dies Frauen eher erlaubt wird – ein Grund dafür, warum viele Männer von Jugend an eher zum Alkohol als Mittel der Angstkontrolle greifen, Frauen wegen ihrer Ängste hingegen eher zum Arzt gehen, ein Beruhigungsmittel oder Antidepressivum einnehmen.

Welchen Preis haben Sie bisher bereits für Ihr ständiges Bedürfnis nach Kontrolle Ihrer Ängste und Panikattacken bezahlt? Was würde geschehen, wenn Sie den Kampf gegen die Ängste auf der Stelle aufgeben würden und einfach nur das tun würden, was Sie tun wollen, auch wenn Sie sich davor fürchten?

Viele Bewältigungsstrategien bei Panikattacken sind letztlich Anleitungen zur Vermeidung und Kontrolle von Angst und Panik. Sie sollen vermeintlich handlungsfähiger machen. Ablenkung wirkt kurzfristig positiv, löst aber langfristig nicht das Grundproblem.

Die *Verhaltenstherapie* ist bei Angststörungen deswegen so erfolgreich, weil sie zwei Grundprinzipien betont:

1. die Konfrontation mit der Angst, soweit es äußere Situationen und innere Zustände betrifft,
2. den Verzicht auf Flucht und Vermeidung von Situationen sowie auch den Verzicht auf Kontrolle der körperlichen und psychischen Paniksymptome.

Verhaltenstherapeuten waren früher jedoch zu einseitig auf die Provokation von Panikattacken konzentriert – in der Hoffnung, dass die Betroffenen durch die Gewöhnung daran schließlich weniger Angst davor und weniger Vermeidungsverhalten als früher zeigen würden.

Man hat in der Verhaltenstherapie erkannt, dass man bestimmte Angst- und Panikreaktionen nicht einfach auslöschen kann, weil sie einerseits biologisch gesteuert und andererseits durch bestimmte negative Schemata bestimmt sind, die das Denken, Fühlen und Verhalten der Betroffenen seit der Kindheit tiefgreifend prägen.

Neuere lerntheoretische Konzepte und vor allem auch verschiedene Weiterentwicklungen, insbesondere in Richtung *Achtsamkeitstherapie* und *Akzeptanz- und Commitmenttherapie (ACT)*, betonen anstelle des einseitigen Kampfes gegen Angst und Panikattacken vielmehr die Erweiterung der Lebensmöglichkeiten trotz Angst und Panik.

Zahlreiche in diesem Buch und in der gleichnamigen App vorge-schlagene Bewältigungsstrategien entsprechen dem Grundbedürfnis vieler Betroffener, ihre Ängste irgendwie »wegzumachen«, einfach los-zuwerden oder zumindest besser als bisher »in den Griff« zu bekommen. Das ist ein Zugeständnis an das zumindest anfängliche Kontrollbedürfnis vieler Menschen mit Panikattacken. Im Laufe der Zeit werden aber auch andere Strategien erforderlich, um die Angst vor Panikattacken zu ver-lieren, welche das Hauptproblem darstellt.

DIE UNFÄHIGKEIT, SICH VON ANGST MACHENDEN GEDANKEN, BILDERN UND VORSTELLUNGEN ZU DISTANZIEREN

Unser Gehirn reagiert auf intensive bildhafte Vorstellungen, wie zum Beispiel die einer Gefahr, in derselben Weise mit massiven körperlichen Symptomen wie auf eine tatsächliche Gefahr. Viele Menschen mit Ängs-ten haben eine besonders *bildhafte Vorstellungskraft*, mit allen Vorteilen, aber auch Nachteilen. Kritisch ist daran, dass sie sich alles Mögliche »einbilden« und ständig mit einem »Kino im Kopf« leben. Ihre Erwar-tungsängste verhindern, dass sie neue Erfahrungen machen.

Es ist ganz normal, sich bestimmte Gefahren sehr bildhaft auszu-malen im Sinn von: »Was wäre, wenn dies und jenes passieren würde?« Doch das sind nur Bilder. Es handelt sich dabei nicht um die Wirklich-keit, nur weil wir uns eine Gefahr so lebhaft vorstellen können.

Es ist ganz normal, wenn Ihnen bei einer Panikattacke der Gedanke kommt: »Dieser Brustschmerz könnte einen Herzinfarkt ankündigen.« Oder wenn sich Zweifel einstellen und die Frage: »Kann dieses Herzrasen nicht doch schädlich sein, obwohl ich angeblich gesund bin?« Doch das sind nur Gedanken und Vorstellungen. Sagen Sie sich: »Das sind nur meine Gedanken, die durch meine bildhafte Vorstellungskraft rasch zu einem Worst-Case-Szenario werden. Es wäre aber schlimm, wenn sie sich bewahrheiten würden.«

Je mehr Sie mit Ihren Gedanken und Vorstellungen verschmolzen sind und diese mit der Wirklichkeit gleichsetzen, desto schneller werden Sie von den beiden Mandelkernen im limbischen System hochgradig in

Angst und Panik versetzt. Unser Gehirn kann nicht unterscheiden, ob tatsächlich eine reale Gefahr besteht oder ob wir uns eine solche nur vorgestellt haben.

Menschen mit Angst- und Panikstörungen glauben zu sehr an die Realität ihrer Gedanken und Vorstellungen, sogar ihrer Träume, die sie beunruhigen. Andere erzählen dagegen ganz locker, welchen Blödsinn sie schon wieder gedacht oder geträumt haben.

Während Säugetiere, wie etwa Hunde und Katzen, mithilfe ihres limbischen Systems nur auf unmittelbar drohende Gefahren reagieren, können wir Menschen uns ständig in Angst und Panik versetzen. Wir können durch unsere Vorstellungskraft und unsere Erwartungsängste andauernd den maximalen Bedrohungsgrad heraufbeschwören.

Wir müssen nicht immer positiv denken. Wir müssen auch unsere negativen Gedanken nicht unbedingt in positive umformulieren. Es darf durchaus weiterhin so sein, dass wir zuerst eher an das Schlechte, an die Katastrophe denken als daran, dass alles gut ausgehen wird. Deswegen sind wir keine Pessimisten und auch keine Angsthasen. Es kommt vielmehr darauf an, wie wir mit unseren spontan auftretenden Gedanken, bildhaften Vorstellungen und Worst-Case-Szenarien umgehen.

Was Sie gerade denken und fühlen, ist nur Ihre momentane Beurteilung der Wirklichkeit. Es handelt sich dabei nicht um die Realität. Vielleicht sehen Sie morgen alles ganz anders, wenn Sie in einer anderen Stimmung sind und eine andere körperliche Befindlichkeit wahrnehmen. Gehen Sie ein wenig auf Distanz zu Ihren Gedanken, Vorstellungen und Gefühlen. Dann werden Sie nicht mehr so stark wie bisher von ihnen gesteuert. Entwickeln Sie neue Handlungsmöglichkeiten – trotz momentaner Befürchtungen, Gefühle und Symptome!

Haben Sie schon einmal etwas über Achtsamkeit und Achtsamkeitstherapie gelesen? *Achtsamkeit* ist das nicht wertende, bewusste Erleben des aktuellen Augenblicks. Dabei nehmen Sie Ihre Gedanken, Vorstellungen, Gefühle und körperlichen Zustände im Hier und Jetzt einfach nur wahr, ohne sich davon überwältigen zu lassen.

Menschen mit Angststörungen können von diesen Konzepten sehr gut profitieren. Das Konzept der Achtsamkeit ist auch die Grundlage zahlreicher Hilfestellungen in diesem Buch und auf der gleichnamigen App.

Machen Sie sich bewusst, dass Sie dazu neigen, das zu glauben, was Sie gerade denken und sich vorstellen. Führen Sie einen *inneren Dialog* und sagen Sie sich, vielleicht sogar laut in klaren Worten: »Das sind nur meine Gedanken, nur meine Bilder und Vorstellungen, nur meine Befürchtungen. Das ist deswegen noch lange nicht die Realität.« Auf diese Weise können Sie sich von ängstlichen Gedanken und Vorstellungen distanzieren und der Teufelskreis der Angst schaukelt sich nicht mehr so auf wie bisher.

DIE UNFÄHIGKEIT, MIT EINEM RESTRISIKO ZU LEBEN

Menschen, deren Ängste krankhaft werden, überschätzen im Vergleich zu anderen Personen mögliche Gefahren und haben Schwierigkeiten, ein *minimales Restrisiko* zu tolerieren. Sie sind unfähig, ein geringes Ausmaß an *Unsicherheit* bezüglich der Zukunft zu ertragen. Dies kann entweder ein Persönlichkeitsmerkmal sein oder die Folge einer Bindungsstörung in der frühen Kindheit oder in einem späteren Lebensabschnitt. Es konnte bei ihnen kein Urvertrauen in andere Menschen und in die Zukunft entstehen.

Die Betroffenen entwickeln oft einen ausgeprägten *Perfektionismus*, um ihre Angst vor einer möglichen Katastrophe in den Griff zu bekommen. Sie leben nach dem Motto: »Vertrauen ist gut, Kontrolle ist besser.« Sie konzentrieren sich angesichts vieler Aufgaben im Leben und einer unsicheren Zukunft vor allem darauf, ein Restrisiko so weit als möglich auszuschließen, anstatt zu handeln und die Chancen auf Erfolg zu optimieren.

Bei einer *Panikstörung* zeigt sich diese Angst vor dem Restrisiko darin, dass auch nach mehreren heil überstandenen Panikattacken die nächste Panikattacke genauso als bedrohlich gefürchtet wird wie die erste Attacke. Die Betroffenen möchten daher eine weitere Panikattacke um jeden Preis und mit allen Mitteln verhindern.

Bei einer *generalisierten Angststörung* können die Betroffenen den Umstand nicht ertragen, dass das Leben immer lebensgefährlich ist, wie Erich Kästner es so treffend formuliert hat. Sie bereiten sich daher auf die größtmögliche Katastrophe vor, um nicht davon überrascht zu werden.

Bei einer *Agoraphobie* vermeiden die Betroffenen bestimmte Orte und Räume, in denen es ihnen schlecht gehen könnte, obwohl sie dort noch gar keine negativen Erfahrungen gemacht haben. Sie entwickeln schon von vornherein sicherheitshalber ein ausgeprägtes Vermeidungsverhalten.

Bei einer *sozialen Phobie* halten die Betroffenen die Ungewissheit nicht aus, was andere Menschen über sie denken könnten. Sie tun daher alles, damit sie nicht kritisiert oder gar abgelehnt werden.

Bei einer *spezifischen Phobie* wie einer Hundephobie sind die Betroffenen von der irrationalen Angst geprägt, dass ein Hund gerade sie beißen könnte. Sie machen um die Hunde sogar einen Bogen, wenn diese einen Beißkorb tragen. Flugphobiker steigen zur Sicherheit in kein Flugzeug, auch wenn ihnen vom Verstand her klar ist, dass Autofahren gefährlicher ist als Fliegen.

Wer Unsicherheit und Restrisiko nicht tolerieren kann, hat gewöhnlich auch eine *negative Problemorientierung*, anders formuliert: kein Vertrauen in die eigene Problemlösefähigkeit. Die Betroffenen erleben viele Situationen als bedrohlich und bezweifeln oft trotz vorhandener Kompetenz ihre Fähigkeit, auftretende Schwierigkeiten zu bewältigen. Andere Menschen dagegen konzentrieren sich darauf, was sie im Hier und Jetzt tun können, damit es ihnen in der Gegenwart so gut wie möglich geht – als Voraussetzung für eine bessere Zukunft.

DIE UNFÄHIGKEIT, ALTES HINTER SICH ZU LASSEN UND NEUES ZU BEGINNEN

Leben bedeutet *Veränderung*, Fortschreiten von einer Lebensphase zur anderen. An diesen ganz normalen Aufgaben, die das Leben uns stellt, wachsen und reifen wir als Menschen. Es ist völlig normal, sich vor neuen Lebenssituationen zu fürchten. In Übergangzeiten von einer Lebensphase in eine andere können Krisen auftreten, die noch keineswegs als krankhaft zu bewerten sind. Übergänge im Rahmen des Lebenszyklus sind oft sehr kritische Situationen; sie können zu verschiedenen psychischen Störungen führen, wenn wir sie nicht bewältigen können.

Angst- und Panikstörungen treten oft in Übergangsphasen des Lebens auf und spiegeln die Furcht vor Veränderung wider. Das Alte befriedigt nicht mehr, das Neue macht jedoch Angst. Die Angst kann nicht als Kraft genutzt werden, sondern führt dazu, dass das Beschreiten neuer Wege vermieden wird.

Eine unglückliche Partnerschaft, ein belastendes Zusammenleben mit den Eltern, ein frustrierender Arbeitsplatz oder eine unpassende Berufstätigkeit werden häufig nicht aufgegeben aus Angst vor der Ungewissheit der Zukunft. Viele Menschen halten lieber am Alten und Bekannten fest, als etwas Neues zu wagen, das fehlschlagen und womit jeder Halt im Leben verschwinden könnte. Es fehlt das Vertrauen in die eigenen Fähigkeiten gegenüber neuen und unbekannten Lebensaufgaben.

Stehen Sie vor wichtigen Veränderungen in Ihrem Leben? Fürchten Sie sich davor? Warten Sie ab, was andere tun könnten, statt selbst zu entscheiden, was für Sie in Partnerschaft, Familie und Beruf gut ist?

Sie haben *zwei Möglichkeiten:* Akzeptieren Sie entweder Ihre Lebenssituation, wie sie ist, ohne sich ständig als Opfer der anderen oder der Umstände zu sehen, oder treffen Sie die nötigen Entscheidungen zur konsequenten Veränderung Ihrer Lebenssituation – und zwar durchaus mit etwas Angst und mulmigem Gefühl im Bauch. Wenn Sie darauf warten, dass zuerst Ihre Ängste verschwinden müssen, bevor sich etwas ändern kann, wird alles so bleiben wie immer.

ANGSTSTÖRUNGEN SIND DIE HÄUFIGSTEN PSYCHISCHEN ERKRANKUNGEN

Im Laufe des Lebens leiden je nach Studie 15 bis 28 Prozent der Bevölkerung unter krankhaften Ängsten. Rund 9 Prozent aller Deutschen leiden gegenwärtig unter einer Angststörung, in den USA sollen bis zu 18 Prozent aktuell davon betroffen sein.

Angststörungen sind bei Frauen die häufigste, bei Männern – nach Alkoholproblemen – die zweithäufigste psychische Störung. Frauen leiden doppelt so oft wie Männer unter einer Angststörung, zumindest gestehen sie es sich bei Befragungen eher ein. Werden Angststörungen nicht bewältigt, führen sie im Laufe der Jahre häufig zu Depressionen oder Alkoholproblemen, nicht selten auch zur Arbeitsunfähigkeit.

Viele Fachleute gehen davon aus, dass Angststörungen heute nicht nur häufiger diagnostiziert werden, sondern auch tatsächlich im Ansteigen begriffen sind, bedingt durch neue soziale, gesellschaftliche und ökonomische Entwicklungen.

Die Unkontrollierbarkeit und Unvorhersagbarkeit von Lebenssituationen ist eine der wichtigsten Ursachen für Angstreaktionen. Die *Ungewissheit der Zukunft* ist ein ständiger Stressfaktor vor allem für jene Personen, die stets ein gewisses Ausmaß von Sicherheit und Stabilität benötigen.

1.3 PANIKATTACKEN BEI ANGSTSTÖRUNGEN

Im Mittelpunkt dieses Buches stehen Panikattacken und deren Bewältigung. Panikattacken können allerdings bei allen Angststörungen auftreten, auch bei vielen anderen psychischen Störungen, sogar auch nach körperlichen Erkrankungen.

Neben den fünf definierten Angststörungen treten Panikattacken am häufigsten auf bei einer Hypochondrie, einer Herzphobie, einer posttraumatischen Belastungsstörung (nach einem schweren traumatischen Erlebnis wie zum Beispiel Vergewaltigung, Überfall oder einem Unfall), einer Zwangsstörung, bei schädlichem Gebrauch von Alkohol und Drogen oder im Rahmen einer Depression bzw. eines Burnout-Syndroms. In Verbindung mit körperlichen Erkrankungen treten Panikattacken nicht selten auch nach Herzinfarkt, nach einer Lungenembolie, bei Krebserkrankung oder einer chronischen Schmerzstörung auf.

Im Folgenden werden Panikattacken zuerst im Rahmen von Angststörungen beschrieben, danach auch bei den anderen erwähnten Krankheiten. Diese Ausführungen sollen Ihren Blick dafür öffnen, neben Ihren Panikattacken bei Bedarf auch noch eine andere Störung zu berücksichtigen, die einer adäquaten Behandlung bedarf.

WAS EINE PANIKATTACKE AUSMACHT – MASSIVE SYMPTOME AUS HEITEREM HIMMEL

Eine *Panikattacke* ist eine einzelne *Episode von intensiver Furcht oder intensivem Unwohlsein*, die abrupt beginnt, innerhalb weniger Minuten ihren Höhepunkt erreicht und mit massiven körperlichen und kognitiven Symptomen einhergeht. Die Gesamtdauer beträgt meist fünf bis dreißig Minuten.

Bei manchen Betroffenen verschwindet die Panikattacke ohne körperliche Folgezustände, bei anderen resultiert daraus ein mehrstündiger Erschöpfungszustand. Bei allen, die sich nur knapp dem Tod entronnen glaubten, bleibt eine Traumatisierung zurück – bei den einen nur über einen kurzen, bei den anderen dagegen über einen langen Zeitraum.

Eine Panikattacke tritt mit mindestens 4 von 14 körperlichen und psychischen Symptomen auf, wobei eines der ersten vier Symptome immer vorhanden sein muss. Die 10 körperlichen Symptome, derentwegen die Betroffenen anfangs meist eine akute körperliche Erkrankung fürchten, sind:

▸ unangenehmes Herzklopfen, Herzstolpern oder erhöhte Herzfrequenz,
▸ Schweißausbrüche,
▸ Hitzewallungen oder Kälteschauer,
▸ fein- oder grobschlägiges Zittern,
▸ Atembeschwerden,
▸ Beklemmungsgefühle,
▸ Schmerzen oder Missempfindungen im Brustbereich,
▸ Übelkeit oder Unruhegefühl im Magen,
▸ Mundtrockenheit,
▸ Gefühllosigkeit oder Kribbelgefühle.

Daraus resultiert als letztes, 11. Symptom die Angst zu sterben. Drei psychische Symptome, die mit der Wahrnehmung und dem Geisteszustand zusammenhängen, lösen bei den Betroffenen oft die Furcht vor einer Erkrankung des Gehirns oder einer schweren geistigen Störung aus:

▸ Gefühl von Schwindel, Unsicherheit, Schwäche, Benommenheit,
▸ Gefühl, die Realität sei unwirklich (Derealisation genannt) oder man selbst sei weit entfernt oder »nicht wirklich hier« (Depersonalisation genannt),
▸ Angst vor Kontrollverlust,verrückt zu werden oder »auszuflippen«.

DIE DREI HÄUFIGSTEN SYMPTOME EINER PANIKATTACKE: HERZBESCHWERDEN, ATEMNOT, SCHWINDEL

Drei Körpersymptome werden bei Panikattacken als besonders bedrohlich erlebt:

▸ Herzbeschwerden wie Herzklopfen bzw. Herzrasen mit und ohne Blutdruckanstieg,
▸ Atemnot, oft mit einem Beklemmungsgefühl im Brustkorb,
▸ Schwindel bzw. Benommenheit.

Wegen eines medizinisch völlig unbedenklichen, subjektiv jedoch als lebensbedrohlich erlebten *Herzrasens* oder *Blutdruckanstiegs* haben die meisten Betroffenen Angst vor einem Herzinfarkt.

Atembeschwerden zeigen sich vor allem in Form von Kurzatmigkeit, Erstickungsgefühlen, Enge, Druck oder Schmerzen auf der Brust sowie Hyperventilation mit diversen Körpermissempfindungen. Wer nicht Angst zu ersticken bekommt, entwickelt wegen beunruhigender Schmerzen im linken Brustbereich oft eine Furcht vor einem Herzinfarkt.

Schwindel und *Benommenheit* mit subjektiver Stand- und Gangunsicherheit führen oft zu unberechtigten Ohnmachtsängsten. Die Angst, die Kontrolle über das Gleichgewicht zu verlieren und hilflos auf dem Boden zu liegen, egal, ob ohnmächtig oder bei klarem Verstand, ist oft Ausdruck des krampfhaften Bemühens, alles allein »durchstehen« zu müssen und auf keinen Fall schwach sein zu dürfen.

PANIKATTACKEN UND PANIKSTÖRUNG – WAS MACHT DEN UNTERSCHIED AUS?

Viele Menschen bekommen im Laufe des Lebens aus völlig unterschiedlichen Gründen Panikattacken (rund 30 Prozent), doch nur ein kleiner Teil der Bevölkerung (rund 3 Prozent) hat eine reine Panikstörung, ein weiterer kleiner Teil (1–2 Prozent) hat Panikattacken im Rahmen einer Agoraphobie.

Die Begriffe Panikattacken und Panikstörung werden oft gleichgesetzt, doch es handelt sich dabei nicht um dasselbe: Eine *Panikstörung* ist charakterisiert durch wiederholte, spontan und unerwartet auftretende Panikattacken, das heißt, diese treten ohne sichtbare Auslöser auf, vor allem auch ohne besondere körperliche Anstrengung und ohne gefährliche oder lebensbedrohliche Situationen. Eine Panikstörung liegt auch dann vor, wenn nur ganz wenige Panikattacken spontan auftreten, die Betroffenen aber anhaltend von heftiger Sorge vor weiteren Anfällen geplagt werden und bestimmte Situationen nur mit starkem Unbehagen ertragen.

Man kann zwei Arten von Panikattacken unterscheiden, was für die Art der Diagnose von großer Bedeutung ist:

1. **UNERWARTETE PANIKATTACKEN.** Das Eintreten der Panikattacken hängt nicht von situativen Auslösern ab, sondern erfolgt spontan und unerwartet, ohne offensichtliche Auslöser. Je mehr und je heftiger derartige Panikattacken auftreten, desto ausgeprägter ist die Panikstörung.

2. **ERWARTETE PANIKATTACKEN.** Das Auftreten der Panikattacken erfolgt fast immer bei einer Konfrontation mit einem äußeren Reiz oder dessen Vorstellung (zum Beispiel bestimmte Verkehrsmittel, Tiere oder soziale Situationen). Wenn Panikattacken niemals spontan und unerwartet auftreten, sondern nur in phobischen Situationen, zeigen sie das Ausmaß der jeweiligen Phobie an, also einer Agoraphobie, einer sozialen oder spezifischen Phobie.

Die erste Panikattacke stellt gewöhnlich ein intensives, existenziell bedrohliches und traumatisierendes Erlebnis dar, verbunden mit einem unvergesslichen Vernichtungsgefühl. Totaler Kontrollverlust und absolute Hilflosigkeit sind die dominierenden Gefühle.

Oft werden die Betroffen aus Angst vor einem Herzinfarkt unter dramatischen Bedingungen ins Krankenhaus gebracht oder zu Hause vom Notarzt untersucht. Viele lassen sich im Laufe der Zeit sogar mehrfach untersuchen, weil sie einfach nicht glauben können, dass es angesichts der Heftigkeit der Beschwerden keine organische Ursache geben soll.

Wie war es bei Ihnen? War die erste oder eine spätere Panikattacke für Sie die schlimmste Erfahrung? Was waren Ihre Gedanken und Reaktionen?

Der erste Angstanfall tritt oft außer Haus auf, häufig in Situationen der Entspannung, sodass die Betroffenen verständlicherweise keine psychische, sondern eine gefährliche körperliche Erkrankung vermuten.

Aufgrund von Erwartungsängsten entsteht im Laufe der Zeit häufig ein umfangreiches Vermeidungsverhalten im Sinne einer *Agoraphobie*. Die Betroffenen meiden alle möglichen Situationen, in denen sie eine Panikattacke befürchten. In diesen Fällen lautet die Diagnose: *Agoraphobie mit Panikstörung*. Doch auch allein zu Hause fühlen sich manche Menschen mit Panikattacken nicht mehr sicher genug, sodass immer eine Vertrauensperson anwesend oder per Handy erreichbar sein muss.

Eine traumatisierende Panikattacke stellt die Selbstverständlichkeit des Lebens in Frage – und zwar auch bei Menschen, die bis dahin sehr sportlich und psychisch stabil waren. Wiederholt sich die Panikattacke, kommt es zu Überlegungen der Art: »Was wäre, wenn das Leben jetzt plötzlich aus wäre?«

Es ist wie nach einem schweren Unfall oder einem Überfall: Plötzlich ist das Urvertrauen in den Körper und in das Leben verloren. Man wird übermäßig vorsichtig, beobachtet und kontrolliert seinen Körper, auf den man sich früher einfach verlassen hat. Man braucht die Versicherung

anderer Menschen (zum Beispiel Angehörigen, Ärzten, Psychotherapeuten), um sich in seiner Haut wohlfühlen zu können. Es entwickelt sich
ein extremes *Sicherheitsbedürfnis*, man wird risikoscheu, auch in Situationen, die man bis dahin ohne langes Nachdenken problemlos allein
bewältigen konnte.

Die Angst vor der Panik, also die *Erwartungsangst* in Verbindung
mit einer Daueranspannung, dominiert bald das Denken und Handeln
und damit das ganze Leben der Betroffenen.

Bei Personen, die in der Folge von Panikattacken eine Agoraphobie
entwickelt haben, können sich im Laufe der Zeit zwar die Panikattacken vermindern, doch nur um den Preis eines zunehmenden Vermeidungsverhaltens gegenüber Situationen, in denen möglicherweise Panikattacken auftreten könnten. Wenn eine Agoraphobie mit Panikstörung
chronifiziert, hat sie ohne Behandlung und ohne wirksame Selbsthilfestrategien oft einen schlechteren Verlauf als eine Depression.

PANIKATTACKEN KÖNNEN VIELE URSACHEN HABEN – WIR BRAUCHEN BIO-PSYCHO-SOZIALE ERKLÄRUNGSMODELLE

Eine ärztliche Abklärung nach der ersten Panikattacke ist in den meisten
Fällen durchaus sinnvoll, um körperliche Ursachen auszuschließen. Eine
Fehldiagnose nach dem Motto »Das ist nur psychosomatisch« wäre ein
ärztlicher Kunstfehler mit gefährlichen Folgen.

Nur jene Erklärungsmodelle, bei denen körperliche, psychische und
soziale Aspekte gleichermaßen berücksichtigt werden – also kurz gesagt,
bio-psycho-soziale Modelle –, können der Komplexität vieler Panikattacken gerecht werden. Darüber hinaus muss unterschieden werden
zwischen *ursächlichen, auslösenden, aufrechterhaltenden und verstär-
kenden Faktoren*. Schließlich müssen Wechselwirkungen zwischen den
verschiedenen Aspekten beachtet werden, die den Teufelskreis von Angst
und Panik verschärft haben.

Spontane Panikattacken scheinen aus der Sicht der Betroffenen ohne
Ursachen und Auslöser aufzutreten. Diese befinden sich meistens in ganz
normalen Situationen zu Hause oder außer Haus, oft sogar im Urlaub

oder sonstigen Situationen der Entspannung (Theater, Kino, Einkaufszentrum, Fernsehen zu Hause). Es ist daher verständlich, wenn man anfangs eine schwere körperliche Erkrankung als Ursache der Panikattacke vermutet.

Im Vorfeld bestand meistens ein erhöhtes Anspannungs- oder Belastungsniveau über einen längeren Zeitraum hinweg (Wochen, Monate, manchmal sogar Jahre), das von den Betroffenen oft nicht als relevant angesehen wird. Tatsächlich wirkt jedoch die körperliche und psychische Anspannung noch nach, sodass erst in der Ruhephase der Spannungsabfall sowie die Verarbeitung des Erlebten erfolgen.

Das ist sogar typisch: Die erste Panikattacke entsteht oft in einer Ruhephase nach länger dauerndem beruflichen Stress und/oder massiven familiären Problemen, häufig bei gleichzeitig leicht geschwächter körperlicher Verfassung durch Genussmittel wie Alkohol, Kaffee, Cola oder Nikotin, aber auch durch andere Faktoren wie leichte Erkältung, Schlafdefizit, radikale Gewichtsabnahme, Erschöpfung oder heiß-schwüles Wetter. Es handelt sich dann um eine Nach-Stress-Reaktion, ähnlich einer Wochenendmigräne oder einer körperlichen Erkrankung nach längerer Überforderung, wie etwa nach sportlicher Überbelastung. Panikattacken können auch ein bis zwei Stunden nach dem Einschlafen und unmittelbar nach dem Aufwachen am Morgen auftreten.

Wenn die Panikattacke nicht einfach nur eine verspätete körperliche Entladung darstellt, kann sie damit zusammenhängen, dass man erst in der Ruhephase dazu kommt, Erlebtes zu verarbeiten, wie etwa den Tod eines geliebten Menschen, eine ernsthafte Erkrankung, einen schweren Unfall oder eine Vergewaltigung.

WAS WAR FRÜHER BEI PANIKATTACKEN – DIE BEZIEHUNGSSTÖRUNG GEGENÜBER DEM EIGENEN KÖRPER ODER GEGENÜBER DER SOZIALEN UMWELT?

Panikattacken sind oft Ausdruck negativer Gefühle oder Gefühlskonflikte in der Partnerschaft oder Familie, also Ausdruck von *Ambivalenzen*, wie etwa: »Ich liebe meinen Partner, aber manchmal bin ich total wütend auf ihn.« Diese bewirken oft eine massive körperliche An-

spannung und gelangen irgendwann einmal in Form einer Panikattacke zur Entladung.

Das ist ein fataler *Teufelskreis*: Beziehungsprobleme in Partnerschaft und Familie in Verbindung mit Wut, Ohnmacht, Enttäuschung
und Verlassenwerden sind häufig die Ursache für die erste Panikattacke.
Als Folge der bedrohlich erlebten Panikattacke entwickelt sich dann eine
Beziehungsstörung zum eigenen Körper, also zur eigenen Person, mit
dem Verlust des körperlichen Selbstvertrauens, und zwar oft auch bei
Menschen, die früher sehr selbstbewusst und erfolgreich waren.

Wenn Ärger oder Unzufriedenheit in der Partnerschaft oder in der
Familie die Ursache für die erste Panikattacke waren, wird durch die
Angst vor dem eigenen Körper plötzlich genau der Partner oder ein
bestimmtes Familienmitglied wie die Mutter, mit dem man ein prob-
lematisches Verhältnis hatte, zur unentbehrlichen Stütze, obwohl man
vorher schon die Trennung oder den Beziehungsabbruch überlegt hatte.

Das verschärft wiederum den Beziehungskonflikt mit dem Partner
aufgrund der Abhängigkeit und der Angst vor sich selbst, das heißt aus
Furcht vor der nächsten Panikattacke, die man nicht allein bewältigen
könnte. Panikattacken können so eine Partnerschaft mehr zusammen-
schweißen als alle anderen Gefühle vorher.

Dasselbe kann auch auf Ablösungsprobleme junger Menschen
zutreffen, die wegen der Panikattacken nicht den Auszug aus dem
Elternhaus schaffen und aus der Studentenwohnung wieder nach Hause
zurückkehren. Die Autonomie-Entwicklung ist dann zumindest vorläufig
gescheitert.

Im *Beruf* treten Panikattacken oft bei Menschen auf, die trotz
ungünstiger Arbeitsbedingungen alles bestmöglich, oft sogar besser
als möglich, bewältigen möchten. Die Überforderung wird spätestens
dann offensichtlich, wenn die Betroffenen mehr Verantwortung für die
Gesamtabläufe von Arbeitsprozessen übernehmen, als sie tatsächlich
haben.

Als Folge der Panikattacken haben die Betroffenen dann oft Angst,
als psychisch krank abgestempelt zu werden. Sie überspielen ihre Symp-

tomatik und arbeiten – vor allem nach einem längeren Krankenstand – noch mehr als vor der Erkrankung. Durch verstärkten Leistungseinsatz versuchen sie ihre vermeintlichen Schwächen überzukompensieren, um nicht gekündigt zu werden. Sie beuten sich selbst noch mehr aus als zuvor und lassen sich vor allem auch von den Vorgesetzten in einer Weise ausnutzen, wie dies andere Arbeitskollegen nie zulassen würden.

Haben Sie schon einmal darüber nachgedacht, ob Zusammenhänge zwischen Ihrer partnerschaftlichen, familiären oder beruflichen Situation einerseits und Ihren Panikattacken andererseits bestehen könnten? Wie gut können Sie mit Gefühlen und emotionalen Zwiespältigkeiten in Beziehungen umgehen? Mit einer wichtigen Frage sollten Sie sich auch noch auseinandersetzen: Fürchten Sie als Folge einer Panikattacke, sozial aufzufallen, oder schränken Sie in Reaktion darauf Ihren Bewegungsradius ein? Im ersteren Fall sollten Sie an die Möglichkeit einer zusätzlichen sozialen Phobie denken, im zweiten Fall an die Wahrscheinlichkeit einer zusätzlichen Agoraphobie.

DER TEUFELSKREIS DER ANGST – VON EINEM HARMLOSEN SYMPTOM ZUR BEDROHLICHEN PANIKATTACKE

Es ist von zentraler Bedeutung, dass Sie bei Panikattacken den *Teufelskreis der Angst* verstehen lernen. Die Betroffenen schaukeln anfangs aus Unwissenheit bestimmte medizinisch harmlose körperliche Empfindungen bis zu einer Panikattacke oder einer panikähnlichen Symptomatik auf. Sie nehmen bestimmte körperliche Symptome übertrieben wahr und bewerten diese fälschlich als Zeichen höchster Gefahr.

Die *Angstspirale* hat folgenden typischen Ablauf:

1. Anfangs sind es harmlose körperliche Veränderungen, zum Beispiel Herzrasen, Schwindel, Atemnot oder Übelkeit. Es können aber auch seelische Empfindungen, wie etwa Entfremdungsgefühle oder geistige Müdigkeit, sein.
2. Die Betroffenen bemerken diese Veränderungen und wenden sich ihnen verstärkt zu. Die Zuwendung ist umso intensiver, je

mehr die Betroffenen durch eine frühere Panikattacke bereits dafür sensibilisiert sind.

3. Diese körperlichen oder seelischen Symptome, die oft normale Stress- oder Nachstresssymptome darstellen, werden mangels anderer Erklärungsmöglichkeiten als gefährlich beurteilt. Typische Denkmuster sind:»Mein Herz schlägt so schnell, dass ich gleich einen Herzinfarkt bekomme«.»Ich habe so einen Druck auf der Brust, dass ich keine Luft bekomme und ersticken muss«.»Ich kann nicht mehr klar denken, gleich schnappe ich über und werde in die geschlossene Psychiatrie eingeliefert.«

4. Die Bewertung, die auftretenden Symptome seien gefährlich, führt zu erheblichen Ängsten.

5. Zunehmende Ängste verstärken die ursprünglichen Symptome und lösen zusätzlich noch weitere aus.

6. Dieser Prozess der sich aufschaukelnden körperlichen bzw. seelischen Symptome sowie deren Bewertung als Gefahr führen schließlich zu einer Panikattacke.

DER TEUFELSKREIS DER ANGST – VERSCHÄRFUNG DURCH VIER FAKTOREN

Der geschilderte Prozess wird durch vier Faktoren verschärft:

▶ **PERSÖNLICHE BEFINDLICHKEIT.** Es besteht ein ganz bestimmter körperlicher und psychischer Zustand, wie etwa Ärger, Wut, Erschöpfung, Schlafdefizit, negative Auswirkungen von Alkohol, Koffein oder Medikamenten, Hyperventilation und deren Folgen.

▶ **ÄUSSERE SITUATION.** Das momentane Umfeld kann durch völlig unterschiedliche Faktoren bestimmt sein, wie etwa Abwesenheit vertrauter Personen, Streit mit dem Partner, Ärger in der Firma, entspannte Fahrt auf der Autobahn oder gemütlicher Einkaufsbummel am Wochenende nach einer stressreichen Woche, Urlaub mit ungewohnter plötzlicher Ruhephase nach monatelanger Daueranspannung.

▶ **BELASTUNGEN IM VORFELD.** Oft bestehen lang andauernde schwierige Lebenssituationen, wie etwa beruflicher Stress, partnerschaftliche oder familiäre Probleme, Krankheit oder Tod von Familienangehörigen, Langzeitarbeitslosigkeit, finanzielle Sorgen, körperliche oder sexuelle Traumatisierung.

▶ **INDIVIDUELLE NEIGUNGEN UND VERANLAGUNGEN.** Begünstigend wirken eine plastisch-bildhafte Vorstellungsfähigkeit von Katastrophen, eine rasche psychovegetative Erregbarkeit, die Tendenz zur Überfokussierung auf ein Restrisiko, eine lebensgeschichtlich erworbene Fixierung auf körperliche Vorgänge und deren Bewertung als gefährlich, körperliche Schonung aus Angst vor Überforderung.

Der Teufelskreis der Angst schaukelt sich umso rascher auf, je höher die Grundanspannung bereits in Ruhesituationen ist, sodass bereits kleine Auslöser eine riesige Angstkaskade in Gang setzen können.

Das Auftreten der ersten Panikattacke in einer Ruhephase lässt sich damit erklären, dass der Körper auch nach einer längeren Stresssituation noch einige Zeit auf hohen Touren läuft. Dies wird erst in der Ruhephase so richtig bemerkbar, allerdings dann als gefährlich bewertet. Man ist nun nicht mehr abgelenkt und beginnt die zurückliegenden Belastungen erst so richtig zu verarbeiten.

Genau genommen ist länger dauernder Stress an sich nicht die Ursache für die erste oder heftigste Panikattacke, viele Menschen sind oft ähnlichen Stresssituationen ausgesetzt. Entscheidend ist die subjektive Einschätzung, die jeweiligen familiären, beruflichen oder sonstigen Stressfaktoren nicht ausreichend unter Kontrolle zu haben. Die emotionale Befindlichkeit, wie etwa Wut und Ärger einerseits und Ohnmacht und Hilflosigkeit andererseits, verstärken das Gefühl des Kontrollverlusts. Was davon trifft auf Sie zu, was nicht?

PANIKATTACKEN BEI BEDROHUNG ZENTRALER GRUNDBEDÜRFNISSE – WAS BINDUNG, AUTONOMIE, SELBSTWERT UND UNLUSTVERMEIDUNG MIT ANGST UND PANIK ZU TUN HABEN

Die Vielfalt menschlicher Bedürfnisse kann man nach der Schematheorie von *Klaus Grawe* auf vier zentrale Grundbedürfnisse reduzieren – auch sie können in Zusammenhang mit der Entwicklung von Panikattacken stehen:

▶ **DAS GRUNDBEDÜRFNIS NACH BINDUNG UND GEBORGENHEIT.** Eine sichere Bindung zu den Hauptbezugspersonen in der Kindheit ist die Basis für die gesunde psychische Entwicklung des Menschen. Bindung im Sinn von Geborgenheit ist für den Menschen als soziales Wesen von zentraler Bedeutung.

Vom kleinen Kind an bis zum Erwachsenen kann die Bedrohung der Geborgenheit panikartige Zustände auslösen. Im Panikanfall drückt sich die plötzliche Angst, verlassen und im Stich gelassen zu werden, so heftig aus, als ginge es tatsächlich um das physische Überleben. Am stärksten trifft dies auf Menschen mit einer Trennungsangststörung zu.

▶ **DAS GRUNDBEDÜRFNIS NACH AUTONOMIE, KONTROLLE UND SICHERHEIT DER UMWELT GEGENÜBER.** Aus dem Vertrauen in verlässliche Bezugspersonen entwickelt sich im Laufe der Jahre das Vertrauen zu sich selbst. Auf dem Hintergrund von sicherer Bindung entsteht das Bedürfnis nach Autonomie, also nach Selbstständigkeit und Selbstregulation.

Eine fundamentale Bedrohung der Autonomie und ein Verlust der Kontrolle und der Möglichkeit zur Einflussnahme auf die soziale Umwelt können Panikattacken auslösen. Menschen, die unter einer Agoraphobie mit Panikstörung leiden, haben meistens nicht Angst, an einer Panikattacke zu sterben, sondern fühlen sich in ihrer Bewegungsfreiheit extrem eingeschränkt. Sie leiden unter dem Gefühl, in der Falle zu sitzen. Wer sich panisch vor dem Fliegen fürchtet, hat keine Angst abzustürzen (sonst würde er kein Flugzeug besteigen), sondern fühlt sich in seiner Freiheit bedroht, jederzeit den Raum verlassen zu können; im Gegensatz zum Selber-Autofahren erlebt er sich nun abhängig von unbekannten Piloten und unbeeinflussbarer Technik. Eine Frau kann mit einer Panikattacke reagieren, wenn ihr Mann sich mit dem Argument einer bestmöglichen Kindererziehung gegen ihre berufliche Karriere stellt; sie würde sich dadurch von ihm ökonomisch abhängig erleben.

▸ **DAS GRUNDBEDÜRFNIS NACH SELBSTWERT UND ANERKENNUNG.** Die Entwicklung eines stabilen Selbstwerts auf der Basis des eigenen Könnens und des Wissens um die persönlichen Fähigkeiten ist die Voraussetzung für eine gewisse Unabhängigkeit von anderen Menschen.

Eine erhebliche subjektive Bedrohung des Selbstwertgefühls durch negative Erfahrungen mit der sozialen Umwelt kann vor allem bei Menschen mit sozialen Ängsten und traumatischen Erfahrungen massive Panikattacken auslösen. Wer von klein auf stets gedemütigt wurde, kann als Erwachsener eine Panikattacke bekommen, wenn andere seine mittlerweile erworbene Kompetenz infrage stellen.

▸ **DAS GRUNDBEDÜRFNIS NACH LUST UND UNLUST-VERMEIDUNG.** Jeder Mensch sucht von Natur aus das Angenehme und möchte das Unangenehme, das »Unlustvolle« oder gar Schmerzhafte vermeiden.

Viele Menschen mit Ängsten und Panikattacken zeigen wenig Bereitschaft, Unlust und Anspannung auszuhalten, um ihre Ziele zu erreichen. Sie möchten zuerst jedes Unwohlsein loswerden, bevor sie sich das Angenehme und Wünschenswerte gönnen. Die Tendenz zur Unlustvermeidung ist ein zentrales Merkmal vieler Menschen mit Angst- und Panikstörungen. Sie verzichten lieber auf bereichernde Lebenserfahrungen, wenn diese möglicherweise auch Leid bedeuten könnten.

Die Bewältigung von Ängsten und Panikattacken setzt schon

einmal die Entscheidung voraus, Unlust, Unwohlsein und Anspannung vorübergehend zu ertragen, wenn es keinen anderen Weg gibt, um die gewünschten Ziele zu erreichen. Es sind nicht die Panikattacken an sich, die kein lebenswertes Leben ermöglichen, sondern die Unlust und die mangelnde Bereitschaft vieler Betroffener, Unangenehmes in Kauf zu nehmen, um gewisse Ziele zu verfolgen.

PANIKATTACKEN BEI AKTIVIERUNG ZENTRALER NEGATIVER SCHEMATA – WARUM PANIKATTACKEN NICHT BEI JEDEM GLEICH SCHNELL VERSCHWINDEN

Ein *Schema* ist eine Grundüberzeugung, die sich aufgrund fundamentaler emotionaler Erfahrungen in der Familie und im Umgang mit der sozialen Umwelt von klein auf entwickelt hat. Es bestimmt die Art und Weise, wie man in Bezug auf sich selbst und auf andere Menschen denkt, fühlt und handelt. Schemata erleichtern die Orientierung im Leben und führen zur Entwicklung von stabilen Erwartungen, in positiver und negativer Hinsicht.

Sollen chronifizierte psychische Störungen bewältigt werden, müssen diese negativen Schemata erkannt und durchbrochen werden. Diese können derart prägend sein, dass sie die ganze Persönlichkeit bestimmen und verformen. Sie sind auch der Grund, warum an sich hilfreiche Angstbewältigungsstrategien bei bestimmten Menschen mit Panikattacken nicht oder nicht so schnell wirken wie bei anderen Menschen.

Negative Schemata sind mit einem oder mehreren schmerzhaften emotionalen Zuständen verknüpft. Wenn in einer bestimmten Lebenssituation durch Gefühle, Gedanken und zwischenmenschliche Erfahrungen zentrale negative Schemata aktiviert werden, können dann daraus heftige Panikattacken entstehen.

Nach der Schematheorie des Amerikaners *Jeffrey Young* – in Deutschland durch die Bücher von *Eckhard Roedinger* allgemein verständlich erklärt – unterscheidet man folgende *negativen Schemata*, die in Zusammenhang mit Angst- und Panikstörungen bedeutsam sind:

1. **EMOTIONALE VERNACHLÄSSIGUNG:** die Erwartung, von wichtigen Bezugspersonen, wie etwa den Eltern, überhaupt keine emotionale Unterstützung zu bekommen;

2. **VERLASSENHEIT UND INSTABILITÄT:** die Überzeugung, dass soziale Kontakte instabil und unzuverlässig sind und daher enttäuschend sein werden;

3. **MISSTRAUEN ODER MISSBRAUCH:** die Überzeugung, von vertrauten Personen ausgenutzt oder manipuliert zu werden;

4. **SOZIALE ISOLATION:** die Überzeugung, von der sozialen Umwelt ständig gedemütigt und ausgegrenzt zu werden;

5. **UNZULÄNGLICHKEIT ODER SCHAM:** die Überzeugung, schlecht, minderwertig oder nicht liebenswert zu sein;

6. **ERFOLGLOSIGKEIT ODER VERSAGEN:** die Überzeugung, nichts zu erreichen und zu versagen;

7. **ABHÄNGIGKEIT UND INKOMPETENZ:** die Überzeugung, unfähig, hilflos, zum Überleben ständig auf andere angewiesen zu sein;

8. **VERLETZBARKEIT UND BEDROHTHEIT:** die Überzeugung, ständig von allen möglichen Katastrophen und schlimmen Ereignissen bedroht zu sein;

9. **VERSTRICKUNG ODER UNENTWICKELTES SELBST:** die Überzeugung, keine eigene Persönlichkeit zu sein und sich nicht von engen Bezugspersonen abgrenzen zu können;

10. **UNTERORDNUNG ODER UNTERWERFUNG:** freiwillige Erfüllung der Bedürfnisse anderer auf Kosten der Erfüllung eigener Bedürfnisse und Unterwerfung gegenüber anderen, um negative Konsequenzen zu vermeiden;

11. **SELBSTAUFOPFERUNG:** übermäßiges Bedürfnis, die Wünsche anderer Menschen zu erfüllen, um dadurch ein Minimum an Zuwendung zu erreichen;

12. **ÜBERMÄSSIGES STREBEN NACH ZUSTIMMUNG UND ANERKENNUNG:** das Bedürfnis, die Erwartungen anderer zu erfüllen, um dadurch Beachtung, Bestätigung und liebevolle Zuwendung zu bekommen;

13. **EMOTIONALE GEHEMMTHEIT:** Gehemmtheit aus Angst, kritisiert zu werden, sich falsch oder beschämend zu verhalten;

14. **ÜBERHÖHTE STANDARDS** und **ÜBERTRIEBEN KRITISCHE HALTUNG:** die Überzeugung, nur durch höchste Maßstäbe und Perfektionismus Kritik vermeiden zu können, was Entspannung und Muße verhindert;

15. **NEGATIVITÄT UND PESSIMISMUS:** einseitige Konzentration auf Probleme, Gefahren und Restrisiko, um von Fehlschlägen und Katastrophen nicht überrascht zu werden;

16. **BESTRAFUNGSNEIGUNG:** übermäßige Selbstkritik bei Fehlern und Schwächen sowie Selbstbestrafungstendenzen bei allen normabweichenden Verhaltensweisen.

Einige dieser negativen Schemata (die Schemata 1–9) lassen sich als *Verletzung der zentralen Grundbedürfnisse* betrachten, die übrigen sind als *Bewältigungsreaktionen* – als Versuch der Absicherung zentraler Grundbedürfnisse – zu interpretieren:

▸ Die Schemata 1–5 betreffen das Bedürfnis nach Bindung und lösen existenzielle Bedrohungsängste aus.

▸ Die Schemata 6–9 betreffen das Bedürfnis nach Autonomie, Kontrolle und Sicherheit der Umwelt gegenüber und führen zu mangelndem Selbstvertrauen in die eigenen Fähigkeiten bei der Bewältigung der jeweiligen Lebensaufgaben.

▸ Die Schemata 10–12 betreffen das Bedürfnis nach einem stabilen Selbstwert und führen zur Abhängigkeit von zentralen Bezugspersonen.

▸ Die Schemata 13–16 führen zur Unterdrückung des Bedürfnisses nach Lust und Freude und zur Vermeidung von Unlust. Bei Menschen mit Angststörungen zeigt sich dies oft darin, dass sie ständig nur ihre Angst und Panik, also ihre Unlust, loswerden möchten. Sie haben keine Vorstellung zum Beispiel von der Gestaltung ihrer Freizeit, weil Lust und Interesse dafür fehlen.

Menschen mit chronifizierten Angst- und Panikstörungen können ihre Rolle als Erwachsene (»Erwachsenen-Modus«) besser wahrnehmen, wenn sie erkennen, wie stark ihr Denken, ihr Fühlen und Erleben von Erfahrungen aus der Kindheit (»Kind-Modus«) und von den Erwartungen ihrer Eltern (»Eltern-Modus«) gesteuert werden.

Je mehr jemand in den Kind-Modus zurückfällt, das heißt, sich innerlich als Kind erlebt, und außerdem besonders mit den elterlichen Erwartungen identifiziert, desto weniger Chancen bestehen, als Erwachsener in der Gegenwart seine Aufgaben angemessen zu meistern; zu sehr bestimmen die negativen Erfahrungen aus der Kindheit und Jugend sein Leben.

Einschneidende Lebenserfahrungen sind als negative Schemata im Gehirn lebenslang gespeichert. Sie können selbst in scheinbar harmlosen Situationen aktiviert werden. Viele Betroffene können bei einer Panikattacke keine unmittelbaren Auslöser in der Gegenwart erkennen. Der Grund dafür ist, dass »alte« Gefühle und Persönlichkeitsanteile aktiviert werden, wie etwa das verlassene, verachtete oder gedemütigte Kind.

Unbewusste Erinnerungen an persönlich bedeutsame Erlebnisse rufen aber in der Gegenwärt dieselben Gefühle wie einst hervor. Gefühle sind jedoch – wie körperliche Symptome – immer Erfahrungen im Hier und Jetzt. Deshalb meinen die Betroffenen, dass in der Gegenwart eine Bedrohung bestehen müsse, obwohl tatsächlich über bestimmte Assoziationen nur »alte Geschichten« hochkommen

Angesichts dieser negativen Schemata ist es wichtig, sich stärker in der Gegenwart als kompetente erwachsene Person zu erleben, sich neue Kraftquellen (Ressourcen) zur Weiterentwicklung der Persönlichkeit zu erschließen sowie neue positive Lösungsmöglichkeiten zu finden, die dann im Gehirn genauso stark verankert werden wie die alten negativen Schemata.

Welche negativen Schemata aus der Kindheit und dem späteren Leben erschweren Ihnen persönlich die erfolgreiche Bewältigung von Angst und Panikattacken? Es geht nicht darum, alles Negative aus der Vergangenheit zuerst gründlich durchzuarbeiten, bevor Sie Ihre Panikattacken erfolgreich bewältigen können. Es reicht oft aus, sich einfach nur bewusst zu werden, von welchen Motiven Sie im Moment gesteuert werden: von Ihren Bedürfnissen als Erwachsener, von Ihren Kindheitserfahrungen oder von den Erwartungen Ihrer Eltern.

Drei bestimmte *Bewältigungsstile* im Umgang mit schmerzhaften negativen Schemata können neben den bereits erwähnten Bewältigungsreaktionen (Schemata 10–16) die Neigung zu Panikattacken begünstigen: Kompensation, Erduldung und Vermeidung.

Die Strategie der *Kompensation* stellt den Versuch dar, den Ausbruch alter Wunden durch neuerliche emotionale Verletzung zu verhindern. Durch bestimmte Gegenmaßnahmen, zum Beispiel alles perfekt machen zu wollen, möchte man sich unangreifbar machen.

Die Strategie der *Erduldung* beruht auf dem Entschluss, sich seinem Schicksal zu ergeben, sich selbst aufzugeben und sich verletzen, ausnutzen oder beschämen zu lassen.

Die Strategie der *Vermeidung* umfasst alle Versuche, schmerzhaften negativen Erfahrungen aus dem Weg zu gehen.

Diese drei Bewältigungsstile in sozialen Situationen spiegeln die drei zentralen Reaktionsmöglichkeiten angesichts von realen oder vermeintlichen Gefahren wider, wie sie auch in der Tierwelt angesichts von Bedrohung zu finden sind: *Kompensation* ist die Form, wie man Ängste und Schwächen durch Kämpfen überwinden möchte. *Erdulden* ist die Methode, wie man durch Schreckstarre alle Situationen ohne Reaktion passiv über sich ergehen lässt. *Vermeiden* ist der Versuch, schwierigen Situationen durch Flucht zu entkommen.

Die aufgezeigten Bewältigungsreaktionen und Bewältigungsstile wurden bereits in der Kindheit unter Umständen erlernt, in denen sie durchaus sinnvoll und vielleicht sogar die bestmöglichen waren. Wenn Sie diese Bewältigungsstrategien jedoch auch in der Gegenwart starr und unverändert einsetzen, sind Sie nicht mehr flexibel genug, nach neuen Verhaltensweisen zu suchen.

DAS WESEN EINER AGORAPHOBIE – HINTER DER ANGST VOR DER UMWELT
STECKT DIE ANGST VOR DEM EIGENEN KÖRPER

Eine *Agoraphobie* (deutsch »Platzangst« genannt) ist eine *starke und anhaltende Furcht und Vermeidungsreaktion in Bezug auf mindestens zwei von vier Situationen:* Menschenmengen, öffentliche Plätze, allein reisen sowie weite Reisen. Dabei treten mindestens zwei der 14 Symptome einer Panikattacke auf.

Man unterscheidet zwischen einer Agoraphobie mit und ohne Panikstörung. Eine Agoraphobie geht nicht notwendigerweise mit Panikattacken einher, sie kann auch mit gewissen einzelnen unangenehmen Symptomen, wie etwa Schwindel, Schwächegefühlen, Harn- oder Stuhldrang, auftreten.

Rund ein bis zwei Prozent der Bevölkerung leiden im Laufe ihres Lebens unter einer Agoraphobie. Ohne Behandlung neigt eine Agoraphobie eher zur Chronifizierung als eine reine Panikstörung.

Eine Panikattacke in einer eindeutig phobischen Situation (zum Beispiel im Lift, auf der Autobahn, in einem Supermarkt) zeigt den Schweregrad der Phobie an und macht noch keine Panikstörung aus – zu ihr gehören auch spontane Angstattacken »aus heiterem Himmel«.

Früher hat man die Agoraphobie als »Angst vor Plätzen« im Freien der Klaustrophobie als »Angst vor engen Räumen« gegenübergestellt. Heutzutage wird mit Agoraphobie jede Form des Unbehagens bezeichnet, wenn Betroffene ihre gewohnte und sichere Umgebung verlassen, keine beschützenden und vertrauten Personen um sich haben und keine Fluchtmöglichkeit vorfinden. Das zentrale Gefühl ist der subjektive Eindruck, in der Falle zu sitzen.

Agoraphobiker fürchten sich nicht primär vor bestimmten Orten, Situationen oder Menschenansammlungen, sondern davor, dass ihnen dort etwas Schlimmes passieren könnte. Allein und schutzlos sein, ohne ein sogenanntes *Sicherheitssignal*, wie etwa eine vertraute Person, ein Handy, ein Medikament, ein Fluchtweg oder ein Haltegriff, das ist ihre

Angst. Sie leiden darunter, eine Situation nicht kontrollieren zu können, doch nicht die Angst vor der fremden Umgebung dominiert, sondern vielmehr die Angst vor dem eigenen Körper.

Die Phobie ist so dominant, dass weder vernünftige Argumente von außen noch bereits positiv gemeisterte ähnliche Situationen etwas fruchten. Die Betroffenen befürchten, die Kontrolle über sich und ihren Körper zu verlieren, plötzlich ohnmächtig umzufallen und womöglich mit einem Herzinfarkt hilflos liegen zu bleiben.

Im Laufe der Zeit entwickelt sich ein ausgeprägtes *Vermeidungsverhalten*. Die Betroffenen lassen sich entweder auf bestimmte gefürchtete Situationen überhaupt nicht mehr ein oder sie verharren in ständiger Fluchtbereitschaft bis hin zu tatsächlicher Flucht. Sie haben Angst, sie könnten etwas Unkontrolliertes tun, wie etwa während einer Opernaufführung laut schreien oder im Flugzeug toben. Sie befürchten, sie könnten in einem Geschäft ohnmächtig umfallen, laut schreien, öffentlich weinen oder gar verrückt werden.

Viele Agoraphobiker leiden chronisch oder situationsbezogen unter sehr unangenehmen *Schwindelgefühlen*, was ihre unberechtigten Ohnmachtsängste noch verstärkt. Diese hängen nicht mit einem niedrigen Blutdruck oder mit dem Gleichgewichtsorgan im Ohr zusammen. Der Schwankschwindel beruht vielmehr auf einer massiven muskulären Verspannung, die zu einer Stand- und Gangunsicherheit geführt hat.

DAS WEITE FELD DER AGORAPHOBIE – WELCHE SITUATIONEN VERMEIDEN SIE?

Eine Agoraphobie unterscheidet sich von einer spezifischen Phobie (zum Beispiel ausschließlich Angst vor dem Liftfahren oder vor dem Fliegen) durch die Furcht der Betroffenen vor einer Unzahl an Orten und Situationen. Welche der folgenden Orte und Situationen meiden Sie gänzlich, welche teilweise, welche können Sie nur mit großer Überwindung aushalten?

Hier einige Beispiele für das, was Sie vielleicht vermeiden:

- ▶ **ORTE UND TÄTIGKEITEN IM FREIEN UNTER VIELEN MENSCHEN ODER BEI FEHLENDER FLUCHTMÖGLICHKEIT:** überfüllte öffentliche Plätze oder Fußgängerzonen, unbekannte Gegenden, öffentliche Veranstaltungen, größere Verkehrsstaus, längere Tunnel, längere Brücken, längere Fahrradfahrten, Bootsfahrten, Bergsteigen, Waldlauf. Mit Ausnahme von Schwindel-Patienten haben Menschen mit Agoraphobie kaum Angst vor großen, leeren Plätzen, denn hier fühlen sie sich in ihrer Bewegungsfreiheit nicht eingeschränkt.
- ▶ **BERUFLICHE ODER PRIVATE REISEN** über eine bestimmte Entfernung hinaus, die keine rasche Rückkehr ermöglichen, Reisen in anderssprachige oder unbekannte Länder, Urlaub auf einer Insel.
- ▶ **ÖFFENTLICHE VERKEHRSMITTEL** wie Zug, Bus, Straßenbahn, U-Bahn, Flugzeug, Schiff, Sessellift, Gondel, Aufzug oder Rolltreppen, manchmal auch Fahrten mit dem eigenen Auto, vor allem auf Autobahnen, wo bei vermeintlicher Gefahr kein Entkommen möglich ist.
- ▶ **AUFENTHALT IN ÖFFENTLICHEN ODER HALB ÖFFENTLICHEN RÄUMEN** (besonders wenn diese überfüllt sind): Geschäfte, Supermärkte, Kirchen, Kinos, Museen, Theater, Konzertsäle, Stadien, Banken, Behörden, Krankenhäuser, Gaststätten, Cafés, Kantinen, Hörsäle, Friseursalons, Saunaanlagen, Hallen- oder Freiluftbäder, Schlange stehen in Geschäften und bei Behörden, Arbeiten in Großraumbüros, Teilnahme an Betriebsversammlungen, Sportveranstaltungen oder großen Feiern (zum Beispiel Hochzeiten).
- ▶ **AUFENTHALT IN ENGEN, HOHEN, GESCHLOSSENEN ODER DUNKLEN RÄUMEN:** Aufzüge, Gondeln, Räume ohne Fenster, Toiletten oder Badezimmer mit verschlossenen Türen, Diskotheken, Kellerräume, Höhlen, unterirdische Gänge, Tunnelgänge, Passagen, Hochhausräume, Kirchtürme, Fernsehtürme, dunkle Schlafzimmer, Aufenthalt allein in großen Räumen.

PERFEKTE VERMEIDUNGSSTRATEGIEN –
UNTERWEGS MIT VIELEN TRICKS UND NOTLÜGEN

Aus Angst vor einer Panikattacke oder einer panikähnlichen Symptomatik – wie etwa Schwindel, Harn- oder Stuhldrang – verwenden Agoraphobiker oft zahlreiche Tricks und Ausflüchte. Bestimmte Sicherheitsverhaltensweisen oder Sicherheitssignale erleichtern das Durchhalten:

▸ Beruhigungsmittel und Handy in der Tasche,
▸ Trinkflasche zur Verhinderung von Mundtrockenheit oder Engegefühlen in der Kehle,
▸ die Gegenwart des Partners, eines Kindes, anderer Vertrauenspersonen oder eines Hundes,
▸ das Wissen um die nächste Arztpraxis oder das nächste Krankenhaus,
▸ Sitzplatzwahl im Kino oder Theater am Rand, oder man bleibt gleich beim Ausgang stehen,
▸ eine Gehhilfe bei Schwindel oder Ohnmachtsangst, wie etwa Spazierstock, Schirm, Kinderwagen oder Einkaufswagen.

Beliebt sind Ausreden und Notlügen, wie etwa:

▸ »Ich habe Kopfschmerzen, Kreislaufbeschwerden, Magenschmerzen.«
▸ »Ich bin krank und muss zu Hause bleiben.«
▸ »Ich kann nicht kommen, weil ich noch dringende Arbeiten erledigen muss.«
▸ »Ohne meinen Mann habe ich keine Lust, dorthin zu gehen.«

WIE EINE AGORAPHOBIE ENTSTEHT –
EINFACHE ERKLÄRUNGEN, ABER FOLGENSCHWERE AUSWIRKUNGEN

Die Entwicklung einer Agoraphobie nach Panikattacken lässt sich durch bestimmte Lernprinzipien gut erklären. Nach dem Lerngesetz der *klassischen Konditionierung* hat sich das Gehirn alle körperlichen und situativen Umstände gemerkt, unter denen die Panikattacke aufgetreten ist. Ähnliche Gegebenheiten lösen daher schneller eine neuerliche Panikattacke aus; zuvor waren neutrale Faktoren gar nicht besonders beachtet worden. Nach dem Lerngesetz der *operanten Konditionierung* (Variante »negative Verstärkung«) können die Betroffenen eine rasche Befindlichkeitsverbesserung erreichen, wenn sie aus der subjektiv bedrohlichen Situation fliehen können, wie etwa dem Geschäft, dem Kino oder Lift, dem öffentlichen Verkehrsmittel oder der Autobahn. Aufgrund dieser erfahrenen Erleichterung neigen sie in ähnlichen Situationen rascher zur Flucht.

Typisch ist im Einzelnen folgende *Entstehungsgeschichte*:

1. **AUFTRETEN AN EINEM URSPRÜNGLICH NEUTRALEN ORT.** An einem bestimmten, bisher nicht gefürchteten Ort, wie etwa einem Supermarkt, einem Kino, einem Restaurant, einem Veranstaltungssaal, einem öffentlichen Verkehrsmittel, einer Autobahn, einer Wohnung oder dem Arbeitsplatz, tritt eine erste Panikattacke auf bzw. eine panikähnliche Reaktion (Übelkeit, Schwindel, Harn- oder Stuhldrang). Die Vorgeschichte weist oft eine länger dauernde psychosoziale Belastungssituation auf, die mit dem Ort der Panikattacke überhaupt nichts zu tun hat.

2. **FLUCHT BRINGT ERLEICHTERUNG.** Die panische Reaktionsbereitschaft wird verstärkt durch die Erfahrung, dass durch das plötzliche Verlassen des Ortes die körperlichen Symptome bald verschwinden und durch das konsequente Meiden subjektiv bedrohlicher Situationen vorerst keine weiteren Panikattacken mehr auftreten.

3. **ZUNEHMENDE GENERALISIERUNG DES VERMEIDUNGSVERHALTENS.** Mangels fehlender Bewältigungsstrategien werden sicherheitshalber immer mehr ähnliche Orte gemieden. Wurde die Panik im Bus oder im Supermarkt ausgelöst, so werden bald alle öffentlichen Verkehrsmittel und alle Geschäfte als potenziell bedrohlich gemieden. Aufgrund der zunehmenden Generalisierung der gefürchteten Orte engt sich der Aktionsradius der Betroffenen immer mehr ein, bis diese schließlich die Wohnung überhaupt nicht mehr allein verlassen können.

4. BESTIMMTE SICHERHEITSSIGNALE HELFEN KURZFRISTIG, VERMINDERN JEDOCH LANGFRISTIG DAS SELBSTVERTRAUEN. Verschiedene Hilfsmittel, wie etwa Vertrauenspersonen, Beruhigungsmittel, Alkohol oder Handy, schwächen das Vertrauen in die eigenen Handlungsmöglichkeiten immer mehr. Als Folge davon entsteht eine zunehmende psychische oder sogar auch körperliche Abhängigkeit von den Hilfsmitteln. Im schlimmsten Fall entwickelt sich eine massive Beeinträchtigung der sozialen und beruflichen Belastbarkeit bis hin zur Arbeitsunfähigkeit.

Das *lerntheoretische Erklärungsmodell* ist in vielen Fällen durchaus ausreichend. Die Wirklichkeit ist jedoch oft viel komplexer. Vor dem Auftreten einer Agoraphobie mit Panikstörung bestehen bei den Betroffenen häufig *belastende Faktoren:* Todesfälle oder schwere Erkrankungen von Verwandten oder Bekannten, eigene schwere Krankheiten mit unsicherem Ausgang, Ängste vor Tod, Behinderung oder Krankheit, Ehekrisen, Folgen einer Scheidung, die Gefährdung des Arbeitsplatzes, eine unerwartete Kündigung, eine finanzielle Notlage, ein Konkurs, eine Sinnkrise, ein Umzug mit sozialer Isolierung, eine schwere Kränkung oder Enttäuschung durch einen Bekannten, die physische oder psychische Bedrohung durch jemand, von dem man abhängig ist.

Eine reine Symptombehandlung ohne Bewältigung der tiefer liegenden Probleme ist oft unzureichend oder erhöht die Rückfallswahrscheinlichkeit. Die Probleme der Betroffenen dürfen nicht auf die ausufernde Agoraphobie mit Panikstörung reduziert werden.

Die *Angst, ohnmächtig zu werden*, physisch zusammenzubrechen, psychisch aus dem Tief nicht mehr herauszukommen, geistig durchzudrehen, keinen Ausweg mehr zu wissen, buchstäblich »in der Falle zu sitzen«, stellt häufig die Reaktion auf reale und nicht nur auf befürchtete Umstände dar. Traumatisierende Erlebnisse aus früherer Zeit, wie etwa die Scheidung der Eltern, können in neuen Situationen, zum Beispiel bei eigenen Ehekrisen, ebenfalls hochkommen.

Jede Form von Einsam- und Verlassen-Fühlen, wie dies in agoraphobischen Situationen häufig der Fall ist, kann eine frühere fundamentale Erfahrung von Hilflosigkeit, Ausgeliefert-Sein und Geborgenheitsverlust reaktivieren. Mangelnde Bindungssicherheit in der Kindheit oder reale psychische Verwundungen im späteren Leben haben oft dazu geführt, dass sich das Vertrauen in andere Menschen sowie in die eigenen Fähigkeiten nicht ausreichend entwickeln konnte.

Viele Betroffene erzwingen durch ihre Agoraphobie auf Kosten ihrer Autonomie und Unabhängigkeit die Nähe und Anwesenheit einer bestimmten Bezugsperson wie des Partners oder der Mutter. Sie erreichen damit eine oberflächliche Bindung, eine Pseudonähe, wie sie vorher in dieser Weise nicht bestanden hat.

Zentrale *Therapieziele* sind neben der Angst- und Panikbewältigung die Verbesserung des Selbstvertrauens und Sicherheitsgefühls sowie der Aufbau von Kompetenz.

Falls Sie eine Agoraphobie mit oder ohne Panikstörung haben: In welchen Ausführungen erkennen Sie sich besonders gut wieder, was trifft auf Sie (glücklicherweise) nicht zu?

WENN EINZELNE SITUATIONEN ODER OBJEKTE PANISCH MACHEN – PANIKATTACKEN BEI SPEZIFISCHER PHOBIE

DAS WEITE FELD SPEZIFISCHER PHOBIEN – VÖLLIG UNTERSCHIEDLICHE AUSLÖSER KRANKHAFTER FURCHT OHNE EINHEITLICHES KERNMERKMAL

Bei einer spezifischen Phobie bestehen eine deutliche *Furcht und Vermeidungsreaktion* in Bezug auf ein spezifisches Objekt oder eine spezifische Situation ohne objektive Gefahr, wobei gleichzeitig weder eine Agoraphobie noch eine soziale Phobie gegeben ist. Im Gegensatz zu allen anderen Angststörungen gibt es kein einheitliches Kernmerkmal für alle Formen spezifischer Phobien.

Bestimmte spezifische Phobien schränken das Leben nur geringfügig ein, sodass man ganz gut damit leben kann, weil die auslösenden Reize (zum Beispiel Schlangen, Blutabnahme) nur selten auftreten oder keine panikartigen Reaktionen bewirken. Viele Menschen haben nur leichte spezifische Phobien ohne Krankheitscharakter. Krankheitswertige spezifische Phobien hängen oft mit der Angst vor Panikattacken oder panikähnlichen Zuständen zusammen.

Spezifische Phobien werden oft auch »irrationale Ängste« genannt, weil sie sich rational nicht erklären und mit Willensanstrengung allein nicht bewältigen lassen. Bis zu 12 Prozent der Bevölkerung leiden im Laufe ihres Lebens unter einer spezifischen Phobie.

FÜNF TYPEN SPEZIFISCHER PHOBIEN – ZUSTÄNDE VON UNTERSCHIEDLICHER KRANKHEITSWERTIGKEIT

Man unterscheidet fünf *Grundformen* spezifischer Phobien:

▶ **TIER-PHOBIEN** (zum Beispiel Furcht vor Insekten, Mäusen, Hunden, Pferden),

▶ **NATURGEWALTEN-PHOBIEN** (zum Beispiel Furcht vor Gewitter, Unwetter, Donner, Blitz, Feuer, Wasser, Dunkelheit, Höhen),

▶ **BLUT-INJEKTIONS-VERLETZUNGS-PHOBIEN** (zum Beispiel Furcht vor Blut, Spritzen, Infusionen, Verletzungen),

▶ **SITUATIVE PHOBIEN** (zum Beispiel Furcht vor Flugzeugen, Seilbahnen, Fahrstühlen, Tunneln, engen, geschlossenen Räumen),

▶ **ANDERE SPEZIFISCHE PHOBIEN** (zum Beispiel Furcht vor Lärm, davor, sich zu erbrechen, zu ersticken).

Panikattacken können bei vielen spezifischen Phobien auftreten, sodass die jeweiligen Situationen gemieden werden. Eine krankhafte Furcht kann das Leben durchaus sehr belasten. Manchmal, wie etwa beim Fliegen aus beruflichen Gründen oder bei medizinisch notwendigen Maßnahmen (zahnärztliche Behandlungen, Blutabnahme, Verabreichung von Spritzen), kann eine spezifische Phobie große Probleme bereiten. Zahlreiche Betroffene halten lieber kaputte Zähne aus als ihre Furcht vor einer Zahnbehandlung.

Auch das Freizeitverhalten kann dadurch erheblich eingeschränkt werden. Aus Angst vor gefürchteten Panikattacken sind dann bei Dunkelangst keine abendlichen Ausgänge, bei einer Seilbahnphobie keine Skiurlaube, bei einer Liftphobie keine Besuche in Hochhäusern, bei einer Flugangst keine Fernreisen und bei einer Tunnelphobie keine speziellen Reisen mehr möglich.

Falls Sie Panikattacken im Rahmen einer spezifischen Phobie, wie etwa einer reinen Flugphobie ohne Agoraphobie oder einer Angst vor Erbrechen (Emetophobie) ohne soziale Phobie, entwickelt haben: Wie ist diese Symptomatik bei Ihnen entstanden? Was trägt gegenwärtig zu deren Aufrechterhaltung und Verschlimmerung bei?

WENN BESTIMMTE SOZIALE SITUATIONEN PANISCH MACHEN – PANIKATTACKEN BEI SOZIALER PHOBIE

DAS WESEN EINER SOZIALEN PHOBIE – MITTELPUNKTS- UND BEURTEILUNGSANGST MIT PEINLICHKEITSCHARAKTER

Bei einer sozialen Phobie gibt es eine *deutliche Furcht und Vermeidungsreaktion in Bezug auf Situationen, bei denen man im Zentrum der Aufmerksamkeit anderer Menschen stehen*, sich dabei peinlich oder unangemessen verhalten oder gar negativ beurteilt werden könnte.

Eine *Gefühlskombination von Mittelpunktsangst, Beurteilungsangst, Scham und Peinlichkeit* führt zur Vermeidung von sozialen Situationen, die man eigentlich gerne aufsuchen würde. Die Betroffenen wissen zwar, dass ihre Ängste übertrieben oder unbegründet sind, sie können ihr Angst- und Vermeidungsverhalten aber dennoch nicht kontrollieren.

In den gefürchteten Situationen treten mindestens zwei der 14 bereits erwähnten Angstsymptome auf sowie zusätzlich noch mindestens eines der folgenden typischen Symptome: Erröten oder Zittern, Angst zu erbrechen, Harn- oder Stuhldrang bzw. die Angst davor. Sozialphobiker haben Angst, genau deshalb unangenehm aufzufallen.

Eine soziale Phobie wird von den Betroffenen oft deswegen als so belastend erlebt, weil sie häufig mit Panikattacken oder panikähnlichen Zuständen einhergeht. Situationsspezifische Panikattacken zeigen das Ausmaß der sozialen Phobie an.

Prüfungsängste in der Schule oder im Beruf sowie sonstige Auftrittsängste, die von anderen Menschen toleriert werden können, gelten dann als soziale Phobie, wenn sie mit übermäßigen Belastungen, Vermeidungsreaktionen und negativen Folgen einhergehen.

Die soziale Phobie zählt zu den häufigsten Angststörungen. Knapp jeder Zehnte – je nach Studie 8–12 Prozent der Bevölkerung – leidet im Laufe seines Lebens irgendwann einmal darunter. Die Sozialphobie stellt nach depressiven Störungen und Alkoholproblemen die dritthäufigste psychische Störung dar.

Eine soziale Phobie kann zur »Einstiegsstörung« in schwerere psychische Störungen (vor allem Alkoholabhängigkeit und Depressionen) werden. Alkoholmissbrauch erfolgt mit dem Ziel der Erleichterung sozialer Interaktionen. Depressive Reaktionen entstehen unter anderem aus Mangel an positiven Erfahrungen in sozialen Situationen.

Soziale Phobien bilden sich oft schon in der Pubertät heraus, wenn sich das Selbstbewusstsein entwickelt und man sich mit anderen Gleichaltrigen vergleicht. Als Auslöser dient oft ein einschneidendes Erlebnis (zum Beispiel Ausgelachtwerden beim Stottern während eines Referats, Händezittern beim Essen in einem Restaurant, eine subjektive Blamage im Kontakt mit dem anderen Geschlecht).

Im Laufe der Zeit kommt es zu erheblichen Beeinträchtigungen im schulischen und beruflichen Bereich. Bei zahlreichen Betroffenen wirkt sich die Sozialphobie sehr belastend aus, wenn sie aufgrund eines beruflichen Aufstiegs nun mehr im Mittelpunkt der Aufmerksamkeit anderer stehen.

Sozialphobiker können sich vor denselben Situationen wie Agoraphobiker fürchten, jedoch aus anderen Gründen, nämlich wegen der unerträglichen sozialen Beachtung und vermeintlichen Beurteilung der eigenen Person. Ihre Gedanken kreisen beispielsweise um Fragen wie: »Was werden die anderen von mir denken?«; »Bestimmt halten sie mich für dumm«; »Ich könnte mich blamieren.«

Wenn jemand etwas allein und ohne Angst ausführen kann, was in Gegenwart anderer große Angst macht, bestätigt dies die Diagnose einer sozialen Phobie.

Agoraphobiker fürchten sich dagegen nicht primär vor anderen Menschen, sondern vor ihrem eigenen Körper. Sie haben Angst, in bestimmten Situationen nicht jederzeit fliehen zu können und damit die Kontrolle über ihren Körper zu verlieren.

Soziale Ängste, die bis hin zu Panikattacken führen können, treten typischerweise in folgenden Situationen auf:

▸ sich in Gegenwart anderer äußern,
▸ in der Öffentlichkeit eine Rede halten,
▸ Personen des anderen Geschlechts ansprechen,
▸ Essen und Trinken mit anderen Menschen (das Glas oder die Tasse heben ohne Zittern),
▸ Teilnahme an Gruppenaktivitäten (Partys, Feiern, Geschäftsessen),
▸ in einer Leistungssituation von anderen beobachtet werden (beim Sport, Arbeiten, Malen, Schreiben oder Unterschreiben),
▸ Teilnahme bei Prüfungen, Tests und Wettbewerben,
▸ beim Rotwerden, Zittern oder Schwitzen sich beobachtet fühlen,
▸ in Lokalen oder Verkehrsmitteln anderen gegenübersitzen und dabei auffallen,
▸ Erstkontakte mit fremden Menschen (anderen Personen vorgestellt werden),
▸ Bewerbungsgespräche vornehmen,
▸ Autoritätspersonen oder Prüfern gegenübertreten.

WIE SOZIALE PHOBIEN ENTSTEHEN –
EIN NEGATIVES SELBSTBILD ERZEUGT EIN NEGATIVES FREMDBILD

Menschen mit einer sozialen Angststörung haben oft ein *unzureichendes Selbstwertgefühl,* nicht selten aufgrund von negativen Erfahrungen seit der Kindheit. Sie möchten ständig einen guten Eindruck machen, bezweifeln aber gleichzeitig ihre Fähigkeit dazu.

Die Betroffenen richten ihre Aufmerksamkeit im Umgang mit anderen Menschen übermäßig auf sich selbst. Sie beobachten sich aus Angst und Unsicherheit ständig selbst und wirken somit erst recht verspannt.

Es entwickelt sich ein *Teufelskreis:* Die Angst vor sozialen Misserfolgen und kritischen Urteilen führt zu einem krampfhaften Bemühen um Fehlervermeidung und Unauffälligkeit. Das bewirkt eine übertriebene Aufmerksamkeit in Bezug auf das eigene Tun und den Wunsch, immer alles richtig zu machen. Gleichzeitig sehen sich die Betroffenen auch noch mit den Augen der anderen und überlegen, was diese wohl kritisch wahrnehmen könnten.

Perfektionistische Kontrollversuche bezüglich des eigenen Körpers, des sichtbaren Verhaltens und der Leistungserbringung in verschiedenen Situationen sind Überkompensationsversuche von vermeintlichen oder realen Schwächen, um nicht kritisierbar zu sein.

Sozialphobiker weisen *angstverstärkende Denkmuster* auf:

▸ negative Bilder zur eigenen Person (»Ich bin langweilig, dumm, unfähig«),

▸ falsche Überzeugungen zur sozialen Bewertung (»Wenn sie mich näher kennen würden, würden sie mich ablehnen«),

▸ überhöhte Maßstäbe für das Sozialverhalten (»Ich darf niemals meine Angst zeigen«).

DAS WESEN EINER GENERALISIERTEN ANGSTSTÖRUNG –
STÄNDIGES GRÜBELN ALS UNPRODUKTIVER DENKPROZESS

Eine generalisierte Angststörung ist charakterisiert durch mindestens sechs Monate andauernde generalisierte, das heißt auf alle möglichen Bereiche des Lebens bezogene, *unrealistische Sorgen und Befürchtungen*. Die Sorgen beziehen sich immer auf künftige Ereignisse und Situationen nach dem Motto »Was wäre, wenn«.

Die Betroffenen können mit der *Ungewissheit der Zukunft* nicht umgehen und sind auf ein nicht ausschließbares *Restrisiko* fixiert. Sie erkennen zwar ihre Überängstlichkeit und empfinden sie auch als sehr belastend, können sie jedoch nur schwer kontrollieren. Es fehlt an Vertrauen, eine ungewisse Zukunft aus eigener Kraft erfolgreich bewältigen zu können.

Neben den 14 Angstsymptomen, die bei einer Panikattacke auftreten können, sind noch acht weitere Symptome über einen längeren Zeitraum typisch, und zwar Muskelverspannung bis hin zu akuten und chronischen Schmerzen, Ruhelosigkeit und Unfähigkeit zum Entspannen, allgemeine Nervosität, Kloßgefühl im Hals, übertriebene Reaktionen auf kleine Überraschungen oder Erschrecktwerden, anhaltende Reizbarkeit, Einschlafstörung und Konzentrationsschwierigkeiten wegen der ständigen Besorgtheit.

Von den 22 möglichen Symptomen müssen mindestens vier vorhanden sein. Diese führen zwar in der Regel nicht zu Panikattacken, aber zu einer ständigen körperlichen Anspannung und vegetativen Übererregbarkeit als Folge des dauernden ängstlichen Grübelns.

In bestimmten Fällen kann der permanent erhöhte Angstpegel in Panikattacken übergehen, und zwar dann, wenn die Betroffenen (mehrheitlich Frauen) ihre übertriebenen Befürchtungen für so realistisch halten, dass sie großes Unglück erwarten, meistens eher in Bezug auf geliebte andere Menschen als auf die eigene Person.

Menschen mit einer generalisierten Angststörung unterscheiden sich von gesunden Personen nicht bezüglich der Inhalte, über die sie sich sorgen, wohl aber hinsichtlich der *Zeit*, die sie mit Sorgen zubringen.

Die anhaltenden Sorgen kreisen gewöhnlich um *Inhalte*, die auch andere Menschen, jedoch nicht so lange, beschäftigen: Krankheit, Verletzungen, Familienangelegenheiten, Beruf, Finanzen, Kleinigkeiten des Alltagslebens oder der Umwelt.

Der *alltägliche Kleinkram* wie zusätzliche Haushaltstätigkeiten (Waschen oder Wohnungsreinigung), geringfügige Reparaturen und Renovierungen, verschiedene Termine, finanzielle Ausgaben in überschaubarem Ausmaß, normale Veränderungen wie ein geplanter Umzug, ein gewünschter Berufswechsel des Partners oder ein notwendiger Schulwechsel des Kindes bringen die Betroffenen völlig durcheinander und machen sie ständig nervös und angespannt.

Alles wird gleich zur größten *Katastrophe*, zur »Panik« – und dennoch kann, obwohl die eine Sache noch gar nicht richtig überstanden ist, bald wieder etwas völlig anderes im Zentrum der ängstlichen Besorgtheit stehen. Es bilden sich richtige *Sorgen-Ketten*, mit denen die Betroffenen durch das Springen von einer Sorge zur nächsten ihrer Angst und Panik ausweichen möchten. Der rasche Themenwechsel wirkt kurzfristig spannungsvermindernd.

Ständiges Grübeln als besorgtes Nachdenken ist eine eher verbale Tätigkeit. Grübeln und Sich-Sorgen wirken angstmindernd, weil sie wenig bildhaft sind. Sobald jedoch konkrete Bilder von den gefürchteten Ereignissen auftreten, steigern sich die jeweiligen Ängste bis hin zu Panikattacken. Bildhafte Vorstellungen aktivieren nämlich starke Gefühle, die mit heftigen körperlichen Reaktionen einhergehen.

Rund 5 Prozent Bevölkerung leiden im Laufe ihres Lebens unter einer generalisierten Angststörung.

UNGEWISSHEIT UND RESTRISIKO KÖNNEN NICHT TOLERIERT WERDEN

Die Art der Ängste wird oft nicht durch bestimmte äußere Reize oder Situationen ausgelöst, daher spielt hier das äußere Vermeidungsverhalten keine so große Rolle wie bei Phobien. Die Ängste drehen sich auch nicht primär um bestimmte Körperwahrnehmungen wie bei Panikattacken. Bestünde primär eine ständige Besorgtheit um die eigene Gesundheit, würde man von einer hypochondrischen Störung sprechen.

Äußere Reize können die innere Bereitschaft zu Sorgen aktivieren. Latent vorhandene Ängste – zum Beispiel vor Erkrankungen in der Familie – können sofort aktiviert werden, wenn im sozialen Umfeld mehrere Fälle einer bestimmten Krankheit auftreten.

Der Versuch, nicht an die Sorgen zu denken und sich mithilfe bestimmter Strategien ständig abzulenken, verhindert eine zielführende Auseinandersetzung mit den permanenten Befürchtungen und verstärkt die Sorgen. Ein kurzfristiger Beruhigungseffekt wirkt sich langfristig sehr negativ aus.

Die Betroffenen überlegen nicht, was sie in der Gegenwart konkret tun könnten, um in der Zukunft mögliche Gefahren zu vermeiden oder zumindest zu reduzieren. Sie verharren in ständigem Grübeln und Sich-Sorgen, als ob dies bereits zur Abwendung möglicher Gefahren hilfreich wäre. Positiv zu denken könnte vielleicht erst recht ein schlimmes Schicksal heraufbeschwören. Manche Betroffenen sind subjektiv überzeugt, dass das ständige Sich-Sorgen sinnvoll ist, um auf mögliche negative Ereignisse besser vorbereitet zu sein.

Das ängstliche Grübeln und die damit verbundenen körperlichen Beschwerden, wie etwa schmerzhafte Verspannung, Schlafstörungen oder allgemeine Ruhelosigkeit, werden oft mit einer Depression verwechselt. Nach vielen Jahren entwickelt sich – unbehandelt – häufig auch wirklich noch eine Depression.

Die Mehrzahl der Betroffenen unternimmt alles, um sich abzulenken, damit gar keine Panikattacken auftreten. Diese Menschen leiden eher unter einer ständigen körperlichen und psychischen Angespanntheit. Wenn sie ihre Worst-Case-Szenarien schließlich konkret zu Ende denken, steigt die Wahrscheinlichkeit von Panikattacken.

1.4 PANIKATTACKEN UND WEITERE PSYCHISCHE SOWIE KÖRPERLICHE ERKRANKUNGEN

Panikattacken sind nicht nur Ausdruck der Schwere von verschiedenen Angststörungen, sondern auch ein Hinweis auf die Intensität und den oft ungünstigeren Verlauf anderer psychischer und körperlicher Erkrankungen. Je nach Grundkrankheit können Panikattacken völlig unterschiedliche Auslöser haben:

▶ MENSCHEN MIT EINER HYPOCHONDRISCHEN STÖRUNG oder einer Herzphobie haben anhaltende körperbezogene Ängste, meist in Bezug auf den Tod oder eine bleibende Behinderung, die weit über eine Panikattacke und die Angst davor hinausgehen.

▶ Bei MENSCHEN MIT EINER POSTTRAUMATISCHEN BELASTUNGSSTÖRUNG dokumentieren Panikattacken das nach wie vor unbewältigte Grundthema, nämlich die erlebte körperliche oder sexuelle Traumatisierung oder eine andere Form der Lebensbedrohung, wie etwa ein schwerer Unfall.

▶ MENSCHEN MIT EINER ZWANGSSTÖRUNG werden oft »panisch« angesichts ihrer Zwangsbefürchtungen mit meist sexuellem oder aggressivem Inhalt oder bei Unterlassung ihrer Zwangsrituale.

▶ MENSCHEN MIT SCHÄDLICHEM GEBRAUCH von Alkohol und Medikamenten verharmlosen oft mit dem Hinweis auf ihre Panikattacken das Ausmaß des anhaltenden Substanzmissbrauchs und stellen sich dann nicht ihrer Behandlungsbedürftigkeit.

▶ MENSCHEN MIT DEPRESSIONEN sehen sich selbst mitunter lieber als Angst- oder Panikpatienten, weil sie Depressionen, wie in unserer Leistungsgesellschaft üblich, eher mit Schwäche assoziieren als mit einer echten Krankheit. 70 bis 90 Prozent der Betroffenen leiden im Rahmen ihrer depressiven Episode auch unter vorübergehenden Ängsten, deswegen haben sie noch keine Angst- oder Panikstörung.

▶ MENSCHEN NACH EINER AKUTEN KÖRPERLICHEN ERKRANKUNG, wie zum Beispiel nach einem Herzinfarkt oder einer Lungenembolie, oder Menschen mit einer überstandenen oder aktuellen Krebserkrankung entwickeln nicht selten ebenfalls Panikattacken oder panikähnliche Zustände. Um ihre Krankheit zu bewältigen, müssen sie vor allem mit ihrer körperlichen Grunderkrankung zurechtkommen und nicht nur mit den Panikattacken.

PANIKATTACKEN BEI HYPOCHONDRISCHER STÖRUNG UND HERZPHOBIE

Krankheitsängste werden als *hypochondrische Störung* bezeichnet, wenn sie länger als sechs Monate andauern und eine erhebliche Lebensbeeinträchtigung darstellen. Sie werden nicht zu den Angststörungen, sondern zu den somatoformen Störungen gezählt. Dabei handelt es sich um eine Gruppe von nicht bzw. nicht primär organisch bedingten körperlichen Störungen, die in der Medizin gewöhnlich als »funktionelle Störungen« bezeichnet werden.

Man unterscheidet zwei Arten von Krankheitsängsten:

▸ die **HYPOCHONDRIE** als subjektive Krankheitsüberzeugung aufgrund an sich harmloser körperlicher Symptome, die als gefährlich oder gar lebensbedrohlich fehlinterpretiert werden,

▸ die **KRANKHEITSFURCHT** als phobische Befürchtung einer Krankheit ohne Anzeichen körperlicher Symptome.

Menschen mit einer *Hypochondrie* suchen häufiger als körperlich Kranke zahlreiche Ärzte und medizinische Einrichtungen auf, um alle nur möglichen körperlichen Erkrankungen, vor allem jedoch Herzinfarkt, Krebs, Schlaganfall oder Multiple Sklerose, ausschließen zu lassen.

Personen mit *Krankheitsfurcht* vermeiden medizinische Untersuchungen aus Angst, es könnte dabei eine schwere körperliche Erkrankung entdeckt werden. Vor allem zahlreiche Männer gehen aus diesem Grund viel zu selten zum Arzt und riskieren damit auf lange Sicht genau das, was sie fürchten.

Genau genommen kann man auch eine *Herzphobie* als hypochondrische Störung ansehen. Es handelt sich dabei um eine krankheitsängstliche Fehlinterpretation an sich harmloser Herz-Kreislaufbeschwerden, vor allem Herzrasen, nichtorganische Herzrhythmusstörungen und nichtorganische Blutdruckschwankungen. Die Herzphobie wird im internationalen Diagnoseschema als somatoforme Störung, kardiovaskuläres System, bezeichnet.

Menschen mit einer Hypochondrie und einer Herzphobie haben das Vertrauen in ihren Körper verloren. Sie bekommen häufig dann Panikattacken, wenn sie plötzlich auftretende, objektiv harmlose Herz-Kreislauf-Symptome als gefährlich einschätzen, und zwar auch nach mehrfacher organmedizinischer Ausschlussdiagnostik.

Während Menschen mit einer Panikstörung nur während einer Panikattacke Angst vor einer lebensbedrohlichen Symptomatik haben, haben Menschen mit einer Hypochondrie ständig eine große Angst, phasenweise sogar die Überzeugung, sie könnten an einer unheilbaren Krankheit leiden.

Krankheitsängste bis hin zu Panikattacken können auch bei Menschen mit einer *Somatisierungsstörung* auftreten; sie ist durch zahlreiche körperliche Beschwerden über den Zeitraum von mindestens zwei Jahren gekennzeichnet. Die Betroffenen leiden unter diversen vegetativen Symptomen, Schmerzen in verschiedenen Körperregionen und allgemeinen Erschöpfungsgefühlen als Folge der Daueranspannung.

Personen mit einer Somatisierungsstörung leiden jedoch primär unter ihren körperlichen Beschwerden, während Menschen mit einer hypochondrischen Störung vor allem unter ihrer Angst leiden, dass ihre an sich harmlosen körperlichen Symptome doch durch eine schwere Erkrankung bedingt sein könnten.

Können Ihre Panikattacken mit einer bereits vorher vorhandenen hypochondrischen Symptomatik in Zusammenhang stehen?

PANIKATTACKEN BEI POSTTRAUMATISCHER BELASTUNGSSTÖRUNG

Eine *posttraumatische Belastungsstörung* ist eine verzögerte Reaktion auf ein kurz oder lang anhaltendes belastendes Ereignis oder Geschehen von außergewöhnlicher Bedrohung oder katastrophalem Ausmaß. Es bestand eine einmalige oder mehrmalige Bedrohung der Autonomie oder der Unversehrtheit der Person in Verbindung mit der einschneidenden Erfahrung absoluter Hilflosigkeit und totalem Ausgeliefertsein.

Es handelt sich dabei um

▸ individuelle Gewalt (körperliche und sexuelle Gewalterfahrungen) oder sonstige Opfer-Erfahrungen (Banküberfall, schwerer Raubüberfall),

▸ kollektive Gewalt (Kriegserfahrungen, Vertreibung, unmenschliche Haft),

▸ Natur- und Technikkatastrophen (Überschwemmung, Feuerausbruch, Autounfall),

▸ körperliche bzw. psychische Extrembelastungen (Herzstillstand, allergischer Schock, Verbrennungen am ganzen Körper).

Die Betroffenen leiden unter drei Arten von Symptomen:

▸ aufdringliches Wiedererleben des Ereignisses bei Tag und in der Nacht,

▸ Vermeidung traumarelevanter Reize oder verminderte emotionale Reaktionsfähigkeit zum Schutz vor emotionaler Überflutung, das heißt, es werden alle Situationen und Erinnerungen vermieden, die mit dem Trauma in Verbindung stehen könnten,

▸ Übererregtheit in emotionaler, kognitiver und körperlicher Hinsicht aufgrund der erfolgten Sensibilisierung.

Panikattacken nach traumatisierenden Erfahrungen drücken das Ausmaß der Beeinträchtigung aus. Die Betroffenen fühlen sich so lange bedroht, als keine Zeichen von Sicherheit erkennbar sind, während andere Menschen sich so lange sicher fühlen, wie sie keine Zeichen von Bedrohung wahrnehmen. Könnten Ihre Panikattacken mit traumatischen Erlebnissen in Verbindung stehen?

PANIKATTACKEN BEI ZWANGSSTÖRUNGEN

Zwangsstörungen umfassen Zwangshandlungen und Zwangsgedanken. Bei den Zwangshandlungen unterscheidet man zwischen Wasch- und Säuberungszwängen, Kontrollzwängen, Ordnungszwängen und Wiederholungszwängen.

Aus Angst, dass etwas Schlimmes passieren könnte, an dem die Zwangskranken direkt oder indirekt schuld sein könnten, müssen die Betroffenen aus einem unwiderstehlichen inneren Drang heraus ihre Handlungen immer wieder kontrollieren, intensivieren oder wiederholen, obwohl sie wissen, dass ihr Verhalten übertrieben oder unsinnig ist.

Mit diesen *Zwangshandlungen* wollen die Betroffenen ihre Angst reduzieren, durch Unachtsamkeit, fehlerhafte Kontrollen oder mangelnde Sauberkeit der eigenen Person, vor allem jedoch anderen Menschen schweren Schaden zuzufügen. Zwangshandlungen sind sehr aufwändige, Zeit und Energie raubende Beruhigungsversuche mit dem Ziel, dass bestimmte Befürchtungen nicht eintreten. Die jeweiligen Rituale wirken kurzfristig beruhigend, verschlimmern jedoch langfristig die Zwangsstörung.

Panikattacken werden gerade dann ausgelöst, wenn die Betroffenen versuchen, ihre als unangemessen betrachteten Zwangshandlungen nicht auszuführen. Dieser Versuch, die Zwänge zu unterlassen, bewirkt derart massive körperliche Symptome, Unruhezustände, Schuldgefühle und Konzentrationsstörungen, dass die Betroffenen trotz bester Absichten schließlich doch wieder ihre Zwangshandlungen ausführen.

Zwangsgedanken ohne Zwangshandlungen sind immer wiederkehrende, sich aufdrängende Gedanken, bildhafte Vorstellungen und Impulse, die starke Angst verursachen, bis hin zu Panikattacken. Häufig beziehen sich diese Gedanken auf Themen, die mit den eigenen Moralvorstellungen überhaupt nicht vereinbar sind, wie etwa aggressive, sexuelle oder religiöse Inhalte. Konkrete Auslöser für Panikattacken können Vorstellungen von der Art sein, einer geliebten Person etwas Schlimmes anzutun oder ein Kind sexuell zu missbrauchen.

Menschen mit einer Zwangsstörung können ähnliche Befürchtungen haben wie Menschen mit einer generalisierten Angststörung. Erstere fühlen sich jedoch dafür verantwortlich und versuchen über ihre Zwänge Kontrolle auszuüben, um das Gefürchtete zu verhindern und sich nicht schuldig zu fühlen. Letztere fühlen sich dagegen hilflos und ohnmächtig dem Schicksal ausgeliefert, sie können nur darüber nachdenken und über die Gefahren reden.

Panikattacken in Verbindung mit Zwangsstörungen spiegeln die Ausprägung der Störung wider. Kann es sein, dass Sie Panikattacken oder panikähnliche Zustände bekommen, weil Sie auch an gewissen Formen von Zwangsstörungen leiden? Dann müssen Sie vor allem mit Ihren zwanghaften Befürchtungen und Vorstellungen besser umzugehen lernen und nicht nur mit den Panikattacken, die daraus resultieren.

PANIKATTACKEN BEI ALKOHOL- UND DROGENMISSBRAUCH

Legale und illegale Drogen, wie etwa Alkohol, Beruhigungsmittel, Kokain, LSD oder Amphetamine, können Angst und Panikattacken hervorrufen, die wie spontan auftretende Attacken aussehen. Die Panikattacken können während des Konsums, nach einer Überdosis oder nach einem Entzug auftreten.

Zahlreiche Menschen mit Panikattacken haben längere Zeit vor der ersten Panikattacke einen *schädlichen Gebrauch von Alkohol, abhängig machenden Beruhigungsmitteln oder illegalen Drogen* betrieben, aber auch zu viel Nikotin oder Koffein konsumiert.

Nach dem Auftreten von Panikattacken steigern die Betroffenen oft den Konsum von Alkohol oder Tranquilizern mit dem Ziel der Beruhigung – ein Teufelskreis, aus dem man so lange nicht aussteigen kann, wie man ihn nicht erkennt.

Ein *typischer Auslöser* für derartige Panikattacken ist folgende Situation: Besuch einer Disco oder einer Veranstaltung am Vorabend der Attacke, erhöhter Konsum von Alkohol, Nikotin, Koffein und wenig bis gar kein Schlaf. Am nächsten Morgen ereilt einen im Bett die erste Panikattacke. Es kann aber auch eine arbeitsreiche Nacht gewesen sein, die man nur mithilfe von viel Kaffee und anderen koffeinhältigen Aufputschmitteln durchgestanden hat.

Was viele nicht wissen oder nicht glauben möchten: Alkohol kann kurzfristig Angst und Anspannung mildern, langfristig kann es jedoch zu vermehrten Angstzuständen kommen, bis hin zu Panikattacken. Dies hängt mit den Abbauvorgängen von Alkohol im Körper zusammen, die zu einer Erregung des Nervensystems führen.

Es handelt sich hier um alkoholbedingte Herz-Kreislauf-Reaktionen und nicht um spontan auftretende Panikattacken. Nur wenn sich die Betroffenen diese Zusammenhänge klarmachen, können sie ihren »Panikattacken« die Grundlage entziehen, indem sie ihren Alkoholkonsum erheblich einschränken oder vorübergehend bzw. dauerhaft aufgeben.

Sollte bereits eine Abhängigkeitsentwicklung eingesetzt haben, ist eine Entzugs- und Entwöhnungsbehandlung dringend angezeigt. Erst danach ist zu beurteilen, welche Faktoren bei der Entwicklung der Panikattacken die entscheidende Rolle gespielt haben. Die Fixierung auf die Panikattacken spiegelt oft nur die Leugnung des Grundproblems wider.

Bei Menschen mit Alkoholproblemen, die gleichzeitig auch eine soziale Phobie haben, besteht oft folgender *Teufelskreis*: Aus Angst vor Panikattacken oder panikähnlichen Symptomen in sozialen Situationen erfolgt über längere Zeit ein chronischer Alkoholmissbrauch, der wegen der Nebenwirkungen wiederum die Angst vor Schwitzen oder Zittern langfristig erst recht verstärkt, sodass die Betroffenen zur Beruhigung noch mehr trinken und so noch mehr Angst vor sozialer Auffälligkeit haben. Kann es sein, dass Sie bereits seit längerem oder zumindest am Vorabend der ersten Panikattacke zu viel Alkohol oder andere Substanzen zu sich genommen haben?

Es geht nicht darum, auf alle Substanzen zu verzichten, wenn Sie grundsätzlich gut damit umgehen können. Sie sollen jedoch verstehen lernen, dass die Substanzeinwirkung auf den Körper nur der letzte Auslöser für die Panikattacke war, während die tieferen Ursachen wahrscheinlich in großen emotionalen Problemen oder in massiven familiären oder beruflichen Stressfaktoren zu suchen sind.

Trinken Sie seit Jahren täglich als Frau mindestens einen Liter Bier oder zwei Viertelliter Wein und als Mann mindestens eineinhalb Liter Bier oder drei Viertelliter Wein? Dann erfüllen Sie die Kriterien für *schädlichen Gebrauch von Alkohol* mit langfristig negativen Folgen für Ihren Körper, vor allem dann, wenn Sie wirklich jeden Tag alkoholische Getränke konsumieren, ohne durchschnittlich zwei Tage pro Woche ganz auf Alkohol verzichten zu können.

Trinken Sie zusätzlich öfter als andere Menschen auch noch harte Getränke wie Wodka oder Whiskey? Haben Sie manchmal schon gleich nach dem Aufstehen Alkohol getrunken, um in Schwung zu kommen oder sich zu beruhigen? Haben Sie vielleicht schon erfolglos versucht, Ihren Alkoholkonsum einzuschränken? Haben Sie auch schon Schuldgefühle wegen Ihres Alkoholkonsums gehabt? Haben andere Menschen Sie schon geärgert, weil diese Ihr Trinkverhalten kritisiert haben? Sie müssen deswegen noch kein Alkoholiker sein, Sie sollten jedoch bedenken, dass Ihre Panikattacken höchstwahrscheinlich mit Ihrem Alkoholkonsum zusammenhängen.

Bereits leichtere Schwankungen Ihres Alkoholspiegels können Ihren Körper erregen und für körperliche Missempfindungen sensibilisieren. Alkohol, abhängig machende Beruhigungsmittel und verschiedene illegale Drogen haben zu Beginn des Konsums zwar eine Angst dämpfende Wirkung, führen jedoch später über Langzeiteinnahme, paradoxe Effekte oder Entzugssymptome zu massiven Angstzuständen, sodass Sie erst recht wieder dieselben Mittel zur Bekämpfung verwenden, wenn Ihnen diese Zusammenhänge nicht bekannt sind. Längerer Alkoholmissbrauch in der Vorgeschichte kann auch bei nun abstinent lebenden Personen eine Panikstörung vorbereiten.

Bei vielen Menschen steht regelmäßiger Alkoholkonsum bereits seit dem Jugendalter in Zusammenhang mit ihren sozialen Ängsten. Haben Sie bereits vor Jahren Alkohol konsumiert mit dem Ziel, lockerer zu sein und nicht unangenehm aufzufallen? Haben Sie in Ihrer derzeitigen Situation Angst, wegen alkoholbedingtem Händezittern und sonstiger körperlicher Auffälligkeiten bei anderen Menschen einen schlechten

Eindruck zu hinterlassen? Dann haben Sie wirklich allen Grund, Ihren Alkoholkonsum zu überdenken.

Haben Sie länger als sechs Monate täglich einen Tranquilizer eingenommen, den Ihnen ein Arzt ursprünglich zur Bekämpfung Ihrer Panikattacken verschrieben hat? Haben Sie den Eindruck, dass dieser nicht mehr so gut wirkt wie früher oder dass Sie in letzter Zeit sogar unruhiger sind als früher? Dann zeigen sich hier bereits erste Gewöhnungseffekte: Ihr Körper verlangt nach einer höheren Dosis.

Der Verdacht, dass Alkohol Ihre Panikattacken begünstigt, wird erhärtet, wenn Ihre Attacken erstmals nach dem 45. Lebensjahr aufgetreten sind und gleichzeitig eine Depression oder eine schwere körperliche Erkrankung als mögliche Ursache ausgeschlossen werden können.

PANIKATTACKEN BEI BURNOUT UND DEPRESSIVEN STÖRUNGEN

Eine *depressive Episode* leichten, mittelgradigen oder schweren Ausmaßes liegt dann vor, wenn einige bzw. viele der folgenden Symptome länger als zwei Wochen durchgehend andauern: depressiv-bedrückte Stimmungslage, Freudlosigkeit, Interessenverlust, Antriebslosigkeit, erhöhte Ermüdbarkeit, Aufmerksamkeits- und Konzentrationsstörungen, vermindertes Selbstwertgefühl und Selbstvertrauen, Schuldgefühle, pessimistische Zukunftsperspektiven, Hoffnungslosigkeit, Gereiztheit, Morgentief, Appetitlosigkeit, Gewichtsverlust, mangelnde emotionale Reaktion auf sonst freudige Ereignisse, psychomotorische Gehemmtheit oder Unruhe, sexuelle Lustlosigkeit, Durchschlafstörung, frühmorgendliches Erwachen, Selbstmordgedanken, sozialer Rückzug.

Angst und Panikattacken findet man relativ häufig bei Menschen mit einer depressiven Episode oder einer Anpassungsstörung mit längerer depressiver Reaktion. Sie sind auch typisch für das bekannte *Burnout-Syndrom*, das im ICD-10 jedoch nicht als Haupt-, sondern nur als Zusatzdiagnose vorkommt, und zwar als »Zustand totaler Erschöpfung«.

Die häufigsten Ängste depressiver Personen sind Versagensängste, Zukunftsängste, Verlustängste, Verarmungsängste und hypochondrische Befürchtungen.

70 bis 90 Prozent der Menschen mit einer depressiven Episode haben diverse Ängste, bis hin zu Panikattacken. Diese verschwinden jedoch wieder, wenn die Depression erfolgreich behandelt ist. Sollte dies nicht der Fall sein, kann dies ein Hinweis darauf sein, dass die Betroffenen bereits vor der depressiven Episode unter Ängsten gelitten haben.

Mindestens die Hälfte aller Menschen mit einer Angst- und Panikstörung wird im Laufe ihres Lebens auch depressiv, oft als Folge der überhaupt nicht oder nicht ausreichend bewältigten Angststörung.

Ein Forschungsbefund lautet: Je jünger die Betroffenen sind, desto eher sind zuerst die Ängste und Panikattacken und danach die Depression aufgetreten. Je älter, desto eher bestand zuerst eine depressive Störung und danach auch eine Angststörung.

Kann ein Burnout-Syndrom oder eine Depression mit Ihrer Angst- und Panikstörung in Zusammenhang stehen? Hatten Sie eine depressive Symptomatik bereits vor der ersten Panikattacke oder erst danach?

PANIKATTACKEN NACH KÖRPERLICHER KRANKHEIT

Panikattacken bei körperlichen Erkrankungen sind von ihrem Wesen her nicht die Ursache, sondern die Folge der Grunderkrankung. Typische Symptome sind etwa Kurzatmigkeit, Brustschmerzen, Herzrasen oder Schwindel. Die Zusammenhänge zwischen körperlicher Grunderkrankung und Panikattacken können je nach Krankheit durchaus unterschiedlich sein.

Bei körperlichen Erkrankungen, etwa bei Herzinfarkt, Lungenembolie oder Krebserkrankung, drehen sich Angst und Panikattacken meist um die erlebte oder weiterhin drohende Todesangst in Verbindung mit der jeweiligen Grunderkrankung. Sie sind die psychische Reaktion auf die erlittene schwere körperliche Erkrankung und der Ausdruck der emotionalen Betroffenheit durch ein lebensveränderndes Schicksal.

Panikattacken kommen gar nicht so selten auch bei chronischen Schmerzpatienten vor. Panikattackenartige Ängste können auch vor und nach notwendigen Operationen auftreten (zum Beispiel vor oder nach einer Gehirnoperation).

Bei anderen körperlichen Erkrankungen können vermeintliche »Panikattacken« ein erster Hinweis auf die noch gar nicht erkannte körperliche Grunderkrankung sein, weshalb vor einer Psychotherapie eine umfangreiche medizinische Untersuchung angezeigt erscheint.

Haben Sie in der Vergangenheit unter einer schweren körperlichen Erkrankung oder unter erheblichen Unfall- oder Operationsfolgen gelitten, auch wenn das Geschehen schon Jahre zurückliegt? Es könnte sein, dass Ihre Angst und Ihre Panikattacken durchaus mit dieser Grunderkrankung zusammenhängen.

Wenn Sie bislang keine schwere körperliche Erkrankung erlitten haben: Könnten Ihre Panikattacken mit einem schweren Berufs- oder Freizeitunfall zusammenhängen, ohne dass Sie in der Folge dadurch eine typische posttraumatische Belastungsstörung entwickelt haben?

Leiden Sie gegenwärtig unter einer bekannten körperlichen Erkrankung, die Ihre Angst und Ihre Panikattacken immer wieder verstärkt? Dann kann auch in diesem Fall möglicherweise eine bessere medizinische Behandlung der Grunderkrankung bereits eine gewisse Erleichterung darstellen.

2. PANIKATTACKEN HILFREICH ANALYSIEREN

2.1 DIAGNOSTIZIEREN SIE SICH SELBST: WELCHE ANGSTSTÖRUNG LIEGT BEI IHNEN VOR?

WELCHE ANGSTSYMPTOME TRETEN BEI IHNEN AUF?

Bei Angststörungen sind nach dem internationalen Diagnoseschema ICD-10 insgesamt 25 Symptome möglich. Markieren Sie jene Symptome, die in Angstsituationen bei Ihnen auftreten:

1.	Herzrasen oder störendes Herzklopfen
2.	Schweißausbrüche
3.	fein- oder grobschlägiges Zittern
4.	Mundtrockenheit (nicht als Medikamentennebenwirkung)
5.	Atembeschwerden
6.	Beklemmungsgefühl
7.	Schmerzen oder Missempfindungen in der Brust
8.	Übelkeit oder sonstige Magenbeschwerden

9.	Schwindel, Unsicherheit, Schwäche oder Benommenheit
10.	Depersonalisation (sich weit weg, nicht ganz da fühlen, »neben sich stehen«) oder Derealisation (die Umwelt erscheint als unwirklich)
11.	Angst vor Kontrollverlust, verrückt zu werden, auszuflippen
12.	Angst zu sterben (als Folge attackenartiger Symptome)
13.	Hitzewallungen oder Kälteschauer
14.	Gefühllosigkeit oder Kribbelgefühle
15.	Muskelverspannung, akute und chronische Schmerzen
16.	Ruhelosigkeit und Unfähigkeit, sich zu entspannen
17.	Aufgedrehtsein, Nervosität, psychische Anspannung
18.	Kloßgefühl im Hals oder Schluckbeschwerden
19.	Übertriebene Reaktionen auf Überraschung/Erschrecktwerden
20.	Konzentrationsschwierigkeiten, Leeregefühl im Kopf wegen ständiger Sorgen oder Ängste
21.	anhaltende Reizbarkeit
22.	Einschlafstörung wegen der ängstlichen Besorgtheit
23.	Erröten oder Zittern
24.	Angst zu erbrechen
25.	Harn- oder Stuhldrang

MARKIEREN SIE JENE FRAGEN, DIE DIE ART IHRER ANGSTSTÖRUNG AM BESTEN ERFASSEN:

1.	Hatten Sie schon wiederholt Panikattacken, die nicht auf eine spezifische Situation oder ein spezifisches Objekt bezogen waren, sondern ganz spontan in Situationen auftraten, wo Sie gerade keiner besonderen Belastung oder Gefahr ausgesetzt waren?
2.	Erlebten Sie dabei eine einzelne Episode von intensiver Angst oder Unbehagen, die abrupt begann, innerhalb weniger Minuten einen Höhepunkt erreichte und dann mindestens einige Minuten andauerte (meistens nicht länger als eine halbe Stunde)?
3.	Haben Sie in einem Zeitraum von mindestens sechs Monaten Zustände mit vorherrschender Anspannung, Besorgnis und Befürchtungen in Bezug auf alltägliche Ereignisse und Probleme erlebt?

4.	Fürchten und vermeiden Sie beharrlich und anhaltend mindestens zwei der folgenden Situationen: Menschenmengen, öffentliche Plätze, allein reisen, Reisen mit einem von zu Hause weit entfernten Ziel?
5.	Fürchten und vermeiden Sie Situationen, in denen Sie im Zentrum der Aufmerksamkeit stehen, sich peinlich oder unpassend verhalten könnten?
6.	Treten Ihre Ängste in sozialen Situationen auf, wie zum Beispiel beim Essen, beim Sprechen in der Öffentlichkeit, bei der Begegnung mit Bekannten in der Öffentlichkeit, bei der Teilnahme an kleinen Gruppen wie Partys, Konferenzen oder in Klassenräumen?
7.	Fürchten und vermeiden Sie ein spezifisches Objekt oder eine spezifische Situation, ohne dass gleichzeitig die Kriterien für eine Agoraphobie oder eine soziale Phobie erfüllt sind?
8.	Stellt die Symptomatik für Sie eine große Belastung bzw. eine erhebliche Einschränkung Ihrer schulischen, beruflichen und sonstigen Funktionsfähigkeit dar?

ZU WELCHER ANGSTSTÖRUNG PASSEN IHRE PANIKATTACKEN AM BESTEN?

Verdacht auf	Markierte Fragen	Typische Symptome
Panikstörung	1 + 2 + 8	Mindestens 4 Symptome *attackenartig* aus der Gruppe 1–14 (davon eines aus der Gruppe 1–4)
Generalisierte Angststörung	3 + 8	Mindestens 4 Symptome *anhaltend* aus der Gruppe 1–22 (davon eines aus der Gruppe 1–4)
Agoraphobie	4 + 8	Mindestens einmal zwei Symptome aus der Gruppe 1–14 (davon eines aus der Gruppe 1–4)
Soziale Phobie	5 + 6 + 8	Mindestens zwei Symptome aus der Gruppe 1–14 und mindestens eines aus der Gruppe 23–25
Spezifische Phobie	7 + 8	Mindestens einmal einige Symptome aus der Gruppe 1–14

SPEZIFISCHE PHOBIEN:
WELCHE DER FÜNF GRUNDFORMEN LIEGT BEI IHNEN VOR?

☐ Tier-Phobie (Furcht vor Insekten, Mäusen, Schnecken, Schlangen, Hunden, Pferden)

☐ Naturgewalten-Phobie (Furcht vor Sturm, Donner, Blitz, Feuer, Wasser, Meer, Dunkelheit, Höhen)

☐ Blut-Injektions-Verletzungs-Phobie (Furcht vor Blut, Injektionen, Infusionen)

☐ Situative Phobie (Furcht vor geschlossenen Räumen wie Lift, Gondel, Tunnel, Auto, Flugzeug)

☐ Andere spezifische Phobie (Furcht zu ersticken, zu erbrechen, vor lauten Geräuschen)

HABEN ODER HATTEN SIE NEBEN EINER ANGSTSTÖRUNG AUCH NOCH EINE ANDERE ERKRANKUNG, BEI DER PANIKATTACKEN AUFTRATEN?

☐ hypochondrische Störung

☐ Somatisierungsstörung

☐ Schmerzstörung

☐ posttraumatische Belastungsstörung

☐ Zwangsstörung

☐ schädlicher Gebrauch von Alkohol oder anderen Drogen

☐ depressive Störung (leichte, mittelgradige oder schwere depressive Episode)

☐ depressive Reaktion (nach Belastungen)

☐ Burnout-Syndrom (Erschöpfungssyndrom)

☐ körperliche Krankheit, wie etwa Herzinfarkt oder Lungenembolie

☐ Persönlichkeitsstörung (zum Beispiel ängstlich-vermeidende, abhängige oder Borderline-Persönlichkeitsstörung)

Welche Erkenntnisse haben Sie aus der Beantwortung der bisherigen Fragen gewonnen?

Nach Untersuchungen kommen bei vielen Betroffenen mehrere Angststörungen gleichzeitig vor, zum Beispiel eine Agoraphobie mit

Panikstörung. Manche Menschen mit Panikattacken hatten schon vorher eine hypochondrische Neigung. Relativ häufig tritt neben einer Angststörung – zumindest im Laufe von Jahren – auch noch eine andere psychische Störung auf, wie etwa eine depressive Episode oder ein schädlicher Gebrauch von Alkohol oder Beruhigungsmitteln. Trifft einiges davon auch auf Sie zu?

2.2 FÜHREN SIE EIN ANGST-TAGEBUCH – LERNEN SIE ZUSAMMENHÄNGE ERKENNEN

Packen Sie Ihre Panikattacken an den Wurzeln, indem Sie verstehen lernen, wie sie immer wieder neu entstehen. Aus der Analyse Ihrer Panikattacken können Sie im Idealfall Zusammenhänge zwischen verschiedenen Faktoren erkennen, die Ihnen vorher nicht bewusst waren. So können Sie Maßnahmen für deren Bewältigung entwickeln.

Legen Sie ein *Angst-Tagebuch* an und protokollieren Sie jede auftretende Panikattacke nach folgenden Kriterien:

- ‣ An welchem Tag und zu welchem Zeitpunkt tritt die Panikattacke auf?
- ‣ Welche Situation ist auslösend für die Panikattacke? War vorher Ruhe oder Stress?
- ‣ Welche Gedanken und Gefühle sind Auslöser der Panikattacke?
- ‣ Welche Paniksymptome treten auf? Was sind die häufigsten Symptome? Mit welchen Symptomen beginnt die Panikattacke? Welche Symptome sind für Sie besonders belastend?
- ‣ Wie stark empfinden Sie die Panikattacke (subjektive Bewertung von 0–10)?
- ‣ Welche negativen Gedanken und Gefühle haben Sie während der Panikattacke gehabt?
- ‣ Wie haben Sie auf die Panikattacke reagiert? Was haben Sie danach getan?

ANGST-TAGEBUCH

Datum Zeit	Situation/ Auslöser	Gedanken/ Gefühle vorher	Panik- symptome	Intensität 0–10	Gedanken/ Gefühle bei Panik	Handlung/ Folgen

BEISPIEL EINER ANGST-TAGEBUCH-EINTRAGUNG

Datum Zeit	Situation/ Auslöser	Gedanken/ Gefühle vorher	Panik- symptome	Intensität 0–10	Gedanken/ Gefühle bei Panik	Handlung/ Folgen
15.9.2015 17.45 - 17.55	Geschäft, noch rasch einkaufen, zuvor beruflicher Stress	Ich muss alles gut schaffen. Hoffentlich bekomme ich keine Attacke.	Schwindel, Herzrasen, Engegefühl in der Brust, Atemnot	8	Ich falle um. Alle schauen mich an. Ich fühle mich schwach und hilflos.	Ich laufe aus dem Geschäft und fühle mich erleichtert.

ANALYSIEREN SIE, WELCHE ASPEKTE BEI IHNEN AM HÄUFIGSTEN EINE PANIKATTACKE AUSLÖSEN:

▸ **KÖRPERLICHE BESCHWERDEN:** Herzrasen, Atemnot, Schwindel, Übelkeit, Hitze

▸ **VERHALTEN:** Aufsuchen einer Angstsituation, zum Beispiel Betreten eines Supermarkts

▸ **BILDHAFTE VORSTELLUNGEN:** Fantasien über bevorstehende Angstsituationen

▸ **GEDANKEN:** bestimmte Angst machende Denkmuster

2.3 THERAPEUTISCHES TAGEBUCH-SCHREIBEN – ÜBERSETZEN SIE IHRE GEFÜHLE IN WORTE

THERAPEUTISCHES TAGEBUCH-SCHREIBEN HAT SICH BEI ALLEN MÖGLICHEN PSYCHISCHEN PROBLEMEN ALS SEHR HILFREICH UND HEILSAM HERAUSGESTELLT

Schreiben Sie täglich zu einer bestimmten Zeit, beispielsweise am Abend, Ihre Gedanken und Gefühle auf. Das kann helfen, Ihre übrigen Gefühle fernab von Angst und Panik besser wahrzunehmen und zu ordnen, mehr als wenn Sie einfach nur darüber nachdenken würden.

Schreiben zwingt Sie, an Ihren Themen dranzubleiben, ähnlich wie dies bei einem sehr persönlichen oder therapeutischen Gespräch der Fall ist. Schreiben aktiviert mehr Areale Ihres Gehirns als bloßes Nachdenken und ermöglicht durch die »Übersetzung« Ihrer Gefühle in die Sprache eine bessere Verarbeitung dessen, was Sie bewegt.

Durch Worte bekommen Sie Ihre Gefühle gleichsam »in den Griff«. Nach der intensiven Beschäftigung damit können Sie besser abschalten, ohne dass die verdrängten Gefühle Sie unterschwellig den ganzen Tag bis in die Nacht hinein verfolgen.

Fassen Sie Ihre Erkenntnisse im Laufe der Zeit in einer kleinen Geschichte mit dem Titel »Die Entwicklung meiner Angststörung« zusammen und beschreiben Sie dabei auch alle Ursachen, Auslöser und sonstigen Umstände, die für die Entwicklung und Aufrechterhaltung Ihrer Panikattacken von Bedeutung sind.

Sie können Ihre Aufzeichnungen auch als *Brief* formulieren. Stellen Sie sich vor, Sie würden einer vertrauten Person schreiben, wie es Ihnen geht und was Sie erlebt haben. Wenn Sie Wünsche oder Ärger in Bezug auf eine bestimmte Person haben, kann ein sehr persönlicher Brief helfen, Ihre Gefühle zu spüren und zu verarbeiten und Ihre Wünsche besser kennenzulernen. Geben Sie den Brief dann jedoch nicht aus der Hand, sonst würden Sie ihn sofort sozial akzeptabler formulieren, aus Rücksicht auf die betreffende Person.

Können Sie sich vorstellen, dass vor, während oder nach einer Panikattacke plötzlich daraus ein Wut-Brief werden könnte statt ein

Angst-Brief mit der Bitte um mehr Nachsicht und Schonung, weil Sie ja angstkrank sind? Wenn Ihnen mehr als bisher bewusst wird, wie Sie sich fühlen und welche Bedürfnisse Sie haben, werden Sie in einem persönlichen Gespräch Ihre Worte so wählen, dass Sie mit Bedacht und Entschlossenheit Ihre Ziele erreichen.

Sie können auch in einen *Dialog mit Ihrer Angst* treten. Stellen Sie sich die Angst wie eine Person oder wie einen Teil in Ihnen vor. Ihr ängstlicher Teil und Ihr mutiger Teil können dann miteinander reden, etwa so: »Liebe Angst, ich bin bereit, mit dir zu leben, wie mit meinem Schatten, aber ich bestimme den Weg, wo es entlanggeht.« Schreiben Sie dann eine Geschichte darüber, wie Sie mit der Angst an Ihrer Seite alle gewünschten Aufgabenstellungen erfolgreich erledigen können.

Halten Sie in Ihrem Tagebuch täglich auch fest, was Ihnen im Rahmen Ihres Angstbewältigungstrainings gelungen ist, um die Hoffnung auf Erfolge zu stärken und bei Rückfällen nicht gleich entmutigt zu sein. Es ist sehr hilfreich, wenn Sie am Abend gerade auch Ihre täglichen Erfolgserlebnisse und nicht nur Ihre Probleme, Ängste und Sorgen aufschreiben.

Wie wäre es mit einem *Erfolgs-Tagebuch*, in dem Sie alle Fortschritte vermerken, auch wenn sie noch so klein sind? Man kann es auch *Dankbarkeits-Tagebuch* nennen, wenn Sie aufschreiben, für welche Erfahrungen des Tages Sie dankbar sind. Die Erinnerung an positive Erfahrungen aktiviert positive Gefühle als Gegengewicht zu Ihren negativen Gefühlen.

Sie können Ihre Befindlichkeit und Ihre Erfahrungen aber auch auf dem Memo Ihres Handys aufnehmen, wie wenn Sie alles einer guten Freundin oder einem Psychotherapeuten erzählen würden. Hören Sie sich die Memos später immer wieder an, ähnlich wie Sie auch in Ihrem Tagebuch nachlesen können, um Ihre Entwicklung nachzuverfolgen.

2.4 CHECKLISTE HÄUFIGER URSACHEN, AUSLÖSER UND VERSTÄRKER VON PANIKATTACKEN

Die folgende *Check-Liste* soll Ihnen helfen, die zentralen Ursachen, Auslöser und Verstärker Ihrer Panikattacken rasch zu erkennen und zu bewältigen.

HATTEN SIE IN DEN LETZTEN MONATEN VOR DER PANIKATTACKE ERHEBLICHEN FAMILIÄREN STRESS?

Häufige Ursachen oder Auslöser beziehen sich auf folgende Bereiche:

- ☐ Partner
- ☐ Eltern
- ☐ Kinder
- ☐ Schwiegereltern
- ☐ sonstiges soziales Umfeld
- ☐ Krankheit/Behinderung eines Familienmitglieds
- ☐ Todesfall
- ☐ Trennungserlebnis
- ☐ familiäre Umstellungen (Geburt oder Auszug eines Kindes, Umzug)
- ☐ Sonstiges: _____

HATTEN SIE IN DEN LETZTEN MONATEN VOR DER PANIKATTACKE ERHEBLICHEN BERUFLICHEN ODER FINANZIELLEN STRESS?

Häufige Ursachen oder Auslöser beziehen sich auf folgende Bereiche:

- ☐ Chef/Vorgesetzter
- ☐ Arbeitskollegen
- ☐ Kunden
- ☐ Mobbing
- ☐ Arbeits- und Zeitdruck
- ☐ Sorgen um den Arbeitsplatz
- ☐ erhebliche Schulden
- ☐ Wohnungsprobleme
- ☐ Sonstiges: _____

**HATTEN SIE IN DEN LETZTEN MONATEN VOR DER PANIKATTACKE
ERHEBLICHEN GESUNDHEITLICHEN STRESS?**

Häufige Ursachen oder Auslöser beziehen sich auf folgende Bereiche:

☐ Erkrankung

☐ Unfall

☐ Operation

☐ Alkoholkonsum im Übermaß

☐ Koffeinkonsum im Übermaß

☐ Nikotinkonsum im Übermaß

☐ Drogenkonsum

☐ Allergien

☐ hormonelle Störungen

☐ Kreislaufprobleme

☐ zu wenig Schlaf

☐ körperliche Überforderung

☐ allgemeine Erschöpfung

☐ ungesunde Lebensführung

☐ Sonstiges: _____

**HATTEN SIE IN DEN MONATEN VOR DER PANIKATTACKE
ERHÖHTE ANSPRÜCHE AN SICH SELBST ODER ÜBERTRIEBENEN EHRGEIZ?**

Häufige Ursachen oder Auslöser beziehen sich auf folgende Bereiche:

☐ Beruf

☐ Ausbildung

☐ Hausbau/Wohnraumgestaltung

☐ Haushaltsorganisation

☐ Freizeit (Sport, Musik, Vereine)

☐ Kindererziehung

☐ Sonstiges: _____

**HATTEN SIE IN DEN LETZTEN MONATEN VOR DER PANIKATTACKE
BESONDERE EMOTIONALE PROBLEME?**

Häufige Ursachen oder Auslöser beziehen sich auf folgende Bereiche:

☐ Verlustängste (Grundthema: nahestehende Personen durch Trennung oder Tod verlieren)

☐ Krankheitsängste (Grundthema: Sorgen um die eigene Gesundheit)

☐ Versagensängste (Grundthema: Aufgaben in Ausbildung, Beruf oder Familie nicht zu schaffen)

☐ soziale Ängste (Grundthema: Angst vor Auftritten, Präsentationen, Kontakten)

☐ generalisierte Ängste (Grundthema: Sorgen um die Familie, den Lebensalltag, die Zukunft)

☐ Wut und Ärger (Grundthema: Frustration in der Beziehung zu Partner, Eltern, Vorgesetzten, Kollegen)

☐ Gefühl von Ohnmacht und Hilflosigkeit (Grundthema: Gefühl des Ausgeliefertseins in Bezug auf dieselbe Personengruppe)

☐ Enttäuschung oder chronische Unzufriedenheit

☐ ständige Erregtheit und Nervosität

☐ körperliche Gewalterfahrung

☐ sexuelle Gewalterfahrung

☐ große emotionale Betroffenheit wegen einer wichtigen Thematik

☐ erhöhtes Verantwortungsgefühl mit der Folge von Schuldgefühlen

☐ Gefühl der sozialen Isolierung oder des Ausgeschlossenseins

☐ Gefühl von Erschöpfung (Burnout-Syndrom)

☐ Sonstiges: _____

3. DAS WIRKSAME SELBSTHILFE-PROGRAMM BEI PANIKATTACKEN

IM DRITTEN TEIL DIESES BUCHES werden Ihnen zahlreiche Hilfestellungen angeboten, die man durchaus als die derzeit effizientesten bezeichnen kann. Sie umfassen alle nur möglichen Strategien zur Bewältigung von Panikattacken – einerseits von Fachleuten unterschiedlicher Richtungen empfohlen und andererseits von Menschen mit Angst- und Panikstörungen bisher erfolgreich eingesetzt.

Alle Hilfestellungen sind mit den Hilfsangeboten auf der gleichnamigen App identisch. Sie können somit doppelt profitieren, wenn Sie sowohl diese wie auch jene auf der App nutzen – so als ob Sie einen Coach an Ihrer Seite hätten.

Sie erhalten insgesamt 80 Hilfestellungen – jeweils zehn Hilfestellungen zu acht Themenbereichen mit prägnanten Formulierungen:

1. **KERNBOTSCHAFTEN:** So nehmen Sie der Panik den Schrecken.
2. **BEWEGUNG:** Bleiben Sie bei einer Panikattacke nicht ruhig, sondern bewegen Sie sich.

3. **AUFMERKSAMKEITSLENKUNG:** Konzentrieren Sie sich auf Ihre Umwelt und nicht auf Ihren Körper.
4. **ATMUNG UND ENTSPANNUNG:** Vermindern Sie Ihr Anspannungsniveau.
5. **DIE MACHT DES GEISTES:** Nutzen Sie die Stärken Ihres Verstandes und distanzieren Sie sich von Ihren negativen Gedanken.
6. **ACHTSAMKEIT UND AKZEPTANZ:** Nehmen Sie wahr und akzeptieren Sie, was ist, und tun Sie das, was Ihnen wichtig ist.
7. **MENTALES TRAINING UND PANIK-PROVOKATION:** Bereiten Sie sich bewusst auf Panikattacken vor.
8. **SONSTIGE HILFESTELLUNGEN:** So bewältigen Sie Panikattacken in bestimmten Situationen.

Folgende Hinweise erleichtern die Auswahl der Übungen und Ratschläge:

▶ Die *Kernbotschaften* stellen eine Art *Notfallkoffer* dar; sie allein reichen bereits aus, um Panikattacken erfolgreich zu bewältigen.

▶ Bestimmte Formen der *Bewegung und Aufmerksamkeitslenkung* können bei spontanen Panikattacken hilfreich sein.

▶ *Atem- und Entspannungstechniken* ermöglichen eine Absenkung des erhöhten Anspannungsniveaus und können Panikattacken verhindern oder abschwächen.

▶ Die *Chancen und Gefahren des Denkens* in Zusammenhang mit Panikattacken werden in Form von tiefergehenden Überlegungen und Hilfestellungen thematisiert.

▶ *Achtsamkeitsübungen* machen deutlich, dass Panikattacken langfristig nicht durch Tricks und Ablenkungsstrategien, sondern nur durch nicht bewertende Wahrnehmung und Akzeptanz der Körperempfindungen zu bewältigen sind.

▶ *Mentales Training und Panik-Provokation* sollen helfen, die Angst vor Panikattacken zu vermindern.

▶ *Sonstige Hilfestellungen* umfassen Übungen und Ratschläge bei Panikattacken in Zusammenhang mit bestimmten Angststörungen und anderen psychischen und körperlichen Erkrankungen.

3.1 KERNBOTSCHAFTEN:
SO NEHMEN SIE DER PANIK DEN SCHRECKEN

BETRACHTEN SIE EINE PANIKATTACKE ALS FEHLALARM MIT HEFTIGEM ADRENALINSTOSS

EINE PANIKATTACKE IST EIN HEFTIGER ADRENALINSTOSS, EINE AKUTE STRESSREAKTION OHNE REALE GEFAHR, EIN FALSCHES ALARMSIGNAL.

Bei einer Panikattacke besteht eine massive körperliche Aktivierung bei gleichzeitiger Handlungsblockade. Die Kampf-Flucht-Reaktion hat zu einem inneren Stau geführt. Ihr Körper wirkt wie erstarrt und wie »eingefroren«.

Folgende Ratschläge können hilfreich sein:

▶ **SAGEN SIE SICH: »EINE PANIKATTACKE IST EIN VÖLLIG NORMALER UND UNGEFÄHRLICHER SCHUTZMECHANISMUS MEINES KÖRPERS.«**

Akzeptieren Sie eine Panikattacke als unkontrollierbares Ereignis, als Fehlalarm Ihres Säugetierhirns, des sogenannten limbischen Systems; es hat dann keine Macht mehr über Sie. Verzichten Sie auf jede Form der Kontrolle, dann können sich Angst und Furcht nicht mehr bis zu einer Panikattacke aufschaukeln. Akzeptieren Sie auch den Umstand, dass Sie während späterer Panikattacken aufgrund der Heftigkeit der Symptome neuerlich Todesangst bekommen können, obwohl Sie außerhalb von Panikattacken bereits um deren Ungefährlichkeit wissen.

▶ **STELLEN SIE SICH MUTIG EINER PANIKATTACKE.**

Lassen Sie die Paniksymptome kommen und gehen, wie ein heftiges Gewitter kommt und geht. Dann werden sie schneller verschwinden, als wenn Sie sich auf einen Kampf mit der Attacke einlassen. Warten Sie einige Minuten ab, bis sie ganz von allein vorübergeht.

Es ist das Wesen einer Panikattacke, dass sie schnell kommt, einen Höhepunkt erreicht und dann rasch wieder abebbt. Kämpfen Sie nicht dagegen an, sonst bewirken Sie nur eine Dauerverspannung. Das Beste, das Sie tun können, ist, sich kräftig mit Ihrem ganzen

Körper zu bewegen, um die Stresshormone Adrenalin, Noradrenalin und Kortisol rasch abzubauen. Bewegung bestätigt Ihnen auch, dass Ihr Körper völlig gesund ist.

▶ **FLÜCHTEN SIE BEI EINER PANIKATTACKE NICHT PANISCH UND KOPFLOS AUS DEM RAUM, DENN ES BESTEHT KEINE REALE GEFAHR.**
Flucht und Vermeidung sind die Grundlagen einer Platzangst (Fachausdruck: Agoraphobie). Ihre Bewegungsfreiheit wird dann immer mehr eingeschränkt. Machen Sie sich Ihre Autonomie und Handlungsfreiheit bewusst. Sagen Sie sich: »Wenn ich will, kann ich jederzeit gehen. Ich bin ein freier Mensch und muss nicht hier bleiben, was immer andere Menschen auch sagen. Aber weil ich gehen kann, wann immer es mir passt, kann ich jetzt auch noch eine Weile in diesem Raum, in diesem Geschäft, in diesem Kino bleiben, weil ich ja eigentlich gekommen bin, um etwas zu erleben oder zu besorgen.«

▶ **TUN SIE MIT UND TROTZ ANGST VOR EINER PANIKATTACKE GENAU DAS, WAS SIE EIGENTLICH TUN MÖCHTEN, DENN DAS IST DAS ZIELFÜHRENDSTE.**
Vermeidungsverhalten verstärkt Ihre Angst, dass in der jeweiligen Situation tatsächlich eine Bedrohung besteht. Durch Standhalten statt Flucht wird in Ihrem Gedächtnis die positive Erfahrung gespeichert, dass panikartige Zustände völlig ungefährlich sind. Nehmen Sie eine Panikattacke in Kauf, wenn Ihnen eine Sache sehr wichtig ist. Erlauben Sie sich jedoch nach der Attacke, zur Verbesserung Ihres Wohlbefindens kurz an die frische Luft oder auf die Toilette zu gehen, um dann das fortzusetzen, was Sie vorher im Sinn gehabt haben.

▶ **VERSCHIEBEN SIE NACH EINER PANIKATTACKE NICHTS AUF SPÄTERE ZEITEN, WENN ES IHNEN WIEDER BESSER GEHEN KÖNNTE.**
Das Hinausschieben von wichtigen Aufgaben ist der erste Schritt in Richtung einer Schonhaltung, die dann immer mehr ausufert. Geben Sie einer Panikattacke nicht so viel Macht über Ihr Leben! Treffen Sie

die Entscheidung, dass Sie mit einer bestimmten Tätigkeit fortfahren möchten. Auf diese Weise übernimmt Ihr planendes und ausführendes Gehirn, nämlich Ihr Stirnhirn, die Kontrolle über Ihr Tun – und nicht mehr Ihr Säugetierhirn.

▶ **VERWENDEN SIE EINE PANIKATTACKE NICHT ALS AUSREDE FÜR ALLES MÖGLICHE.** Fragen Sie sich, ob Sie unabhängig von einer Panikattacke die momentane Aufgabe wirklich erledigen und die aktuelle Situation unbedingt aushalten möchten. Akzeptieren Sie Ihre innere Zwiespältigkeit: Angst vor etwas schreckt Sie ab, Motivation für etwas spornt Sie an. Aus dieser Pattsituation kommen Sie nur heraus, indem Sie die Entscheidung treffen, mit Mut jene Dinge zu tun, die Ihnen wichtig sind. Motivieren Sie sich auch durch Ihre bisherigen Erfolgserlebnisse im Umgang mit Panikattacken. Erinnern Sie sich daran, was Ihnen bisher geholfen hat, damit zurechtzukommen.

MACHEN SIE SICH IHRE GESUNDHEIT BEWUSST

EINE PANIKATTACKE IST KEIN ZEICHEN VON KRANKHEIT.
ERST DER FALSCHE UMGANG DAMIT MACHT DARAUS EINE ANGSTSTÖRUNG.

Eine Panikattacke wirkt bedrohlich, sie ist aber nicht gefährlich. Körperliche Zustände, wie etwa Herzrasen, Blutdruckanstieg oder Atemnot, haben Sie schon oft erlebt. Solche Reaktionen sind bei kräftigen Bewegungen völlig normal. Sie machen sich jetzt nur Sorgen, weil Sie in der aktuellen Situation ohne besondere Belastung keine Erklärung dafür haben, warum es Ihnen schlecht geht.

Folgende Ratschläge können hilfreich sein:

HALTEN SIE SICH DIE MEDIZINISCHEN FAKTEN VOR AUGEN, WENN IHNEN STARKE KÖRPERLICHE SYMPTOME ANGST MACHEN:

▸ **IHR HERZ IST VÖLLIG GESUND.**

Sie können durch eine Panikattacke keinen Herzinfarkt bekommen, weil Sie keine Gefäßverengungen haben und Ihr Herz nicht einmal so stark schlägt wie beim Laufen, bei einem Wutanfall oder bei einem Orgasmus.

▸ **IHR BLUTDRUCK IST UNBEDENKLICH.**

Sie können bei einer Panikattacke nicht umfallen und ohnmächtig werden, weil dabei Ihr Blutdruck ansteigt. Ein vorübergehender Blutdruckanstieg ist völlig normal, wie bei jeder psychischen Erregung oder körperlichen Aktivität.

▸ **IHR SCHWINDELGEFÜHL BERUHT WAHRSCHEINLICH AUF EINER VERSPANNUNGS-BEDINGTEN STAND- UND GANGUNSICHERHEIT.**

Sie werden beim Stehen und Gehen nicht das Gleichgewicht verlieren. Sie sind durch die Kampf-Flucht-Reaktion ohne Bewegung in Beinen, Armen, Brust und Nackenbereich nur sehr angespannt. Bewegen Sie sich ein wenig, statt steif und erstarrt dazustehen.

▸ **IHRE ATMUNG IST VÖLLIG IN ORDNUNG.**

Sie können bei einer Panikattacke nicht ersticken, auch wenn Ihr Brustkorb noch so beengt ist und Sie noch so falsch atmen. Sie müssen deswegen nicht den Raum verlassen, weil auch andere Menschen genug Luft bekommen. Atmen Sie langsam durch die Nase ein und langsam durch leicht geschlossene Lippen aus.

▸ **EINE HYPERVENTILATION FÜHLT SICH SCHLIMM AN, IST ABER VÖLLIG UN-GEFÄHRLICH.**

Aus Angst und vor Erregung atmen Sie zu viel Sauerstoff ein und zu viel Kohlendioxid aus, ohne dass Sie sich bewegen. Bewegen Sie sich kräftig, dann verschwinden die an sich harmlosen Symptome der muskulären Verkrampfung. Atmen Sie langsam durch die Nase aus, dann können Sie nicht so viel Kohlendioxid abatmen.

▶ **IM FALLE VON ÜBELKEIT KÖNNEN SIE IHREN BRECHREIZ BEHERRSCHEN.**
Konzentrieren Sie sich auf die Zwerchfellatmung, also auf die Bauchatmung. Legen Sie zur Entspannung Ihre Hand auf die Bauchdecke.

▶ **IHREN HARN- UND STUHLDRANG KÖNNEN SIE UNTER KONTROLLE BEKOMMEN, WENN SIE UMHERGEHEN.**
Bei einem Schock oder bei Erschrecken dominiert das parasympathische Nervensystem, das die Ausscheidungsfunktionen aktiviert. Jede Bewegung stimuliert das sympathische Nervensystem, das die Ausscheidungsfunktionen hemmt.

▶ **IHR GEISTESZUSTAND BLEIBT STABIL.**
Als Folge einer Panikattacke können Sie nicht verrückt werden. Das ist bei niemandem je vorgekommen. Das Gefühl, neben sich zu stehen oder die Umwelt verändert wahrzunehmen, mag Sie irritieren, Sie können aber völlig normal handeln und Auto fahren. Sie werden auch nicht die Kontrolle über sich verlieren und weder sich selbst noch jemand anderem etwas antun.

BLEIBEN SIE IN DER GEGENWART, OHNE IN DIE ZUKUNFT VORAUSZUEILEN

EINE PANIKATTACKE KÖNNEN SIE AM SCHNELLSTEN ÜBERWINDEN, WENN SIE GANZ IM HIER UND JETZT, IM GEGENWÄRTIGEN AUGENBLICK, IM AKTUELLEN MOMENT BLEIBEN.

Die Gegenwart ist die einzige Zeit, die uns wirklich zur Verfügung steht. Die Vergangenheit ist schon vorbei und nicht mehr änderbar. Die Zukunft ist noch nicht da und daher im Moment auch nicht beeinflussbar. Nutzen Sie die Chance, im Hier und Jetzt das Richtige zu tun!

Jede Angststörung beruht darauf, dass Sie nicht in der Gegenwart, sondern in der Zukunft leben. Sie leben geistig einige Minuten, Stunden,

Tage, Wochen oder sogar Jahre zu weit im Voraus. Vertrauen zu sich selbst können Sie nur in der Gegenwart gewinnen.

Bedenken Sie: *Nicht Ihre körperlichen Symptome machen Angst, sondern Ihre Gedanken und Vorstellungen.* Eine Panikattacke erreicht nicht innerhalb von Sekunden, sondern erst innerhalb weniger Minuten ihren Höhepunkt. In diesen ersten Minuten haben Sie die Chance, Ihre spontanen Gefühle und körperlichen Reaktionen durch Denken und Verhalten so zu beeinflussen, dass sich daraus keine volle Panikattacke entwickelt.

Folgende Übungen und Ratschläge können hilfreich sein:

▸ **BEOBACHTEN SIE ALLE PANIKSYMPTOME, OHNE SIE ZU BEWERTEN ODER IN DIE ZUKUNFT AUSZUSCHWEIFEN.**

Steigern Sie sich nicht unnötig in Horrorszenarien hinein, sondern konzentrieren Sie sich auf das, was mit Ihrem Körper gegenwärtig geschieht. Sprechen Sie mit sich selbst, indem Sie kommentieren, was Sie im Augenblick wahrnehmen. Sagen Sie sich wiederholt, dass Sie das aushalten können, was Sie im Moment spüren. Machen Sie sich bewusst, dass Sie sich in einem Zustand befinden, den Sie schon x-mal erlebt haben und den Sie auch zukünftig aushalten können.

Nehmen Sie eine *Beobachter-Position* ein. Das schafft eine innere Distanz zu Ihrem Erleben, das Sie sonst zu überwältigen droht. Registrieren Sie wie ein Wissenschaftler, was von Augenblick zu Augenblick mit Ihrem Körper passiert. Verweilen Sie ganz im gegenwärtigen Moment. Beobachten und beschreiben Sie, was Sie im Hier und Jetzt erleben.

Nehmen Sie eine *passiv-beobachtende Haltung* Ihrem Körper gegenüber ein, ohne vorschnell auf Kampf und damit auf verstärkte Aktivität zu schalten. Auf diese Weise erleben Sie, wie der erste Adrenalinstoß rasch verebbt und der nächste gar nicht mehr erfolgt. Diese Einstellung ist das Gegenteil von Sich-Hineinsteigern, denn Sie bleiben immer bei dem, was gerade im Augenblick geschieht – und das können Sie aushalten, auch wenn es unangenehm ist.

▶ **NEHMEN SIE IHRE KÖRPERLICHEN REAKTIONEN WAHR, OHNE SIE ZU BEURTEILEN.**
Das kann beispielsweise folgendermaßen aussehen: Ihr Herz schlägt kräftig und schneller als sonst, vielleicht auch etwas unrhythmisch. In Ihrer Brust spüren Sie ein Beklemmungsgefühl oder leichte Schmerzen, vielleicht auch ein Druckgefühl bis hin zu leichten Schmerzen. Ihr Hals fühlt sich so beengt an, dass es Ihnen die Kehle zuschnürt. Ihr Mund ist ganz trocken. Ihre Atmung geht schneller oder stockt. In Ihrem Verdauungstrakt rumort es. Sie spüren eine Hitzewelle vom Bauch heraufziehen, während Ihre Hände und Füße kalt werden. Ihr Körper ist angespannt, möglicherweise auch etwas zittrig. Sie erleben ein Schwindelgefühl oder bemerken eine gewisse Übelkeit. Vielleicht nehmen Sie die Umwelt nicht richtig wahr, oder Sie stehen ein wenig neben sich selbst.

Im Hier und Jetzt erleben Sie, dass Ihr Körper alles aushalten kann, was Sie spüren. Je mehr Sie auf Distanz zu Ihren körperlichen Reaktionen, Gedanken, Gefühlen, Erinnerungen und Vorstellungen gehen können, desto weniger werden Sie davon überwältigt.

▶ **ACHTEN SIE AUF IHRE GEDANKEN, GEFÜHLE UND VORSTELLUNGEN, OHNE SIE ZU BEURTEILEN ODER ZU VERDRÄNGEN.**
Möglicherweise kommen Ihnen folgende Fragen in den Sinn:»Muss ich an einem Herzinfarkt sterben, obwohl ich bei der letzten Untersuchung ganz gesund war? Falle ich ohnmächtig um und niemand kann mir helfen? Muss ich hilflos ersticken, weil sich meine Brust und meine Kehle immer mehr zuschnüren? Kündigen meine Kribbelgefühle in Armen und Beinen einen Schlaganfall an?«
Vielleicht kommen Ihnen auch noch folgende Fragen in den Sinn: »Werde ich jetzt gar verrückt? Drehe ich bald voll und ganz durch, sodass man mich in die geschlossene Psychiatrie einliefern muss und ich später nie wieder ein normales Leben führen kann? Was ist, wenn ich meine Angehörigen nie mehr sehe und jetzt verende wie ein Hund, ohne mich von meinen Lieben verabschieden zu können? Was ist, wenn ich diese Attacke zwar überlebe, aber danach

etwas zurückbleibt, das mich für immer verändert?« Machen Sie sich bewusst: Das sind nur Gedanken und Vorstellungen über die nahe Zukunft. Sie sind nicht die Wirklichkeit, aber es sind Gedanken und Horrorvorstellungen, die Ihnen Angst machen.

BLEIBEN SIE IN DER GEGENWART, OHNE IN DIE VERGANGENHEIT ABZUDRIFTEN

IHR GEHIRN VERGLEICHT DIE MOMENTANE PANIKATTACKE MIT IHREM SCHLIMMSTEN ANFALL – DIESER WAR EINE WIRKLICH TRAUMATISCHE ERFAHRUNG MIT IHREM KÖRPER.

Es ist das Wesen Ihres Gedächtnisses, Sie in Situationen zurückzuversetzen, die schon längst vorbei sind. Ihre Erinnerungsfähigkeit sichert Ihr Überleben bei echter Gefahr, damit Sie zukünftig besser und schneller reagieren als in der Vergangenheit.

Ihr Gedächtnis versetzt Sie bei ähnlichen Erfahrungen immer wieder in den Zustand der absoluten Hilflosigkeit und des Vernichtungsgefühls zurück. Machen Sie sich bewusst: Das war wirklich schlimm damals. Sie haben echte Todesangst gehabt. Diese Erfahrung hat Ihr Urvertrauen in Ihren Körper und in die Welt erschüttert. Aber jetzt wissen Sie: Eine Panikattacke ist völlig ungefährlich. Bleiben Sie mit all Ihren Sinnen ganz in der Gegenwart, ohne in die Vergangenheit abzugleiten.

Intensive Gefühle gehen immer mit starken körperlichen Empfindungen einher. Gefühle und körperliche Empfindungen sind stets Erfahrungen im Hier und Jetzt.

Bei Erinnerungen an die schönsten Erlebnisse unseres Lebens möchten wir gerne erneut das Glücksgefühl vergangener Zeiten erleben. Bei ungewollten Überflutungen durch lebhafte Bilder aus den schlimmsten Phasen unseres Lebens reagiert unser Gehirn auf dieselbe Weise. Dies führt jedoch dazu, dass wir glauben, der Horror wäre gegenwärtig.

Folgende Übungen können hilfreich sein:

▶ **VERGEGENWÄRTIGEN SIE SICH MIT GESCHLOSSENEN AUGEN EINE FRÜHERE PANIKATTACKE WIE EINEN FILM IN IHREM KOPF.**
Betrachten Sie die Erfahrung einer Panikattacke von außen, von Ihrer momentanen Situation aus, ohne in den Film hineinzugehen. Sobald Sie sich in diesen Film mit allen körperlichen und gefühlsmäßigen Empfindungen hineinbegeben, sind Sie sofort in der traumatischen Situation gefangen. Beschreiben Sie die Panikattacke aus der Erinnerung, aus der zeitlichen Distanz, mit treffenden Worten. Was genau haben Sie damals erlebt? Es handelt sich dabei um eine *Distanzierungstechnik*, die Ihr momentanes Erleben von der lebhaften Erinnerung an das damalige Erleben trennt.

▶ **STELLEN SIE SICH VOR, SIE ERZÄHLTEN EINER VERTRAUTEN PERSON, WAS IHNEN DAMALS PASSIERT IST.**
Welche körperlichen Symptome, Gefühle und Gedanken hatten Sie damals? Was war das Schlimmste? Machen Sie sich bewusst: Das war damals und hat im Moment keine Bedeutung. Ein Gespräch mit anderen Menschen über eine Panikattacke kann Ihnen tatsächlich helfen, innere Distanz zum Erlebten aufzubauen.

▶ **BLEIBEN SIE BEI DER BEWUSSTEN ERINNERUNG AN EINE PANIKATTACKE GLEICH- ZEITIG MIT IHRER AKTUELLEN UMWELT VERBUNDEN.**
Was können Sie im Hier und Jetzt sehen, hören, spüren, riechen und schmecken? Nehmen Sie Ihre Umwelt mit allen Sinnen wahr und vergegenwärtigen Sie sich alles, was Ihnen im Moment Sicherheit und Vertrauen gibt. Durch die *Verankerung in der Gegenwart* können Sie den Film über eine heftige Panikattacke wie ein distanzierter Beobachter betrachten, ohne völlig aufgewühlt zu sein. Es kommt bei einer Panikattacke entscheidend darauf an, dass Sie Ihr gegenwärtiges Erleben von der plastischen Erinnerung an Ihre schlimmste Panikattacke in der Vergangenheit trennen können.

▶ **KONZENTRIEREN SIE SICH VOLL UND GANZ AUF DAS, WAS IM MOMENT UM SIE HERUM GESCHIEHT, WEIL SIE SO AM SICHERSTEN IN DER GEGENWART BLEIBEN.**

Sehen Sie sich nach dem um, was Ihnen im Moment Sicherheit gibt: Sicherheit und Vertrauen geben Ihnen bestimmte Personen, Ihre Wohnung, Ihr Lieblingsplatz beim Sitzen oder Liegen, Ihre Lieblingsmusik, vielleicht auch Ihr Lieblingsduft und Ihr Lieblingsgetränk. Sie brauchen kein Beruhigungsmittel und keine Notfalltropfen, sondern nur mehr Vertrauen in Ihren Körper im gegenwärtigen Moment sowie in jene Lebensumstände, die Ihnen gerade jetzt Sicherheit und Geborgenheit vermitteln.

▶ **BESCHREIBEN SIE IMMER WIEDER, WAS SIE VON AUGENBLICK ZU AUGENBLICK ERLEBEN.**

Nehmen Sie ganz bewusst wahr, wie es Ihnen derzeit körperlich und seelisch geht. Machen Sie sich angesichts Ihres aktuellen Befindens den Unterschied von jetzt und damals bewusst. Setzen Sie Ihre gegenwärtigen Gefühle und körperlichen Zustände nicht mit früheren Zuständen gleich. Am leichtesten wird Ihnen dies gelingen, wenn Sie Ihre momentanen Empfindungen mit all dem verknüpfen, was Sie in der aktuellen Umwelt wahrnehmen.

BETRACHTEN SIE EINE PANIKATTACKE ALS NACH-STRESS-REAKTION

EINE PANIKATTACKE KANN EINE NACH-STRESS-REAKTION SEIN, WIE EINE HEFTIGE WOCHENENDMIGRÄNE NACH LÄNGEREM STRESS IN DEN TAGEN ZUVOR.

Auch eine körperliche Erkrankung tritt oft erst dann auf, wenn der körperliche Dauerstress vorbei ist, das Immunsystem jedoch zu erschöpft ist, um gegen die Krankheitskeime erfolgreich anzukämpfen.

Der wahre Stress, die tatsächliche Bedrohung Ihrer beruflichen, familiären oder gesundheitlichen Situation, liegt bereits hinter Ihnen. Jetzt haben Sie erstmals Zeit, sich intensiver zu beobachten. In der Ruhephase kommt Ihr Gehirn endlich dazu, das Erlebte zu verarbeiten. Sie haben vielleicht schlimme Wochen und Monate hinter sich. Ihr Körper läuft noch immer auf Hochtouren, während die reale Belastung bereits vorbei ist.

Es handelt sich bei einer Panikattacke oft um den endlich fälligen *Spannungsabfall* nach einer Phase langer körperlicher oder seelischer Anspannung, häufig nach einer Kombination von beruflichem und familiärem bzw. partnerschaftlichem Stress. Die Panikattacke erfolgt in Form einer ungewohnt heftigen Entladung Ihres Körpers, sodass Sie verständlicherweise sehr besorgt um sich sind.

Wenn Sie nach großem Stress plötzlich nichts mehr zu tun haben, geht es Ihnen wie einem Spitzensportler, der nach einem Unfall oder während eines zweiwöchigen Urlaubs mit seiner Familie am Strand plötzlich eine Panikattacke bekommt, weil er keine Zeit zum langsamen Abtrainieren hatte. Es handelt sich dabei um das bekannte *Sportentzugsphänomen*, das durch eine plötzliche Umstellung von hoher Aktivität auf totale Ruhe und Passivität entsteht.

Panikattacken als Nach-Stress-Reaktion können auch abends im Bett auftreten. Haben Sie schon öfter Panikattacken abends im Bett erlebt, kurz vor dem Einschlafen oder ein bis zwei Stunden nach dem Einschlafen? In harmloser Form kennen Sie dieses Phänomen bestimmt als Muskelzuckungen aufgrund der elektrischen Entladung der angespannten Muskulatur bei plötzlicher Ruhe.

Folgender Ratschlag kann hilfreich sein:

▸ **BEREITEN SIE SICH DURCH GEZIELTE AKTIONEN DARAUF VOR, IHREN KÖRPER NACH GROSSEM STRESS LANGSAM HERUNTERZUFAHREN, STATT SICH VOR DER NÄCHSTEN RUHEPHASE ZU FÜRCHTEN.**

Akzeptieren Sie, dass Umstellungsschwierigkeiten von hoher Anspannung auf totale Ruhe ganz normal sind. Wichtig ist, wie Sie damit umgehen. Urlaubsberater empfehlen hochgestressten Menschen, die in einem zweiwöchigen Urlaub die totale Entspannung suchen, in der ersten Woche täglich einige Aktivitäten, bevor sie in der zweiten Woche ausspannen. Durch welche Freizeitaktivitäten können Sie Ihren Körper nach massivem Stress langsam herunterfahren?

BETRACHTEN SIE EINE PANIKATTACKE ALS AUSDRUCK EINER STARKEN EMOTION- WIE ETWA OHNMÄCHTIGER WUT

EINE PANIKATTACKE IST OFT AUSDRUCK EINER HEFTIGEN GEFÜHLSREAKTION.

Angst ist nicht selten erst die Folge einer Panikattacke. Die Ursache der Attacke besteht häufig in einer *emotionalen Zwiespältigkeit*, wie etwa einem Konflikt zwischen Nähe und Distanz, zwischen Abhängigkeit und Unabhängigkeit oder zwischen Liebe und Ärger innerhalb der Partnerschaft oder Familie.

Es kann auch eine hochgradige *Frustration* angesichts der aktuellen Lebens- oder Berufssituation bestehen. Sind Sie frustriert, weil Sie bestimmte wichtige Ziele nicht erreicht haben oder weil Ihnen wichtige Bezugspersonen bestimmte Wünsche nicht erfüllt haben?

Ärger und Wut aktivieren Ihren Körper über das sympathische Nervensystem. *Ohnmacht und Hilflosigkeit* lähmen gleichzeitig Ihren Körper über das parasympathische Nervensystem. Wut und Ärger lassen Ihren Blutdruck oft viel höher ansteigen als Angst, die oft erst die Reaktion auf Ihren Blutdruckanstieg ist.

Wenn Ihr systolischer Blutdruck ohne medizinische Ursache immer wieder erhöht ist, hängt dies oft mit Ärger und Wut zusammen. Angst ist erst die Reaktion auf die subjektiv bedrohliche Blutdruckerhöhung. Aus Angst um Ihren Körper bei einer Panikattacke können Sie dann leicht Ihr Beziehungsproblem in Partnerschaft, Familie oder Beruf übersehen.

Der Druck durch starke Gefühle oder Gefühlskonflikte kann so stark sein, dass Sie glauben, bald Amok zu laufen oder geistig verwirrt zu sein und verrückt zu werden. Tatsächlich sind Sie nur durch Ihren inneren Gefühlsdruck emotional verwirrt.

Folgende Ratschläge können hilfreich sein:

▶ **ÜBERLEGEN SIE, WAS SIE MASSIV ÄRGERT, GLEICHZEITIG ABER AUCH HILFLOS UND OHNMÄCHTIG MACHT.**
Gestehen Sie sich ein: Sie haben vielleicht eine *ohnmächtige Wut im Bauch*. Sie wollen etwas tun, wissen aber gar nicht, was Sie wirklich machen könnten. Sie haben möglicherweise ein emotionales Prob-

lem mit einer ganz bestimmten Person oder mit einer Gruppe von Menschen in Ihrem Umfeld. Machen Sie aus diesem ganz normalen Beziehungsproblem kein krankheitswertiges Problem mit Ihrem Körper.

▶ **LERNEN SIE, IHRE MOMENTANEN GEFÜHLE WAHRZUNEHMEN, ANZUNEHMEN UND AUSZUDRÜCKEN.**
Die erste Beziehungsverbesserung ist eine Verbesserung der Beziehung zu sich selbst. Erst dann können Sie erfolgreich Ihre zwischenmenschlichen Probleme bewältigen. Schwächen Sie sich nicht durch einen sinnlosen Kampf gegen Ihren eigenen gesunden Körper. Sie sind nicht krank, sondern Ihre Lebenssituation oder die Beziehung zu einer wichtigen Person Ihres Lebens strapaziert Sie vielleicht so sehr, dass Sie sich krank fühlen, ohne es tatsächlich zu sein.

▶ **NEHMEN SIE IHRE GEFÜHLSMÄSSIGE ZWIESPÄLTIGKEIT, IHRE GEFÜHLS-AMBIVALENZ, WAHR.**
Sind Sie vielleicht nach außen hin einer Person gegenüber sehr freundlich, aber innerlich kochen Sie vor Wut über sie? Wenn Sie keine Klarheit über Ihre Gefühle haben, brauchen Sie sich auch nicht zu wundern, dass Ihr Körper nicht weiß, was er tun soll: entweder jemandem nahekommen oder von jemandem fernbleiben. Unbewältigt können diese Spannungen anstelle von Panikattacken vielleicht auch in *psychosomatische Störungen* übergehen, wie etwa erhöhter Blutdruck, Rückenschmerzen, Kopfschmerzen, chronischer Schwindel, Verdauungsbeschwerden oder Schlafstörungen.

▶ **BEZEICHNEN SIE NICHT JEDE INNERE UNRUHE UND KÖRPERLICHE ANSPANNUNG GLEICH ALS »ANGST« ODER »PANIKATTACKE«.**
Beobachten Sie, ob Sie öfter folgende Gefühle erleben: Hilflosigkeit, Schwäche, Lustlosigkeit, Traurigkeit, Enttäuschung, Wut, Ärger, Abneigung, Ekel, Einsamkeit, Verlassenheitsgefühl, Sehnsucht nach Geborgenheit, Wunsch nach Gehalten-Werden. Finden Sie

Sätze wie: »Ich fühle mich jetzt angespannt, verärgert, gekränkt, verletzt, gereizt, ohnmächtig vor Wut, hilflos, deprimiert, verzagt, erschöpft, ausgelaugt, einsam, verlassen, ungeliebt, gelangweilt, angewidert.«

▸ **SETZEN SIE SICH MIT IHREN GEFÜHLEN AUSEINANDER, INDEM SIE DIESE REGEL-MÄSSIG IN IHREM TAGEBUCH IN PASSENDEN WORTEN ZUM AUSDRUCK BRINGEN.**
Erinnern Sie sich an bestimmte Situationen der Vergangenheit und analysieren Sie, wie Sie sich dabei gefühlt haben. Gehen Sie in sich und spüren Sie, welche Gefühle Sie gerade jetzt haben. Fassen Sie Ihre Gefühle in Worte, indem Sie Ihre Befindlichkeit auf dem Memo Ihres Handys festhalten. Lesen und hören Sie wiederholt Ihre Aufzeichnungen mit dem Ziel, Ihre Gefühle besser zu verarbeiten.

▸ **SCHREIBEN SIE MENSCHEN, DIE IN IHNEN NEGATIVE GEFÜHLE AUSLÖSEN, EINEN BRIEF, OHNE DIESEN ABZUSCHICKEN.**
Verfassen Sie den Text so, wie Sie mit den Betroffenen am liebsten reden würden. Werden Sie sich dabei auch Ihrer enttäuschten Wünsche und unerfüllten Bedürfnisse bewusst, die mit Ihren negativen Gefühlen zusammenhängen. Lernen Sie zu unterscheiden zwischen den Gefühlen, die Ihre körperlichen Symptome auslösen, wie etwa Ärger und Traurigkeit, und den Gefühlen, die erst als Folge Ihrer körperlichen Symptome auftreten, wie etwa Angst und Panik.

BETRACHTEN SIE EINE PANIKATTACKE ALS FOLGE IHRER GEDANKEN AN TOD, KRANKHEIT UND VERLUST

EINE PANIKATTACKE IST MÖGLICHERWEISE DIE REAKTION AUF IHRE GEDANKEN AN KRANKHEIT UND TOD, VIELLEICHT AUCH AUSDRUCK IHRER BESCHÄFTIGUNG MIT DEM ERLEBTEN ODER BEFÜRCHTETEN VERLUST EINER GELIEBTEN PERSON.

Haben negative Gedanken, belastende Gefühle, schreckliche Erinnerungen oder Angst machende Vorstellungen Sie in der Vergangenheit beschäftigt? Vielleicht ist oder war eine nahestehende Person schwer krank. Vielleicht ist sogar jemand gestorben, was Sie sehr betroffen gemacht hat. Könnten Ihre Panikattacken mit Krankheiten oder Todesfällen in Ihrem sozialen Umfeld zusammenhängen?

Drückt sich in einer Panikattacke Ihre Angst vor dem Tod aus? Der Tod ist die einzige Gewissheit des Lebens, eine Endgültigkeit, der niemand entrinnen kann. Sie können sich den Zeitpunkt und die Art Ihres Todes nicht aussuchen. Die Todesumstände werden Ihnen aufgezwungen, Sie haben keine Kontrolle darüber.

Der beste Umgang mit unveränderlichen Gegebenheiten kommt im vielzitierten *Gelassenheitsgebet* zum Ausdruck. Sie müssen deswegen nicht an Gott glauben, wenn Sie nur den Sinn verstehen:»Gott, gib mir den Mut, die Dinge zu ändern, die ich ändern kann, die Gelassenheit, die Dinge hinzunehmen, die ich nicht ändern kann, und die Weisheit, das eine vom anderen zu unterscheiden.«

Falls Sie seit Jahren unter *Verlust- und Trennungsängsten* leiden: Haben Sie sich schon einmal gefragt, was Ihre Panikattacken damit zu tun haben könnten? Haben Ihre Panikattacken die Funktion übernommen, Ihren Partner stärker an sich zu binden und mehr Nähe in Ihrer Partnerschaft zu schaffen? Können Sie seit den Panikattacken nicht mehr so gut allein sein, weder zu Hause noch außer Haus? Wie gut konnten Sie eigentlich vor den Panikattacken mit dem Allein-Sein umgehen?

Erleben Sie Angst und Panik immer in jenen Situationen, in denen Sie mit sich selbst nichts anfangen können? Was möchten Sie zukünftig trotz Ihrer Angst und Panik wieder mehr allein tun?

Oder geraten Sie derzeit vielleicht deswegen in Panik, weil Sie vor einem wichtigen Übergang in Ihrem Leben stehen? Steht eine Trennung, ein Umzug oder eine neue Berufstätigkeit bevor?

Folgende Ratschläge können hilfreich sein:

▸ **STELLEN SIE IM FALLE VON KRANKHEIT ODER TOD EINES MENSCHEN AUS IHRER UMWELT DIESEN IN DEN MITTELPUNKT IHRER GEFÜHLE UND BETRACHTUNGEN.**
Wenn Sie sich selbst als bedroht erleben, können Sie nicht lernen, Erlebtes, und sei es noch so schlimm, zu verarbeiten. Konzentrieren Sie sich mit Ihrem ganzen Mitgefühl auf die tatsächlich Kranken in Ihrer Umgebung, ohne sich ständig zu fragen, wie es Ihnen in dieser Situation ergehen würde.

▸ **NUTZEN SIE TROTZ IHRER KRANKHEITSÄNGSTE DIE CHANCE, DAS BESTE AUS JEDEM TAG ZU MACHEN.**
Akzeptieren Sie Ihre Ohnmacht, nichts gegen den Tod ausrichten zu können, wenn es auch bei Ihnen einmal so weit sein wird. Macht Ihnen der Gedanke an den Tod vielleicht deswegen so viel Angst, weil Sie aufgrund Ihrer ständigen Angst- und Panikzustände zu vieles im Leben versäumt haben oder noch immer auf bessere Zeiten aufschieben? Dann ist der Gedanke daran, dass Sie einmal sterben müssen, gar nicht so schlecht. Dann sollten Sie trotz Ihrer Ängste endlich einmal das tun, was Sie in Ihrem Leben unbedingt erlebt haben möchten, damit es für Sie sinnvoll und lebenswert ist.

▸ **NEHMEN SIE IHR LEBEN WIEDER MEHR IN IHRE HAND – TROTZ IHRER ANGST VOR KRANKHEIT, VERLUST UND TOD, TROTZ IHRER ANGST VOR EINER UNGEWISSEN ZUKUNFT.**
Kann es sein, dass Ihre Furcht vor einer Panikattacke Ihre Angst vor dem nächsten Schritt in Ihrem Leben widerspiegelt? Haben Sie Angst, falsche Entscheidungen zu treffen? Haben Sie mehr Angst vor dem Neuen und Unbekannten oder davor, das Alte und Bekannte zu verlieren? Haben Sie Angst und Furcht vor Ihrer Freiheit, vor der

Freiheit, Sie selbst zu sein? Übernehmen Sie die Verantwortung für Ihr Leben und greifen Sie bewusst ein in den Ablauf der Ereignisse, statt ängstlich und untätig abzuwarten, was die Zukunft bringen wird.

BETRACHTEN SIE EINE PANIKATTACKE ALS AUSDRUCK DER SORGE UM IHREN UNGESUNDEN LEBENSSTIL

EINE PANIKATTACKE KANN MIT EINEM UNGESUNDEN LEBENSSTIL ZUSAMMENHÄNGEN.

Es tut Ihnen auf Dauer vielleicht nicht gut, wenn Sie so weiterleben wie bisher. Sie sind im Augenblick wahrscheinlich noch völlig gesund, wenn Sie den ärztlichen Befunden vertrauen.

Durch gravierende Fehler in der Lebensführung können Sie tatsächlich einmal schwer krank werden. Da hilft Ihnen auch die Zuversicht nicht wirklich, dass Sie die nächste Panikattacke wieder heil überstehen werden.

Fürchten Sie sich nicht vor dem Falschen, nämlich vor einer Panikattacke, sondern vor den realen Gefahren Ihres Lebensstils. Worüber sollten Sie sich tatsächlich mehr sorgen als bisher? Ernähren Sie sich falsch? Trinken Sie zu viel Alkohol? Rauchen Sie zu viel? Schlafen Sie zu wenig? Arbeiten Sie zu viel? Bewegen Sie sich zu wenig? Tut Ihnen Nachtarbeit nicht gut?

Lassen Sie sich zu viel von anderen Menschen ausnutzen und herumkommandieren? Können Sie mit Stress nicht umgehen? Stehen Sie vor einem Burnout-Syndrom, weil Sie sich zu viel für die Arbeit oder die Familie engagieren und Ihre eigenen Bedürfnisse vernachlässigen?

Übernehmen Sie die Verantwortung für Ihr Leben und übertragen Sie die Verantwortung für Ihre Gesundheit nicht auf die Ärzte, die ständig nur das ausschließen sollen, was Sie auf keinen Fall bekommen möchten. Welcher Arzt kann Ihnen wirklich Ihre Gesundheit garantieren, wenn Sie einen ungesunden Lebensstil pflegen?

Folgende Ratschläge können hilfreich sein:

▸ **ERNÄHREN SIE SICH GESUND UND REGELMÄSSIG!**
Wie ausgewogen ist Ihre Nahrungszufuhr in Hinblick auf notwendige Vitamine, Mineralstoffe und Spurenelemente, vor allem auch hinsichtlich der richtigen Zusammensetzung von Kohlehydraten, Fetten und Eiweiß?

▸ **TRINKEN SIE AUSREICHEND, ETWA ZWEI LITER FLÜSSIGKEIT TÄGLICH!**
Wie ungesund sind Ihre Getränke auf lange Sicht? Wie viel Zucker oder Koffein enthalten sie?

▸ **SCHRÄNKEN SIE ÜBERMÄSSIGEN NIKOTIN- UND KOFFEINKONSUM EIN, WENN ER IN DER LETZTEN ZEIT AUSGEUFERT SEIN SOLLTE!**
Welche Umstände führen immer wieder zu erhöhtem Nikotin- oder Koffeinkonsum? Was sollten Sie ändern?

▸ **VERZICHTEN SIE AUF ÜBERMÄSSIGEN ALKOHOLKONSUM!**
Was möchten Sie mithilfe von Alkohol erreichen? In welchen Situationen wird Alkohol für Sie kurzfristig zum Problemlöser? Sie müssen nicht zu einem Gesundheitsapostel werden. Wenn keine Abhängigkeitsgefahr besteht, können Sie durchaus in üblichen Mengen Alkohol konsumieren.

▸ **ACHTEN SIE AUF AUSREICHENDEN SCHLAF!**
In der Nacht regeneriert sich Ihr Immunsystem. Ihre geistige Leistungsfähigkeit wird ebenfalls gestärkt, weil sich in der Nacht die Erfahrungen und Wissenszuwächse des Tages erst endgültig in Ihr Langzeitgedächtnis einspeichern. Was stört Ihren Schlaf? Haben Sie Ihr Schlafpensum aus bestimmten Gründen reduziert?

▸ **ACHTEN SIE AUF REGELMÄSSIGE KÖRPERLICHE BETÄTIGUNG!**
Achten Sie auf mehr Sport und Bewegung, wenn Sie aus Angst vor

einer Panikattacke oder aus beruflichen oder familiären Gründen jede körperliche Aktivität eingeschränkt haben, vor allem auch dann, wenn Sie einen sitzenden Beruf haben!

▸ **VERMEIDEN SIE ÜBERMÄSSIGE SCHONUNG UND UNNÖTIGE BETTRUHE TAGSÜBER, AUCH IM FALLE EINER SCHLAFSTÖRUNG!**
Mangelnde körperliche Fitness kann Panikattacken begünstigen. Gibt es bei Ihnen schon Anzeichen für ein ungesundes Schonverhalten?

BETRACHTEN SIE EINE PANIKATTACKE ALS AUSDRUCK DER BEDROHUNG IHRER WÜNSCHE, WERTE UND ÜBERZEUGUNGEN

EINE PANIKATTACKE TRITT OFT DANN AUF, WENN IHRE FUNDAMENTALEN BEDÜRFNISSE UND ÜBERZEUGUNGEN BEDROHT SIND.

Welche zentralen Bedürfnisse stehen hinter Ihren größten Ängsten, die bis zu einer Panikattacke führen können? Welche der folgenden Fragen trifft auf Sie ganz besonders zu?

▸ Machen Sie sich Sorgen um Ihre *Gesundheit*, weil Sie ein ganz bestimmtes Bild davon haben, was Sie als gesunder Mensch unbedingt tun und erleben sollten?

▸ Sorgen Sie sich um Ihre *wirtschaftliche Absicherung*, weil Sie nur so Ihre Träume von einem guten Leben verwirklichen können?

▸ Fühlen Sie sich in Ihrer Sehnsucht nach anhaltender partnerschaftlicher oder familiärer *Geborgenheit* bedroht?

▸ Sehen Sie Ihre *Leistungsfähigkeit* gefährdet, weil diese Ihr ganzes Selbstbewusstsein ausmacht?

▸ Haben Sie Angst davor, dass Ihr Leben ohne ausreichenden *Sinn* verläuft, wenn es so weitergeht wie bisher?

Folgende Ratschläge können hilfreich sein:

▸ **AKZEPTIEREN SIE IHRE ÄNGSTE ALS BEDROHUNG DER FUNDAMENTE IHRES LEBENS.**
Sagen Sie sich ganz ehrlich: »Ich habe Angst, dass genau das passiert, was ich am meisten fürchte. Das ist ganz normal. Ich darf Angst haben, wenn es tatsächlich um eine fundamentale Bedrohung meiner Person geht. Ich muss nicht angstfrei sein und auch nicht werden, wenn ich mir vorstelle, dass die wichtigsten Stützen meines Lebens zusammenbrechen könnten. Ich nehme meine Angst an und tue alles, um auf der Basis der zentralen Werte meines Lebens jene Ziele zu erreichen, die mein Leben mit Sinn erfüllen und mich glücklich und zufrieden machen.«

▸ **VERFOLGEN SIE TROTZ IHRER ÄNGSTE IHRE ZIELE FÜR EIN ERFÜLLTES LEBEN.**
Halten Sie sich angesichts Ihrer Angst vor Panikattacken immer wieder die wichtigsten Werte Ihres Lebens und die daraus resultierenden Ziele vor Augen. Was sind Ihre kurz-, mittel- und langfristigen Ziele? Was könnten Sie schon jetzt häufiger tun und nicht erst nach Abklingen Ihrer Panikattacken? Was sind Ihre wichtigsten Vorstellungen in partnerschaftlicher, familiärer und beruflicher Hinsicht? Ihre Attacken werden erst dann endgültig verschwinden, wenn Sie ihnen nicht mehr die Macht geben, Ihr Leben so wie bisher zu dominieren. Attraktive Ziele auf der Basis zentraler Werte helfen Ihnen, das zu tun, was Ihr Leben erfüllt und sinnvoll macht. Was möchten Sie jetzt am liebsten tun, wenn Sie sich nicht vor Panikattacken fürchten würden? Setzen Sie noch heute den ersten Schritt in diese Richtung!

LASSEN SIE EINE PANIKATTACKE KOMMEN WIE EINE HEFTIGE WELLE IM MEER, AUF DER SIE SO REITEN, DASS SIE BALD OBENAUF SIND.

Bedenken Sie: Je mehr Sie gegen eine heftige Meereswelle ankämpfen, sie nicht wahrhaben wollen, desto mehr werden Sie von ihr hilflos überflutet.

Je weniger Sie sich fürchten und mit der Welle mitgehen, desto schneller und erfolgreicher können Sie sie überwinden. Es ist besser, mit der Welle mitzuschwimmen, als gegen sie anzuschwimmen. Wollen Sie Ihre Angst und Ihre Panikattacken unterdrücken, bleiben Sie unnötig lange angespannt. Der ständige Kampf gegen Angst und Panik kostet Sie sehr viel Kraft und führt zu chronischer Erschöpfung. Erlauben Sie sich eine Panikattacke so wie Tränen in Phasen der Trauer.

Bedenken Sie: Angst ist immer Kampf. Wenn Sie gegen eine aufkommende Panikattacke ankämpfen, lösen Sie den nächsten Adrenalinstoß aus. Im schlimmsten Fall kann es zu einer Daueranspannung kommen, die durch einen erhöhten Kortisolspiegel verursacht wird.

Folgende Ratschläge können hilfreich sein:

▸ **BEWÄLTIGEN SIE EINE PANIKATTACKE WIE EIN GUTER SCHWIMMER ODER SEEMANN DIE WELLEN.**

Gehen Sie bewusst mit, statt gegen die Welle einer Panikattacke anzukämpfen. Mit dem Bild einer Welle vor Augen können Sie Ihre Panikattacken in drei Stufen bewältigen: Kommen-Lassen, Sein-Lassen und Gehen-Lassen.

Angst und Panik haben – wie die meisten Gefühle – einen dreiphasigen Ablauf: Beginn, Höhepunkt und Ausklang. Lassen Sie die Paniksymptome und Ihre ängstlichen Gedanken einfach auf sich zukommen und da sein, ohne sie zu unterdrücken oder zu bekämpfen. Ihre Furcht wird umso größer, je mehr Sie aus Angst davor, die Kontrolle zu verlieren, einen aussichtslosen Kampf gegen eine Panikattacke führen. Ihre Akzeptanz nimmt der Panik alle Macht über Ihre Person, weil Sie sie nicht mehr fürchten. Es klingt paradox: Sie können Ihre Angst und Panik kontrollieren, indem Sie sie zulassen.

▶ **BEOBACHTEN SIE DEN ABLAUF DER PANIKATTACKE, OHNE GEGEN SIE ANZU-KÄMPFEN.**

Nehmen Sie die körperlichen Symptome der Attacke wahr, ohne sie gleich als Zeichen von Gefahr zu bewerten. Wie schlägt Ihr Herz? Wie geht Ihr Atem? Wie angespannt sind Ihre Muskeln? Wie fühlen sich Magen, Darm und Blase an? Ist Ihnen kalt oder heiß? Welche sonstigen Zustände sind unangenehm? Welche Gedanken und Vorstellungen schießen Ihnen in den Kopf? Welche Gefühle haben Sie gerade?

Beschreiben Sie innerlich, wie es Ihnen im Augenblick geht, körperlich wie gefühlsmäßig. Bleiben Sie im Hier und Jetzt Ihrer momentanen Empfindungen. Durchbrechen Sie den Teufelskreis der Angst, indem Sie Ihren Körper interessiert, aber gleichzeitig distanziert beobachten. Unterdrücken Sie dabei nicht Ihre Angst, Furcht und Panik und deren Ausdrucksformen.

▶ **BLEIBEN SIE BEI EINER PANIKATTACKE GANZ IN DER GEGENWART, OHNE KATA-STROPHENFANTASIEN.**

Das ist das Geheimnis der erfolgreichen Angst- und Panikbewältigung: Je mehr Sie Ihren Körper bewusst und interessiert beobachten, ohne ihn beeinflussen zu wollen, desto schneller werden die körperlichen Zeichen von Angst und Panik verschwinden.

Aufgrund Ihrer Bereitschaft, alle körperlichen Symptome ohne negative Beurteilung wahrzunehmen und ohne Kampf gelassen zu ertragen, verliert die Panik ihren Schrecken. Lassen Sie Angst, Furcht und Panik und deren Symptome ganz von allein gehen. Akzeptieren Sie die verbleibende Restspannung und wenden Sie sich engagiert der Erreichung Ihrer Ziele zu.

3.2 BEWEGUNG: BLEIBEN SIE BEI EINER PANIKATTACKE NICHT RUHIG, SONDERN BEWEGEN SIE SICH

BRINGEN SIE IHREN GANZEN KÖRPER KRÄFTIG IN BEWEGUNG

BEI EINER PANIKATTACKE WERDEN SIE VON DEN TIEFEREN SCHICHTEN IHRES GEHIRNS GESTEUERT – VON IHREM SÄUGETIERHIRN, DEM LIMBISCHEN SYSTEM.

Die Angst- und Panikreaktion hat zur Sicherung Ihres Überlebens schon eingesetzt, noch bevor Sie überhaupt bewusst an Gefahr gedacht haben.

Obwohl Sie für Höchstleistungen aktiviert sind, stehen Sie bei einer Panikattacke da wie blockiert, völlig reaktionsunfähig, oft mit dem Gefühl, das Gleichgewicht zu verlieren und gleich umzufallen. Akzeptieren Sie es, falls Sie sich anfangs wie blockiert und bewegungsunfähig fühlen. Das ist das Wesen einer Panikattacke: massive körperliche Aktivierung bei gleichzeitiger Lähmung.

Benutzen Sie in dieser Situation Ihr Gehirn, speziell Ihr *Stirnhirn*, um Ihren Körper gezielt zu steuern. Bewegen Sie sich mit Ihrem ganzen Körper, am besten nach einem bestimmten Plan, den Sie vorher eingeübt haben. So werden die ausgeschütteten Stresshormone viel schneller abgebaut als in Ruhe.

In Panik-Situationen helfen Ihnen anfangs meist keine Atem- und Entspannungsübungen, sondern am ehesten *intensive körperliche Bewegung* zum Abreagieren der massiven körperlichen Anspannung. Bei Atemtechniken würden Sie sich ungeübt vielleicht zu sehr auf Ihren Körper konzentrieren und Ihre Symptome noch intensivieren und damit verstärken.

Machen Sie sich bewusst: Körperliche Bewegung erhöht den Blutfluss zum Gehirn, verhindert eine Ohnmachtsreaktion und fördert die geistige Klarheit. Jede Schonung schwächt Ihre Kondition und verstärkt Ihre Ängste, weil Sie sich bald vor jeder Anforderung fürchten würden.

Folgende Ratschläge und Übungen können hilfreich sein:

▶ **SCHALTEN SIE BEI EINER PANIKATTACKE MÖGLICHST SCHNELL AUF KÖRPERLICHE AKTIVITÄT UM.**
Bewegen Sie kräftig Ihren ganzen Körper, statt angespannt stehen oder sitzen zu bleiben. Flüchten Sie jedoch nicht aus der Angstsituation. Gehen Sie in der Wohnung, am Arbeitsplatz oder einem sonstigen Ort eine Zeitlang auf und ab, ohne sich hinzusetzen, hinzulegen oder sich irgendwo festzuhalten. Gehen Sie in einem Supermarkt eine neuerliche Runde oder gehen Sie in einem öffentlichen Verkehrsmittel von einem Ende zum anderen. Schütteln Sie dabei gleichzeitig Ihre Arme aus und bewegen Sie Ihr Becken ein wenig, als ob Sie tanzen würden. Auf diese Weise verhindern oder unterbrechen Sie das Steifwerden Ihres Körpers.

▶ **ERLEDIGEN SIE IN DER WOHNUNG VERSCHIEDENE HAUSARBEITEN.**
Beginnen Sie mit Staubsaugen, Aufräumen oder Fensterputzen; erledigen Sie verschiedene Gartenarbeiten, wenn Sie die Gelegenheit dazu haben. Machen Sie verschiedene gymnastische Übungen, wie etwa Rumpfkreisen, möglichst bei offenem Fenster.

▶ **VERHALTEN SIE SICH WIE EIN NASSER HUND.**
Schütteln Sie Ihren Körper im Stehen mehrfach kräftig durch, indem Sie Ihre Arme und Beine fest ausschütteln.

▶ **HEBEN SIE IM STEHEN ABWECHSELND DAS RECHTE UND DAS LINKE KNIE BIS IN HÜFTHÖHE.**
Strecken Sie, während Sie das Knie heben, den Arm derselben Körperseite senkrecht in die Höhe und atmen Sie dabei aus. Heben Sie also gleichzeitig das rechte Knie und den rechten Arm und anschließend das linke Knie und den linken Arm. Atmen Sie beim Heben von Knie und Arm aus und beim Senken von Knie und Arm ein.

▶ **STRECKEN SIE IM SITZEN IHREN GANZEN KÖRPER DURCH UND ATMEN SIE DABEI AUS.**

Drücken Sie im Sitzen auf einem Stuhl mit ausgestreckten Beinen Ihre Füße fest gegen den Boden und Ihre Arme fest gegen einen Widerstand vor sich, während Sie gleichzeitig mit dem Rücken gegen die Lehne drücken. Atmen Sie in dieser Position langsam durch den Mund aus und stellen Sie sich vor, wie Sie Ihren ganzen inneren Druck ablassen. Führen Sie diese Übung in rhythmischer Weise zwei Minuten lang durch. Auch im Auto oder Flugzeug und in geschlossenen Räumen wie Kino, Kirche oder Theater kann sie Ihnen helfen.

▶ **ÜBEN SIE – IM GEIST – HOLZHACKEN.**

Falten Sie im Stehen die Hände und beugen Sie sich mit ausgestreckten Händen ganz hinunter, als ob Sie mit einer Axt nach unten schlagen würden. Atmen Sie dabei mit einem Ton aus, etwa mit »puuhh«.

BEWEGEN SIE SICH KRÄFTIG MIT BEIDEN BEINEN

BEI EINER PANIKATTACKE SIND IHRE BEINE ANGESPANNT FÜR EINE KAMPF-FLUCHT-REAKTION – KRÄFTIGE BEWEGUNG DER BEINE IST HILFREICH, JEDOCH OHNE FLUCHTVERHALTEN!

Sie fühlen sich bei Angst wie »auf dem Sprung«, aber es besteht keine Notwendigkeit davonzulaufen – oder Sie tun es doch, wenn Sie sich von Ihrem Säugetierhirn steuern lassen.

Fühlen Sie sich im Stehen oft schwindlig? Ein *Schwankschwindel* hängt mit einer totalen muskulären Verspannung zusammen, die zu einer Stand- und Gangunsicherheit führt. Anstelle von Schonung ist viel Bewegung als Training des aufrechten Ganges erforderlich, um das Gleichgewichtsgefühl und die Koordinationsfähigkeit zu verbessern.

Folgende Übungen können hilfreich sein:

▶ **TRETEN SIE FÜNF MINUTEN LANG AUF DER STELLE.**

Laufen Sie wie auf einem Laufband und atmen Sie bei jeder Bein-bewegung kräftig aus. Treten Sie in einem engen Lift oder einge-pfercht unter vielen Menschen von einem Fuß auf den anderen, als ob Sie im Stand laufen würden, während Sie dabei ausatmen.

▶ **WIPPEN SIE EINIGE ZEIT MIT DEN BEINEN ODER TRETEN SIE EIN WENIG IM STAND.**

Bewegen Sie Ihre Beine, wenn Sie in einem Geschäft in einer Schlange stehen und glauben, entweder umzufallen oder davon-laufen zu müssen. Sie können auch abwechselnd das rechte und das linke Bein ausschütteln und lockern.

▶ **STAMPFEN SIE ABWECHSELND MIT DEM RECHTEN UND DEM LINKEN FUSS FEST AUF DEM BODEN AUF.**

Treten Sie mit den Beinen fest in Richtung Boden, als ob Sie vor der Wohnung den Schmutz von Ihren Schuhen abschütteln würden. Atmen Sie dabei aus und stellen Sie sich vor, wie Sie Ihren inneren Druck abbauen. Sie können auch kräftig mit einem Ton wie »puuhh« oder »schsch« ausatmen.

▶ **FÜHREN SIE MIT IHREN BEINEN SPORTLICHE BEWEGUNGEN AUS.**

Laufen Sie im Haus einige Minuten lang Treppen auf und ab; nutzen Sie Walking, rasches Gehen, langsames Joggen oder Radfahren zum Abbau Ihrer körperlichen Verspannung.

▶ **SETZEN SIE SICH ZWANZIG MINUTEN LANG AUF EINEN HOMETRAINER.**

Atmen Sie intensiv aus, während Sie fest in die Pedale treten. Zählen Sie bei jeder rechten oder linken Beinbewegung eine Zahl weiter, von 1 bis 100. Beginnen Sie danach wieder von vorne zu zählen. In ähnlicher Weise können Sie sich auch auf einem Crosstrainer be-wegen.

▸ **STELLEN SIE SICH LOCKER HIN UND BEWEGEN SIE SICH WIE BEIM TANZEN ODER SKIFAHREN.**
Bewegen Sie Ihren Körper von Ihrem Becken aus und federn Sie dabei mit den Knien durch. Balancieren Sie Ihren Körper, statt steif und erstarrt dazustehen.

▸ **NUTZEN SIE DAS PRINZIP DER VENENPUMPE.**
Heben Sie im Stehen beide Fersen so hoch, dass Ihr Gewicht nur auf Ihren Zehen ruht. Heben Sie anschließend Ihre Zehen so hoch, dass Ihr Gewicht nur auf Ihren Fersen ruht. Diese Übung, einige Minuten lang durchgeführt, pumpt das Blut von den Unterschenkeln wieder in den Körper zurück. Es verbleibt sonst in den großen Muskeln der Beine, wenn Sie sich im Stehen nicht bewegen.

▸ **AKTIVIEREN SIE DIE WADENMUSKELPUMPE IM SITZEN.**
Spannen Sie im Sitzen abwechselnd die hintere und vordere Waden-muskulatur an. Heben Sie beide Fersen so hoch, dass Ihre Zehen gegen den Boden drücken. Heben Sie danach Ihre Zehen so hoch, dass Ihre Fersen gegen den Boden drücken.

▸ **TRAINIEREN SIE BEI SCHWANKSCHWINDEL IHR GLEICHGEWICHT BEIM STEHEN UND GEHEN MIT GESCHLOSSENEN AUGEN.**
Sanftes Gehen bei geschlossenen Augen stärkt Ihr Vertrauen in Ihren Gleichgewichtssinn. Entspannungsübungen und Massagen sind bei Schwankschwindel unzureichende Behandlungsmethoden. Zu viel Liegen und Ausruhen kann eine ungesunde Schonhaltung und eine verminderte körperliche Leistungsfähigkeit begünstigen. Schrän-ken Sie wegen eines Schwankschwindels auf keinen Fall Ihren Be-wegungsradius ein, sonst entwickeln Sie bald eine Agoraphobie.

NUTZEN SIE BEI EINER PANIKATTACKE DIE KRAFT BEIDER ARME, UM IHRE ANSPANNUNG ABZUBAUEN.

Armbewegungen sollten Sie vor allem dann einsetzen, wenn Sie überhaupt keine körperliche Kondition haben und sich vor jeder anderen Bewegung fürchten. Die Konzentration auf die jeweilige Übung lenkt Sie auch von der ängstlichen Körperbeobachtung ab.

Folgende Übungen können hilfreich sein:

▸ **DRÜCKEN SIE IHRE ARME KRÄFTIG GEGEN EINEN WIDERSTAND.**
Drücken Sie im Stehen Ihre Arme fest gegen eine Wand oder gegen eine Sessellehne. Atmen Sie dabei kräftig aus, wie dies auch Asthmatiker tun.

▸ **MACHEN SIE BOXÜBUNGEN.**
Ballen Sie Ihre Hände zu einer Faust und machen Sie abwechselnd mit dem rechten und dem linken Arm stoßende Bewegungen nach vorne, als ob Sie mit einem fiktiven Gegner boxen würden. Atmen Sie bei jedem Stoß kräftig mit einem Ton wie »puuhh« aus.

▸ **HÄMMERN SIE MIT IHREN FÄUSTEN KRÄFTIG GEGEN EINE UNTERLAGE.**
Schlagen Sie mit Ihren Fäusten abwechselnd fest auf ein Kissen oder einen Boxsack ein. Stellen Sie sich dabei vor, wie Sie Ihre Panik und Anspannung wegatmen.

▸ **BALLEN SIE IHRE HÄNDE RHYTHMISCH ZU FÄUSTEN.**
Schließen Sie Ihre Hände eine halbe Minute lang immer wieder zu Fäusten, während Sie dabei ausatmen und vielleicht auch mitzählen. Nehmen Sie in jede Hand einen Stressball oder einen anderen kleinen Gegenstand und drücken Sie diesen kräftig zusammen, während Sie dabei ausatmen.

▶ **ATMEN SIE BEIM HÄNDEKLATSCHEN KRÄFTIG AUS.**

Klatschen Sie fest in die Hände und atmen Sie dabei mit einem Ton wie »huuuu« aus. Ändern Sie diese Übung ab, indem Sie die Hände über Ihrem Kopf zusammenklatschen.

▶ **MASSIEREN SIE SICH SELBST.**

Massieren Sie abwechselnd den rechten und den linken Unterarm und anschließend jeden Finger einzeln. Massieren Sie danach mit Ihren Händen Ihren ganzen Körper.

▶ **LOCKERN SIE IHRE SCHULTERVERSPANNUNG DURCH ARME-KREISEN.**

Machen Sie mit Ihren seitlich und waagerecht ausgestreckten Armen kreisende Bewegungen und lockern Sie dabei Ihre Verspannung im Schulter-Nacken-Bereich.

▶ **PRESSEN SIE IHRE HÄNDE KRÄFTIG GEGENEINANDER.**

Drücken Sie beide Hände vor Ihrer Brust mit den Innenflächen fest gegeneinander und lassen Sie Ihren Atem durch Ihre Lippen wie bei einem leicht geöffneten Ventil ausströmen.

▶ **FÜHREN SIE TROCKEN-SCHWIMMÜBUNGEN DURCH.**

Bewegen Sie Ihre Arme wie beim Brustschwimmen oder wie beim Kraulen. Sie können auch Armbewegungen wie beim Rudern oder wie beim Fensterputzen machen.

▶ **AHMEN SIE EINEN KUNG-FU-KÄMPFER NACH.**

Machen Sie kräftige Armbewegungen wie ein Kung-Fu-Kämpfer, während Sie bei jedem Schlag mit dem Arm ausatmen, vielleicht sogar mit einem Schrei, um Ihre innere Anspannung loszuwerden.

▶ **BEUGEN SIE RHYTHMISCH IHRE ARME.**

Stellen Sie sich mit leicht gegrätschten Beinen hin und strecken Sie Ihre Arme beim Ausatmen von der Brust weg waagerecht aus, mit den Handflächen nach oben. Beugen Sie dann Ihre Arme während des Einatmens Richtung Schultern und legen Sie Ihre Fingerspitzen dort ab. Strecken Sie Ihre Arme dann beim Ausatmen wieder waagerecht nach vorne aus. Führen Sie diese Übung einige Minuten lang durch.

BETREIBEN SIE REGELMÄSSIG SPORT UND SEIEN SIE KÖRPERLICH AKTIV

KÖRPERLICHE AKTIVITÄT UND SPORT, VOR ALLEM VERSCHIEDENE AUSDAUERSPORTARTEN, SIND BEI ANGST- UND PANIKSTÖRUNGEN HOCHWIRKSAM.

Sport stärkt Ihre körperliche Fitness, löst Ihre Muskelverspannungen, verbessert Ihre Schlafqualität, Ihre Stimmung und Ihre geistige Leistungsfähigkeit. Ängstlichkeit und Schmerzempfindlichkeit nehmen ab.

Sport bewirkt über bestimmte Stoffe im Gehirn – Endorphine, Cannabinoide, Serotonin und Dopamin – ein körperliches und seelisches Wohlbefinden. Darüber hinaus bewirkt Sport durch gleichbleibende rhythmische Bewegungen einen *Flow-Effekt*, das heißt ein tranceartiges Versunkensein im Tun.

Folgende Ratschläge können hilfreich sein:

▶ **FORDERN SIE SICH BEI EINER PANIKATTACKE KÖRPERLICH BIS AN DEN RAND DER ERSCHÖPFUNG.**
Bauen Sie die Stresshormone Adrenalin, Noradrenalin und Kortisol durch kräftige Bewegung ab. Powern Sie sich aus und stärken Sie dadurch Ihr körperliches Selbstvertrauen.

▶ **BETREIBEN SIE REGELMÄSSIG EINE MISCHUNG VON KRAFT- UND KONDITIONSTRAINING.**
Herzklopfen und Blutdruckanstieg erleben Sie beim Sport als normale körperliche Reaktionen. Als Trainingseffekt werden im Laufe der Zeit der Puls und der Blutdruck absinken, während die Sauerstoffausbeutung bei der Atmung ansteigen wird. Halten Sie sich an

ein stufenweises Aktivierungsprogramm, um sich nach längerer krankheitsängstlicher Schonung nicht zu überfordern.

▸ **ÜBEN SIE SOGENANNTE AEROBE SPORTARTEN AUS.**
»Aerob« bedeutet »mit Sauerstoff«. Betreiben Sie Sportarten, die die Sauerstoffaufnahme verbessern und Herz und Lunge intensiv mit Sauerstoff versorgen, wie etwa Radfahren, Jogging, zügiges Walking, Schwimmen, Tennis, Skilanglauf und Bergwandern. Aerobes Training fordert von den großen Muskeln der Arme und Beine, die auch bei der Kampf-Flucht-Reaktion aktiviert werden, über einen bestimmten Zeitraum rhythmisch wiederholte Bewegungen. Sie sollten dabei etwas außer Atem geraten, aber noch reden können.

▸ **MACHEN SIE SPORT ZUSAMMEN MIT EINER ANDEREN PERSON.**
Ersuchen Sie eine Vertrauensperson, mit Ihnen gemeinsam körperliche Aktivitäten an der frischen Luft zu betreiben, wenn Sie sich aus Angst vor einer Panikattacke allein noch nicht nach draußen wagen oder weitere Entfernungen von zu Hause fürchten.

TANZEN SIE ZU IHRER LIEBLINGSMUSIK ODER MACHEN SIE SELBST MUSIK

TANZEN IST EINE AUSGEZEICHNETE MÖGLICHKEIT, WÄHREND UND NACH EINER PANIKATTACKE IHRE KÖRPERLICHE ANSPANNUNG DURCH RHYTHMISCHE BEWEGUNG ABZUBAUEN.

Tanzen durchbricht die Erstarrung durch eine Panikattacke zugunsten eines vorgegebenen Bewegungsablaufs, der Ihnen körperliche Sicherheit gibt. Tanzen wirkt einerseits wie ein Ganz-Körper-Training bei allgemeiner Verspannung und andererseits wie eine Aufmerksamkeitslenkung auf rhythmische und damit entspannende Bewegung.

Die *Konzentration auf Rhythmus und Musik* unterbricht Ihre ängstliche Körperbeobachtung. Tanzen ermöglicht Ihnen eine positive Körperwahrnehmung und eine lustvolle Körpererfahrung. Sie entwickeln dabei ein angenehmes Körpergefühl. Beim Tanz spüren Sie Ihre Vitalität und Lebensfreude. Die Bewegung zur Musik verleiht Ihnen mehr Kraft und Selbstbewusstsein. Durch den Tanz können Sie Ihre momentane Befindlichkeit besser wahrnehmen, Ihre Gefühle adäquat zum Ausdruck bringen und Ihren Körper in positiver Weise erleben.

Musik wirkt auf das limbische System, das bei der Verarbeitung von Gefühlen die zentrale Rolle spielt. Das Hören von Musik löst – vor allem auch in Verbindung mit entsprechender Bewegung – das Glückshormon Dopamin aus, das ein allgemeines Wohlgefühl vermittelt und damit Angst- und Panikzustände überlagert.

Folgende Ratschläge können hilfreich sein:

▶ **TANZEN SIE IHRE LIEBLINGSTÄNZE, WENN MÖGLICH ZUSAMMEN MIT EINEM PARTNER.**
Halten Sie sich eine CD oder DVD mit Tanzmusik bereit oder suchen Sie nach einem entsprechenden Radiosender, um durch Tanzen die Empfindungen einer Panikattacke zu überlagern.

▶ **NUTZEN SIE TANZEN ALS GLEICHGEWICHTSTRAINING.**
Setzen Sie Tanzen als Training Ihrer Körperkoordination ein, wenn Sie unter angstbedingten Schwindelattacken oder anhaltenden Schwindelgefühlen leiden. So lernen Sie, sicher auf Ihren Beinen zu stehen, weil Ihr Orientierungssinn und Ihr Gleichgewicht geschult werden.

▶ **SPIELEN SIE EIN INSTRUMENT, WENN SIE DAZU IN DER LAGE SIND.**
Musizieren Sie, während Sie dabei vielleicht auch singen. Melodie, Rhythmus und Gesang aktivieren Ihre rechte Gehirnhälfte, den Sitz Ihrer ängstlichen Vorstellungen.

ENTWICKELN SIE BEI EINER PANIKATTACKE EINEN ENTSPANNENDEN RHYTHMUS DURCH DIE ART IHRER ATMUNG UND IHRER SCHRITTE BEIM GEHEN, LAUFEN ODER STIEGENSTEIGEN.

Bei einer Panikattacke kommt Ihr ganzer körperlicher Rhythmus durcheinander, weil Sie dabei erstarren.

Folgende Übungen können hilfreich sein:

▸ **KOPPELN SIE IHRE ATMUNG UND IHRE BEWEGUNG AN EINEN ZÄHLRHYTHMUS.**
Gehen Sie vier Schritte, atmen Sie dabei aus und sagen Sie gleichzeitig laut: »1-2-3-4«. Gehen Sie weitere zwei Schritte, atmen Sie dabei ein und sagen Sie laut: »1-2«. Es ist beim Gehen entspannend, doppelt so lang auszuatmen wie einzuatmen.

▸ **BENUTZEN SIE EINE SCHAUKEL ODER EINEN SCHAUKELSTUHL.**
Atmen Sie beim Schaukeln in der Bewegung nach vorne aus und in der Bewegung zurück ein. Schaukeln hat eine verspannungslösende und atemanregende Wirkung. Sie können sich auch bildhaft vorstellen, in einem Schaukelstuhl zu sitzen, sich rhythmisch zu bewegen und Ihrer Lieblingsmusik zu lauschen.

▸ **MACHEN SIE EINE ÜBUNG ZUR BESSEREN ERDUNG.**
Stellen Sie sich aufrecht hin, in leichter Grätsche bei lockeren Kniegelenken. Verlagern Sie Ihr Körpergewicht auf den rechten Fuß. Stellen Sie sich vor, wie Sie durch die Mitte der rechten Fußsohle einatmen. Lassen Sie den Atem beinwärts Richtung Kopf strömen.
Verlagern Sie dann Ihr Gewicht auf den linken Fuß. Atmen Sie in gegenläufiger Bewegung zur linken Fußsohle hin wieder aus. Atmen Sie nach einer kurzen Atempause durch die linke Fußsohle ein. Lassen Sie den Atem über Ihr Bein in Richtung Kopf strömen. Verlagern Sie dann Ihr Gewicht auf den rechten Fuß. Atmen Sie durch die rechte Fußsohle aus, dann durch diese ein bis zum Kopf

hinauf, verlagern Sie anschließend Ihr Gewicht auf den linken Fuß und atmen Sie durch die linke Fußsohle aus. Setzen Sie diese Übung einige Minuten lang fort.

BEWEGEN SIE SICH IM ZEITLUPENTEMPO

FÜHREN SIE BEWEGUNGEN BEWUSST LANGSAM AUS; DAS KANN IHNEN MANCHMAL MEHR HELFEN ALS KRÄFTIGE BEWEGUNGEN.

Nehmen Sie sich ein Beispiel an *fernöstlichen Entspannungsübungen*, wie etwa Qi Gong, Tai Chi oder Yoga. Dabei bewegt man sich ganz langsam, sanft und fließend, im Rhythmus des Ausatmens. Man erreicht im Laufe der Zeit eine tiefe Entspannung und eine innere Harmonie.

Langsame Bewegungen im Zeitlupentempo sollen Ihren Körper und Ihren Geist harmonisieren und das vegetative Nervensystem regulieren. Übungen im Zeitlupentempo erfordern Ihre ganze Konzentration und lenken Sie automatisch von Ihrer ängstlichen Körperbeobachtung ab.

Folgende Übungen können hilfreich sein:

▶ **FÜHREN SIE EIN LAUFTRAINING IM ZEITLUPENTEMPO DURCH.**
Beugen Sie zuerst ganz langsam Ihr rechtes Bein und sagen Sie dabei »eins«, dann Ihr linkes Bein und sagen Sie dabei »zwei«. Laufen Sie dann im Rhythmus 1–2, 1–2, 1–2 einige Minuten langsam auf der Stelle.

▶ **BEWEGEN SIE EIN BEIN NACH DEM ANDEREN IM ZEITLUPENTEMPO.**
Bewegen Sie ganz langsam Ihre Beine, danach auch Ihre Arme und Ihren ganzen Körper, vielleicht sogar in Superzeitlupe. Stellen Sie sich vor, Ihr normaler Bewegungsablauf wäre gefilmt worden und würde jetzt zwecks Bewegungsstudien vorgeführt.

▶ **NEHMEN SIE AN EINEM QI-GONG-KURS TEIL.**
Sie können mithilfe von Qi Gong positive Erfahrungen mit Ihrem Körper machen, auch wenn Sie gar nicht an die Grundannahmen

der chinesischen Medizin glauben. Qi Gong legt im Vergleich zu westlichen Sportarten den Schwerpunkt nicht auf Kraft und Ausdauer, sondern auf das harmonische Zusammenspiel von Körper, das heißt von Bewegung, Atmung und Geist, das heißt von Aufmerksamkeit.

TRAINIEREN SIE IHREN KÖRPER MITHILFE VON YOUTUBE ODER DVDs

FÜHREN SIE ZU HAUSE EIN KÖRPERLICHES TRAINING MITHILFE EINER ANLEITUNG AUS DEM INTERNET DURCH.

Fühlen Sie sich während und nach einer Panikattacke zu Hause einsam und verlassen? Haben Sie allein überhaupt keine Lust zu körperlicher Betätigung? Dann sind bestimmte Internet-Adressen oder DVDs genau das Richtige für Sie.

Folgende Ratschläge können hilfreich sein:

▶ **NUTZEN SIE DIE KOSTENLOSEN VIDEOS VON WWW.YOUTUBE.COM.**
   Geben Sie bei YouTube ein relevantes Stichwort ein, wie etwa Krafttraining, Konditionstraining, Ausdauertraining, Bewegungstraining, Fitnessübungen, Dehnungsübungen, Zirkeltraining, Atemgymnastik, Aerobik oder Jazz-Gymnastik. Auf diese Weise erhalten Sie eine kostenlose Unterstützung bei Ihrem Bewegungstraining.

▶ **KAUFEN SIE SICH EINIGE GUTE DVDs MIT BEWEGUNGSANLEITUNG.**
   Es gibt mittlerweile zahlreiche DVDs für ein körperliches Training, wie etwa Konditionstraining, Krafttraining, Dehnungsübungen, Aerobik oder Jazz-Gymnastik. Ein Krafttraining ohne Geräte ist eine gute Alternative zu einem Fitnessstudio.

EINE PANIKATTACKE KANN DURCH FALSCHE ATMUNG ALS FOLGE VON AUFREGUNG, ÄRGER ODER STRESS AUSGELÖST WERDEN.

Wie haben Sie gerade geatmet? War Ihre Atmung schnell, ruhelos, beengt, hoch oben im Brustkorb? Haben Sie ein beklemmendes Gefühl beim Atmen, mit einer Verspannung des Brustkorbs und einem Druck am Brustbein? Vielleicht haben Sie aufgrund eines unangenehmen Beklemmungsgefühls und einer daraus resultierenden Erstickungsangst zu hyperventilieren begonnen.

Im Falle einer Hyperventilation atmen Sie zu oberflächlich, und zwar zu flach und zu schnell. Die Atmung erfolgt zudem über den Mund und zu viel über den Brustkorb. Bei einer *Hyperventilation* gerät das Verhältnis von Sauerstoff und Kohlendioxid durcheinander. Bei einer Ausatmung durch den Mund ohne Bewegung führen Sie zu viel Kohlendioxid ab. Das bewirkt über bestimmte Mechanismen eine Verengung der Gefäße im ganzen Körper.

In der Folge kommt es zu vorübergehenden, an sich harmlosen, subjektiv jedoch als sehr bedrohlich erlebten Symptomen, wie etwa Durchblutungserscheinungen mit Kribbeln in Händen, Armen und Beinen, Schwindel, Herzrasen, Übelkeit, Sehstörungen, Zittern und Muskelkrämpfen.

Folgende Übungen können hilfreich sein:

▸ **BEWEGEN SIE SICH ANGESICHTS EINER DROHENDEN HYPERVENTILATION KRÄFTIG MIT IHREM GANZEN KÖRPER.**

Durch die Bewegung wird der vermehrt eingeatmete Sauerstoff in Kohlendioxid umgewandelt. Auf diese Weise wird das vermehrt abgeatmete Kohlendioxid kompensiert. Sie benötigen dann nicht die oft empfohlene Papiertüte, um die ausgeatmete Luft einzuatmen, damit das Verhältnis von Sauerstoff und Kohlendioxid wieder stimmt. Bei Bewegung verschwinden alle Hyperventilationssymptome, die nur bei fehlender Muskeltätigkeit auftreten.

▸ **NUTZEN SIE ATEMTECHNIKEN, UM EINE HYPERVENTILATION ZU VERHINDERN.**
Setzen Sie beim Ausatmen die Lippenbremse ein, das heißt, atmen Sie durch leicht geschlossene Lippen langsam aus; dann können Sie nicht so viel Kohlendioxid abatmen wie bei einem Ausatmen durch den Mund. Achten Sie darüber hinaus auf eine gute Zwerchfellatmung, am besten in Verbindung mit dem Ein- und Ausatmen durch die Nase.

SPANNEN SIE BEI KOLLAPSNEIGUNG IHRE GROSSEN SKELETTMUSKELN AN

BEI EINER PANIKATTACKE KÖNNEN SIE NICHT UMFALLEN, WEIL DER BLUTDRUCK STEIGT.

Nur drei Viertel der Menschen mit einer Blut-, Spritzen- und Verletzungsphobie sind schon einmal kollabiert – als Ausdruck einer unkontrollierbaren Schreckreaktion.

Reagieren Sie aus Angst vor einem Kollaps nicht panisch bei bevorstehenden medizinischen Behandlungen. Setzen Sie als Vorbeugungsmaßnahme spezielle Techniken der Muskelanspannung ein, wenn Sie zu Kreislaufkollaps neigen. Dabei werden vor allem die großen Skelettmuskeln angespannt. Beim Anspannen pumpt Ihr Körper Blut in die Muskeln, damit diese zu einer Kampf-Flucht-Reaktion fähig sind, mit entsprechender Blutdrucksteigerung: Die Gefäße ziehen sich zusammen und der Blutdruck steigt an.

Folgende Übungen können hilfreich sein:

▸ **SPANNEN SIE ARME, BEINE UND RUMPF, ALSO OBERKÖRPER, BAUCH UND GESÄSS, AN.**
Spannen Sie Ihre Oberarme an, biegen Sie Ihre Ellenbogen ab und machen Sie mit den Händen eine Faust. Drücken Sie Ihre Arme seitlich an Ihren Körper. Spannen Sie Ihren Brustkorb an und ziehen Sie gleichzeitig Ihre Schultern nach hinten. Spannen Sie die Muskeln der Oberschenkel und Ihr Gesäß an. Ihr Körper hebt sich dabei leicht von der Sitzfläche ab. Halten Sie die Spannung 15 bis 20 Sekunden

lang aufrecht. Das ist länger als bei der progressiven Muskelentspannung nach Jacobson.

Atmen Sie während der Anspannung ganz normal weiter. Reduzieren Sie danach Ihre Anspannung auf das Ausgangsniveau, aber nicht bis zur vollständigen Entspannung wie bei der progressiven Muskelentspannung. Gönnen Sie Ihren Muskeln danach eine kurze Regenerationsphase. Spannen Sie nach einer Pause von 20 bis 30 Sekunden Ihre Muskeln erneut an und wiederholen Sie diese Übung fünfmal.

Diese Übung hilft vor allem bei niedrigem Blutdruck oder plötzlichem Blutdruckabfall, wie er bei einer Schreckreaktion typisch ist. Mithilfe dieser Technik, die als *Venenpumpe* bekannt ist, steigt Ihr Blutdruck verlässlich an, und Sie können nicht ohnmächtig werden.

▸ **WIPPEN SIE WÄHREND DES RUHIGEN STEHENS MIT IHREN FÜSSEN AUF UND AB.**
Verlagern Sie zuerst das Gewicht Ihres Körpers auf die Zehen und heben Sie dabei Ihren Körper. Verlagern Sie dann Ihr Gewicht auf die Fersen, während Sie Ihre Zehen anheben. Durch diese rhythmische Auf-und-Ab-Bewegung Ihrer Füße aktivieren Sie Ihren Kreislauf, sodass das Blut von den Unterschenkeln wieder vermehrt zum Herzen zurückfließt und damit auch mehr Blut in Ihr Gehirn gelangt.

3.3 AUFMERKSAMKEITSLENKUNG: KONZENTRIEREN SIE SICH AUF IHRE UMWELT UND NICHT AUF IHREN KÖRPER

WENDEN SIE SICH MIT ALLEN SINNEN IHRER UMWELT ZU

KONZENTRIEREN SIE SICH BEI EINER PANIKATTACKE NICHT AUF IHREN KÖRPER UND DIE MOMENTANEN SYMPTOME, SONDERN AUF DIE UMWELT.

Solange Sie mit Panikattacken noch nicht anders umgehen können, ist die Ablenkung von Ihrem Körper und die Zuwendung auf die Außenwelt eine der wirksamsten Strategien überhaupt. Mit bewusster Konzentration und gerichteter Aufmerksamkeit auf etwas um Sie herum wird es Ihnen leichter gelingen, eine Panikattacke abzufangen oder zumindest zu verhindern, dass sie voll zum Ausbruch kommt.

Nutzen Sie zur besseren Konzentration auf Ihre Umwelt alle fünf Sinne. Was sehen und hören Sie um sich herum? Was können Sie riechen und schmecken? Was können Sie auf Ihrer Haut spüren? Welche Aktivitäten und Gedanken helfen Ihnen sonst noch, sich von unangenehmen Körpersymptomen abzulenken?

Sehen und Hören gelten als Fernsinne. Sie beziehen sich auf Ihre Umwelt. Nutzen Sie daher gerade diese beiden Sinne als Möglichkeit, um sich von Körperempfindungen, Gedanken und Gefühlen der Angst abzulenken und Ihre Aufmerksamkeit auf Ihre Umwelt zu richten.

Folgende Übung kann hilfreich sein:

▶   **DIE 5-4-3-2-1-ÜBUNG IST EINE VIEL VERWENDETE METHODE DER AUFMERKSAM-KEITSUMLENKUNG VOM KÖRPER AUF DIE UMWELT.**

Nehmen Sie über die drei Sinne Sehen, Hören und Spüren engen Kontakt mit der Außenwelt auf.

Richten Sie Ihren Blick aufmerksam auf fünf Dinge Ihrer Umwelt, benennen Sie diese und sagen Sie laut oder in Gedanken, was Sie gerade *sehen*: »Ich sehe eine Lampe, ich sehe einen Tisch, ich sehe einen Baum, ich sehe ein Auto, ich sehe ein Kind.«

Konzentrieren Sie sich dann intensiv auf fünf Dinge, die Sie *hören*: »Ich höre ein Auto hupen, ich höre einen Vogel zwitschern, ich höre ein Kind schreien, ich höre Musik aus einem Fenster, ich höre einen Hund bellen.«

Nehmen Sie danach fünf Dinge wahr, die Sie *spüren*: »Ich spüre den Boden unter mir, ich spüre die Wärme der Sonne, ich spüre den Hauch des Windes, ich spüre die ersten Regentropfen, ich spüre das Fell meines Hundes.«

Benennen Sie danach in derselben Weise vier Dinge, die Sie sehen, hören und spüren können, anschließend drei Dinge, dann zwei Dinge und zuletzt ein Ding. Bei dieser Übung können Sie nichts falsch machen.

Sobald Sie mit Ihren körperlichen Symptomen besser umgehen können, können Sie diese Übung derart abwandeln, dass Sie abwechselnd die Umwelt und Ihren Körper wahrnehmen.

REDEN SIE MIT ANDEREN MENSCHEN ODER MIT SICH SELBST

FÜHREN SIE BEI EINER PANIKATTACKE EIN GESPRÄCH MIT ANDEREN MENSCHEN ODER LAUT MIT SICH SELBST.

Die Konzentration auf andere Menschen und andere Themen lenkt Sie von Ihren Symptomen ab. Reden hilft, Ihre körperliche Anspannung spürbar zu vermindern.

Selbstgespräche lenken Ihre Aufmerksamkeit auf das, was Sie tun. Auf diese Weise sind Sie mit der Außenwelt in Kontakt, statt ständig Ihren Körper zu beobachten und Ihren Gedanken nachzuhängen.

Beim Reden und Singen werden mehr Teile Ihres Gehirns aktiviert als beim Denken, weil auch das Hören dazukommt. Ihr planendes Gehirn, also Ihr Stirnhirn, übernimmt gleichzeitig die Kontrolle über Ihr Verhalten.

Folgende Ratschläge können hilfreich sein:

▸ **RUFEN SIE VOR, WÄHREND ODER KURZ NACH EINER PANIKATTACKE EINEN MENSCHEN IHRES VERTRAUENS AN.**

Sprechen Sie mit vertrauten Personen über Ihre Attacke oder über ein anderes Thema. Treffen Sie die Vereinbarung mit einer bestimmten Vertrauensperson, dass Sie sie jederzeit, Tag und Nacht, anrufen können. Verzichten Sie später bewusst auf diese Möglichkeit, um das Vertrauen in Ihre eigenen Möglichkeiten zu stärken.

▶ **REDEN SIE MIT IHREN ANGEHÖRIGEN ÜBER IHREN ZUSTAND.**
Ersuchen Sie Ihre Angehörigen, mit Ihnen das zu tun, was Ihnen im Moment hilft: ein Gespräch führen oder gemeinsam etwas unternehmen. Rufen Sie, wenn keine Vertrauenspersonen in der Nähe sind, verschiedene Geschäfte unter einem Vorwand an oder wählen Sie die Kummer-Nummer einer Beratungsstelle.

▶ **SPRECHEN SIE WÄHREND EINER PANIKATTACKE IN DER ÖFFENTLICHKEIT WILD-FREMDE MENSCHEN AN.**
Fragen Sie nach einem Gebäude, nach einem Weg, nach einer Haltestelle, nach Wechselgeld oder der Uhrzeit. Verwickeln Sie andere Personen so gut als möglich in ein längeres Gespräch. Das gibt Ihnen das Gefühl, dass auch fremde Menschen für Sie da wären, wenn Ihnen plötzlich etwas Schlimmes passieren würde.

▶ **TEILEN SIE FREMDEN MENSCHEN IN DER ÖFFENTLICHKEIT MIT, WAS IHNEN GERADE AUFFÄLLT.**
Sagen Sie zum Beispiel: »Sie haben aber ein liebes Kind, einen gut erzogenen Hund, eine schwere Tasche.« Einige nette Worte für andere Menschen können dazu führen, dass diese gerne mit Ihnen ins Gespräch kommen möchten.

▶ **NUTZEN SIE BEI AUTOFAHRTEN DAS HANDY.**
Telefonieren Sie mit der Freisprecheinrichtung auf der Autobahn oder in einem Tunnel, wenn Sie eine Panikattacke befürchten.

▶ **REDEN SIE LAUT MIT SICH SELBST, WENN SIE ALLEIN SIND.**
Sprechen Sie einfach frei aus, was Sie momentan bewegt. Selbst-

gespräche sind eine Form, Ihre Gefühle und Empfindungen in Worte zu fassen und leichter zu bewältigen.

▸ **BESCHREIBEN SIE LAUT ODER IN GEDANKEN, WAS SIE GERADE TUN.**
Kommentieren Sie Ihr momentanes Tun etwa so: »Ich komme gerade von der Arbeit in die Wohnung. Ich ziehe meine Schuhe und meine Kleidung aus. Jetzt versorge ich die Katze. Ich sehe, es ist 12 Uhr. Jetzt fange ich an zu kochen.«

▸ **HALTEN SIE IHRE BEFINDLICHKEIT AUF DEM MEMO IHRES HANDYS FEST.**
Formulieren Sie Ihre Gedanken und Gefühle und nehmen Sie Ihre Worte mit dem Memo Ihres Handys auf. Spielen Sie später sich selbst oder einer Vertrauensperson vor, wie es Ihnen während der Panikattacke ergangen ist.

▸ **SPRECHEN SIE MIT IHREN PANIKSYMPTOMEN, ALS WÄREN DIESE EIN MENSCH.**
Treten Sie in einen Dialog mit Ihrer Angst, Furcht und Panik. Besinnen Sie sich auf Ihren mutigen Teil und lassen Sie sich von Ihrem ängstlichen Teil nicht einschüchtern. Nehmen Sie diesen Dialog auf dem Memo Ihres Handys auf und hören Sie Ihre Worte wie die eines Coaches vor, während oder nach einer Panikattacke.

▸ **MEMORIEREN SIE IRGENDEINEN TEXT.**
Singen Sie, sagen Sie laut ein Gedicht auf, zählen Sie laut so schnell Sie können von 1 bis 100. Wiederholen Sie immer wieder ein Mantra oder eine Affirmation, wie etwa: »Ich werde auch diese Panikattacke heil überstehen.«

HÖREN SIE MUSIK, STIMMEN ODER UMWELTGERÄUSCHE

NUTZEN SIE BEI EINER PANIKATTACKE IHRE OHREN, UM SICH VON IHREM KÖRPER ABZULENKEN.

Hören Sie Ihre Lieblingsmusik, die Ihre ganze Aufmerksamkeit erfordert. Musik wirkt unmittelbar auf das limbische System ein, das im Gehirn für die Verarbeitung von Gefühlen zuständig ist. Die Stimulation bestimmter Regionen im limbischen System verringert die Aktivität jener Gehirnregionen, die bei Angst aktiv sind.

Bei angenehmer Musik sinken das Stressniveau und die Grundanspannung. Musik fördert eine emotional positive Stimmungslage, die zur Entspannung der Skelettmuskulatur führt, vor allem der großen Muskeln in Armen und Beinen, die bei der Kampf-Flucht-Reaktion besonders angespannt sind. Musik bewirkt eine Aktivierung des parasympathischen Nervensystems, das für Ruhe und Entspannung zuständig ist.

Folgende Ratschläge können hilfreich sein:

▸ **HÖREN SIE IHRE LIEBLINGSMUSIK.**
Genießen Sie Ihre Lieblingsmusik mit guten Kopfhörern bei geschlossenen Augen, frei von störenden Umweltgeräuschen. Hören Sie die Musik in einem bequemen Sessel oder auf einer Couch.

▸ **HÖREN SIE KLASSISCHE ODER MODERNE MUSIK.**
Genießen Sie Musik von Bach, Händel, Vivaldi, Haydn, Mozart und Beethoven, wenn Sie alte und klassische Musik schätzen. Hören Sie Schlager, wenn Sie eher moderne Musik mögen. Nutzen Sie jene Meditations- und Entspannungsmusik, mit der Sie sich auch sonst gut entspannen können.

▸ **KOMBINIEREN SIE MUSIK UND ATEMRHYTHMUS.**
Atmen Sie im Takt einer langsamen Musik ruhig ein und aus. Dann sinken Ihre Atemfrequenz, Ihr Puls und Ihr Blutdruck. Dadurch verringert sich auch Ihr Angst- und Panikgefühl.

▶ **ACHTEN SIE AUF EINEN GLEICHMÄSSIGEN UND LANGSAMEN TAKT DER MUSIK.**
Optimal ist eine Taktfrequenz von etwa 60 bis 70 Schlägen pro
Minute. Die Taktfrequenz sollte etwas unter Ihrer Herzschlagfre-
quenz liegen. Ihr Herz passt sich dann dem Takt der Musik an.
Gleichzeitig wird dabei auch die Atmung verlangsamt.

▶ **NEHMEN SIE ALLE GERÄUSCHE, STIMMEN, TÖNE UND KLÄNGE IN IHRER UMWELT
WAHR.**
Hören Sie, was andere Menschen gerade reden. Lassen Sie sich durch
die Stimme einer vertrauten Person, etwa des Partners oder eines
Elternteils, beruhigen. Hören Sie das Zwitschern von Vögeln oder
das Rauschen eines Springbrunnens.

▶ **HÖREN SIE EINEN TEXT AUF DEM MEMO IHRES HANDYS.**
Nutzen Sie die aufmunternden Worte einer Vertrauensperson oder
ein Memo mit Ihrer eigenen Stimme, das Sie vorher zu Ihrer Unterstützung aufgenommen haben.

BEOBACHTEN SIE MENSCHEN, DINGE IHRER UMWELT UND DIE NATUR

NUTZEN SIE BEI EINER PANIKATTACKE IHRE AUGEN, UM IHRE AUFMERKSAMKEIT AUF DIE UMWELT ZU RICHTEN.

Die Konzentration auf das Sehen bedeutet gleichzeitig eine Abwendung
vom angsterfüllten Spüren Ihres Körpers während einer Panikattacke.
Folgende Ratschläge können hilfreich sein:

▶ **BEOBACHTEN SIE DIE MENSCHEN UM SICH HERUM.**
Was fällt Ihnen dabei auf? Welche Kleidung und welche Frisur
tragen sie? Was halten sie in ihrer Hand? Wie alt könnten sie
sein? Welchen Beruf könnten sie haben? Was schließen Sie aus
ihrem Gesichtsausdruck, ihrer Körperhaltung und der Art ihres
Ganges?

▶ **BEOBACHTEN SIE IHRE AKTUELLE UMWELT.**
Nehmen Sie die Gebäude und die Fahrzeuge um sich herum wahr oder betrachten Sie die Natur: die Bäume, die Pflanzen, die Tiere und den Himmel. Was können Sie dabei entdecken?

▶ **DOKUMENTIEREN SIE IHRE UMWELT.**
Fotografieren oder filmen Sie, was Sie für interessant halten. Fertigen Sie Zeichnungen Ihrer Umwelt an, falls Sie entsprechendes Talent haben.

▶ **BETRACHTEN SIE EMOTIONAL BEDEUTSAME BILDDOKUMENTE.**
Nutzen Sie Fotoalben oder Urlaubsvideos, um angenehme Erinnerungen wachzurufen; oder betrachten Sie das Bild einer vertrauten Person, die Ihnen im Leben Sicherheit gibt, etwa ein Foto Ihres Partners oder eines Elternteils.

▶ **BETRACHTEN SIE BESTIMMTE GEGENSTÄNDE IN IHRER WOHNUNG.**
Zünden Sie eine Kerze an und beobachten Sie einige Zeit die Flamme und den Kerzenschein oder betrachten Sie das Licht Ihrer Lampen, Ihr Lieblingsbild, Ihre Wandbilder oder Ihre Lieblingsblumen.

▶ **WENDEN SIE IN GESCHÄFTEN, LOKALEN ODER VERANSTALTUNGSRÄUMEN IHRE AUFMERKSAMKEIT DER UMWELT ZU.**
Richten Sie in Geschäften oder Einkaufszentren Ihre Aufmerksamkeit auf die angebotenen Verkaufsartikel, die Produktbeschreibungen oder auf die Menschen, die sich dort bewegen. Beobachten Sie in Veranstaltungsräumen alles, was um Sie herum vorgeht.

▶ **BEOBACHTEN SIE BEIM AUTOFAHREN, WAS RUNDHERUM PASSIERT.**
Welche Autos überholen Sie gerade? Welche Automarken und Länder-Kennzeichen fallen Ihnen besonders auf? Welche Landschaft, welche Häuser und welche Werbetafeln ziehen an Ihnen vorbei?

ÜBERLAGERN SIE DIE UNANGENEHMEN KÖRPEREMPFINDUNGEN BEI EINER PANIKATTACKE MIT WAHRNEHMUNGEN, DIE VON AUSSEN AUF IHRE HAUT EINWIRKEN.

Bei einer Panikattacke sind Sie zu stark nach innen gewandt. Dabei horchen Sie ängstlich in Ihren Körper hinein. Der *Tastsinn* ist jener Sinn, mit dem Sie einen angenehmen Kontakt mit Ihrer Umwelt aufnehmen können.

Folgende Ratschläge können hilfreich sein:

▸ **ERLAUBEN SIE SICH BERUHIGENDEN HAUTKONTAKT MIT ANDEREN MENSCHEN.**
Berühren, umarmen oder streicheln Sie während einer Panikattacke vertraute Personen. Auf diese Weise erleben Sie das Gefühl von Sicherheit und Geborgenheit. Lassen Sie sich von einer Vertrauensperson eincremen oder massieren. Massieren Sie Ihren Körper mit Ihren eigenen Händen, um sich angenehm zu spüren.

▸ **NUTZEN SIE JEDEN ANDEREN POSITIVEN HAUTKONTAKT.**
Streicheln Sie das Fell eines Hundes oder einer Katze, wenn Sie ein Tierliebhaber sind. Oft hilft schon ein Stofftier, das Sie knuddeln können. Kuscheln Sie sich in eine warme Decke oder setzen Sie sich in einen behaglichen Stuhl, um ein Gefühl von Wohlbefinden zu erleben.

▸ **NUTZEN SIE WÄRME ODER WASSER ZUR ENTSPANNUNG.**
Legen Sie zur Beruhigung eine Wärmeflasche auf Ihren Bauch. Stellen Sie sich unter die Dusche oder legen Sie sich in ein warmes Bad. Seifen Sie Ihren Körper dabei mit einer angenehm duftenden Seife ein.

NUTZEN SIE BEI EINER PANIKATTACKE DÜFTE, GERÜCHE UND GESCHMACKSERLEBNISSE, UM RASCH EIN WOHLBEFINDEN HERVORZURUFEN.

Düfte haben einen positiven Einfluss auf unsere Stimmung. Angenehme Düfte wirken belebend und mobilisieren schöne Erinnerungen, die im Gehirn positive Gefühle, Entspannung und Wohlbefinden auslösen.

Folgende Ratschläge können hilfreich sein:

▸ **EXPERIMENTIEREN SIE MIT VERSCHIEDENEN ÄTHERISCHEN ÖLEN.**
Erkennen Sie, welche Dürfte Ihnen besonders guttun. Stellen Sie eine Duftlampe auf, um den wohltuenden Geruch in der Wohnung zu verbreiten.

▸ **NUTZEN SIE VERSCHIEDENE MÖGLICHKEITEN DES ANGENEHMEN DUFTERLEBENS.**
Riechen Sie an einem Duftfläschchen oder an einem Taschentuch, das Sie mit Ihrem Lieblingsgeruch beträufelt haben. Inhalieren Sie – wie bei einer Erkältung – heilsamen Duft. Genießen Sie den Geruch Ihrer Lieblingsblumen oder eines Lieblingsgewürzes, wie etwa Zimt, Ingwer oder bestimmte Kräuter.

▸ **BEREITEN SIE IHR LIEBLINGSGETRÄNK ZU.**
Kochen Sie Ihren Lieblingstee und riechen Sie zuerst daran, bevor Sie ihn zu sich nehmen. Trinken Sie Ihr Lieblingsgetränk oder etwas Erfrischendes wie Mineralwasser mit Zitrone. Genießen Sie die Flüssigkeit und benetzen Sie damit Ihre trockene Kehle.

▸ **AKTIVIEREN SIE IHREN GESCHMACKSSINN DURCH ANGENEHME NAHRUNGS- UND GENUSSMITTEL.**
Lutschen Sie Ihr Lieblingsbonbon. Lassen Sie Ihre Lieblingsschokolade auf der Zunge zergehen. Kauen Sie einige Stück Kaugummi zum Stressabbau. Essen Sie einige Nüsse, Ihr Lieblingsobst, einige Snacks, ein Milchprodukt oder ein Eis.

SCHAFFEN SIE SICH BEI EINER PANIKATTACKE BEWUSST KÜNSTLICHEN STRESS DURCH GEISTIGE HERAUSFORDERUNGEN.

Intensive geistige Beschäftigung mit anderen Inhalten als mit Ihrem Körper kann dazu beitragen, dass Sie eine Panikattacke nicht durch permanente Selbstbeobachtung verschlimmern.

Folgende Ratschläge können hilfreich sein:

▸ **KONZENTRIEREN SIE SICH AUF BESTIMMTE PLANUNGEN FÜR DIE NÄCHSTE ZUKUNFT.**

Erstellen Sie Einkaufslisten, Kochpläne oder Reisepläne. Welche Behördenwege, Rechnungen, Reparaturen und Termine sind fällig? Welche Veränderungen in der Wohnung sind nötig? Welche Tiere sind zu versorgen? Was möchten Sie heute oder morgen kochen?

▸ **FORDERN SIE SICH GEISTIG.**

Lesen Sie interessante Zeitungen, Zeitschriften oder Bücher. Schauen Sie sich im Fernsehen oder auf einer DVD einen interessanten Film an. Beschäftigen Sie sich mit Zählen, Rechnen oder Kreuzworträtseln. Spielen Sie ein Spiel mit anderen Menschen, wie etwa ein Kartenspiel oder ein Gesellschaftsspiel.

▸ **NUTZEN SIE DIE MÖGLICHKEITEN IHRES COMPUTERS.**

Surfen Sie im Internet, schreiben Sie E-Mails an vertraute Personen, spielen Sie ein interessantes Spiel, bearbeiten Sie Ihre Fotos oder stellen Sie eine CD mit Ihren Lieblingssongs zusammen.

SETZEN SIE EINEN ANKER UND KONDITIONIEREN SIE IHREN KÖRPER MITHILFE VON POSITIVEN ERFAHRUNGEN

KONDITIONIEREN SIE IHREN KÖRPER, INDEM SIE DIE PANIKSYMPTOME MIT BESTIMMTEN POSITIV BESETZTEN SCHLÜSSELREIZEN IN VERBINDUNG BRINGEN.

Nutzen Sie bestimmte Gesten, Rituale, Berührungen, Worte, Symbole, Bilder, Musikstücke, Töne, Gerüche, Körperhaltungen oder Körpererfahrungen als Anker.

Ankern oder *Anker setzen* bedeutet, bestimmte Reize mit positiven körperlichen Empfindungen bei sich zu verbinden. Grundsätzlich können Sie jeden Sinneseindruck als Anker einsetzen. Auf diese Weise können Sie die unangenehmen Körperempfindungen einer Panikattacke erträglicher gestalten.

Folgende Ratschläge können hilfreich sein:

▶ **NUTZEN SIE KÖRPERKONTAKT ALS ANKER.**
Erklären Sie bestimmte sinnliche Erfahrungen zu einem Schlüsselreiz, wie etwa die beruhigende Hand Ihres Partners oder einen Lieblingsgegenstand in Ihrer Hand.

▶ **NUTZEN SIE EINE BESTIMMTE SITZPOSITION ALS ANKER.**
Verankern Sie das behagliche Sitzen in Ihrem Lieblingsstuhl oder das angenehme Schaukeln in Ihrem Lehnstuhl, um es bei Bedarf als Ressource abrufen zu können.

▶ **NUTZEN SIE EINE BESTIMMTE KÖRPERHALTUNG ALS ANKER.**
Stellen Sie sich bei Schwindelgefühlen mit beiden Füßen fest auf den Boden, spüren Sie den Kontakt zur Erde, die Ihren Körper trägt. Stellen Sie sich vor, Sie seien ein Baum, der mit den Wurzeln fest im Boden verankert ist, auch wenn die Stürme noch so toben.

▸ **SETZEN SIE EINEN TEIL IHRES EIGENEN KÖRPERS ODER EINE KÖRPERFUNKTION ALS ANKER.**
Beruhigen Sie mit Ihrer Hand Ihr Herz oder Ihren Magen, legen Sie diese auf die entsprechende Körperstelle. Drücken Sie beide Daumen und Zeigefinger sanft gegeneinander oder falten Sie Ihre Hände, während Sie dabei ausatmen.

▸ **SETZEN SIE EINEN ANKER, INDEM SIE AUF IHREN ATEM ACHTEN.**
Nehmen Sie Ihr Ein- und Ausatmen ohne jede Beeinflussung wahr. Die Atmung wird vor allem in der Achtsamkeitstherapie als Anker genutzt.

ENTWICKELN SIE BERUHIGENDE VORSTELLUNGSBILDER VON WOHLBEFINDEN

ÜBERLAGERN SIE DIE BEDROHLICHEN ERFAHRUNGEN BEI EINER PANIKATTACKE MIT BERUHIGENDEN VORSTELLUNGSBILDERN UND FANTASIEREISEN, DIE IHNEN SICHERHEIT UND WOHLBEFINDEN VERMITTELN.

Die Paniksymptome müssen deswegen nicht schneller verschwinden, stehen aber nicht mehr so sehr im Mittelpunkt Ihrer Aufmerksamkeit. *Folgende Übungen und Ratschläge können hilfreich sein:*

▸ **STELLEN SIE SICH SITUATIONEN ODER ORTE VON TOTALER GEBORGENHEIT VOR, AN DENEN SIE SICH GRENZENLOS WOHLGEFÜHLT HABEN.**
Erinnern Sie sich an Ihren schönsten Urlaub, an Ihre größte Verliebtheit, an die wohlige Geborgenheit in Ihrer Familie, an den Ort Ihrer tiefsten Entspannung. Entwickeln Sie auf diese Weise ein hilfreiches Ruhebild, das für körperliche Entspannung steht.

▸ **RUFEN SIE SICH POSITIVE KÖRPERLICHE ERFAHRUNGEN INS GEDÄCHTNIS.**
Erinnern Sie sich an eine gelungene sportliche Betätigung oder an das angenehme Kuscheln mit Ihrem Partner. Lassen Sie die damit verbundenen Gefühle hochkommen, die Ihre negativen Gedanken und belastenden Körperempfindungen überlagern.

▶ **ERINNERN SIE SICH AN EINES IHRER GRÖSSTEN ERFOLGSERLEBNISSE UND SPÜREN SIE ERNEUT DIE DABEI AUFTRETENDEN KÖRPERLICHEN EMPFINDUNGEN.**
Betrachten Sie dieses Erlebnis wie einen Videofilm und schlüpfen Sie in den Körper im Film hinein. Sie sehen sich dann selbst nicht mehr und erleben plötzlich alles so, als wäre es gegenwärtig. Spüren Sie Ihre Kompetenz und den Wert Ihrer Person und tanken Sie mit jedem Einatmen Kraft und Energie.

▶ **STELLEN SIE SICH EINE WOHLFÜHLSITUATION AM MEERESSTRAND VOR.**
Sie liegen am Meer und lassen sich mit jedem Ausatmen angenehm schwer in den Liegestuhl fallen. Sie sehen die Weite des blauen Meeres und hören das Rauschen der Wellen. Sie riechen den salzigen Seetang, spüren die warmen Sonnenstrahlen auf Ihrer Haut und die angenehm kühlende Wirkung der Meerestropfen in Ihrem Gesicht. Sie genießen die Urlaubsstimmung. Was die Leute um Sie herum reden, ist Ihnen egal, denn Sie verstehen deren Sprache nicht.

▶ **DENKEN SIE AN EIN EINDRUCKSVOLLES ERLEBNIS AUF EINEM BERG.**
Sie stehen sicher und fest auf einem Berggipfel. Sie schauen auf das einzigartige Panorama hinab und betrachten das beruhigende Grün der Berghänge. Sie blicken auf den blauen Himmel und hören den heiseren Schrei einer Krähe. Sie spüren einen angenehmen Lufthauch über Ihr Gesicht streichen und atmen die frische Bergluft ein. Sie tanken sich mit neuer Energie auf. Sie fühlen sich abgehoben vom Lärm des Tales. Alles liegt so weit weg. Sie stehen souverän über den Dingen. Wenn auf Sie etwas bedrückend wirkt wie ein dominierender Berg in einem engen Tal, dann stellen Sie sich vor, Sie sehen alles vom Gipfel aus und blicken von der Weite des Bergkamms hinunter.

GEHEN SIE WÄHREND EINER PANIKATTACKE GANZ IN EINEM FLOW-ERLEBNIS AUF.

Unter einem *Flow* versteht man das Versinken im Tun bei Lieblingsbeschäftigungen, wie etwa einem Spiel, dem Sport, einem Tanz, Musik, auch dem Essen oder einem Hobby, aber auch in einem Erleben, wie etwa in der Sexualität, oder in der intensiven Betrachtung der Umwelt. Flow ist eine Leidenschaft in positiver Hinsicht.

Bei einem Flow-Erlebnis versinken Sie ganz im Augenblick, im Hier und Jetzt. Die volle Konzentration auf Dinge, die Sie gerne tun, wirkt entspannend. Das gilt auch für Tätigkeiten, die durchaus anstrengend sein können und die von anderen Menschen, die diese Beschäftigungen nicht mögen, als Belastung angesehen werden. In einem solchen Zustand höchster Aufmerksamkeit nehmen Sie sich selbst gar nicht mehr bewusst wahr.

Folgender Ratschlag kann hilfreich sein:

▶ **HALTEN SIE FÜR DEN FALL EINER PANIKATTACKE TÄTIGKEITEN BEREIT, DIE BEI IHNEN RASCH EIN FLOW-ERLEBNIS AUSLÖSEN.**

Es sollte sich dabei um Erfahrungen handeln, die Sie schon öfter gemacht haben und die Ihre ganze Aufmerksamkeit spontan in Anspruch nehmen. In welche Tätigkeit können Sie sich derart vertiefen, dass Sie Ihren Körper und Ihre Umgebung kaum wahrnehmen? Handelt es sich dabei eher um eine geistige Tätigkeit wie ein Schachspiel, ein Computerspiel, einen spannenden Film oder eine Lieblingslektüre, eher um eine körperliche Tätigkeit wie eine bestimmte Sportart, einen Lieblingstanz oder eine musikalische Betätigung oder eher um einen körperlichen Genuss wie ein angenehmes Bad, ein gutes Essen oder ein Lieblingsgetränk?

3.4 ATMUNG UND ENTSPANNUNG: VERMINDERN SIE IHR ANSPANNUNGSNIVEAU

KONZENTRIEREN SIE SICH AUF EIN LANGSAMES EIN- UND AUSATMEN

LENKEN SIE IHRE AUFMERKSAMKEIT BEI EINER PANIKATTACKE AUF IHRE ATMUNG STATT AUF IHREN KÖRPER.

Wenn Sie ganz intensiv auf Ihren Atem achten, haben Sie nicht so viel Zeit, sich mit Ihrer Angst und Panik zu beschäftigen. Akzeptieren Sie den Umstand, dass Ihnen dabei anfangs die Atmung vielleicht ein wenig durcheinanderkommt, weil Sie bewusst auf eine Körperfunktion achten, die unbewusst ganz von allein funktioniert.

Folgende Übungen können hilfreich sein:

▶ **ACHTEN SIE AUF LANGSAMES EIN- UND AUSATMEN.**

Atmen Sie langsam durch die Nase aus und warten Sie nach dem Ausatmen eine Weile, bis der Einatemreflex ganz von allein einsetzt. Lassen Sie die Atemstille nach dem Ausatmen unbedingt für einige Sekunden zu. Widerstehen Sie dem Impuls, bei Angst und Panik zu schnell einzuatmen. Atmen Sie nach der Atemruhe langsam durch die Nase ein und in einer Bewegung aus, ohne den Atem nach dem Einatmen anzuhalten. Führen Sie diese Atemübung einige Minuten lang durch.

▶ **VERMINDERN SIE IHRE MUSKELANSPANNUNG DURCH VERLANGSAMTES AUSATMEN.**

Achten Sie auf den Zusammenhang von Atmung und Muskelspannung. Ausatmen führt zur Entspannung, Einatmen zur Anspannung der Muskulatur. Atmen Sie langsam aus und spüren Sie, wie sich dabei Ihre Muskeln entspannen. Atmen Sie vollständig aus, dann können Sie mehr Frischluft einatmen als bei einer flachen Atmung. Machen Sie etwa 6 bis 8 Atemzüge pro Minute, somit also 3 bis 4 Atemzüge pro halbe Minute. Zählen Sie jeweils während der langsamen Ausatmung innerlich eine Zahl weiter. Bei welcher Zahl sind Sie nach einer Minute angelangt? Führen Sie diese Atemübung zwei Minuten lang durch.

▶ **SENKEN SIE BLUTDRUCK UND PULS DURCH VERLANGSAMTES AUSATMEN.**
Lernen Sie, über die Atmung Ihren Puls und Blutdruck zu beeinflussen. Herz- und Atemfrequenz sind eng aneinander gekoppelt. Wenn
Sie langsamer atmen, schlägt Ihr Herz langsamer. Wenn Sie schneller
atmen, schlägt Ihr Herz schneller. Schließlich muss der vermehrt
aufgenommene Sauerstoff über den Kreislauf zu allen Organen wei-
tertransportiert werden.

Befestigen Sie zur Überprüfung Ihres Blutdrucks die Blutdruckman-
schette an Ihrem linken Oberarm, atmen Sie dann zwei Minuten
langsam ein und aus, beginnen Sie erst danach mit der Blutdruck-
messung, während Sie langsam weiteratmen. Nach kurzer Übungszeit wird der systolische Blutdruckwert sinken, wenn er vorher
wegen Nervosität erhöht war.

GEBEN SIE BEIM AUSATMEN EINEN TON VON SICH – ODER SAGEN SIE SICH EINE ZAHL VOR

KONZENTRIEREN SIE SICH IN ANGSTSITUATIONEN DARAUF, MIT EINEM TON AUSZUATMEN, DAS FÖRDERT DIE MUSKULÄRE ENTSPANNUNG.

Verlängern Sie die Ausatmung, indem Sie sich auf einen Ton oder auf
das Zählen konzentrieren. Stimmliche Aktivitäten wie Singen, Summen,
Seufzen und Lachen gehen automatisch mit einer Ausatmung einher und
lösen innere Blockaden.

Folgende Übungen können hilfreich sein:

▶ **ATMEN SIE LANGGEZOGEN MIT EINEM BESTIMMTEN TON AUS.**
Atmen Sie auf einen Vokal aus, zum Beispiel: »aaaa«, »oooo« oder
»uuuu«. Der Ton »oooo« entfaltet seine Wirkung im Bauchbereich,
der Ton »uuuu« im Unterleib und unteren Becken. Beide wirken
daher sehr beruhigend. Spüren Sie, wie sich ein tiefer Ton während
der verlängerten Ausatmungsphase in Ihrem ganzen Körper ausbrei-
tet und wohlige Entspannung bewirkt.

Atmen Sie alternativ auf einen Konsonanten oder Zischlaut aus, wie etwa »mmmm«, »schsch« »ssss«, »pfff«, »puuh«, »tsch«. Auf diese Weise entweicht möglichst viel Restluft aus Ihrer Lunge.

▸ **VERBINDEN SIE DIE AUSATMUNG MIT EINER BUCHSTABENFOLGE.**
Das bekannteste Beispiel ist das Mantra von buddhistischen Mönchen: »ooouuummmooouuummm«. Können Sie dabei mindestens 20 Sekunden lang ausatmen? Versuchen Sie doch einmal diese entspannende und meditative Ausatmung.

▸ **ZÄHLEN SIE BEI JEDEM LANGSAMEN AUSATMEN INNERLICH, ALSO LEISE, EINE ZAHL WEITER.**
Atmen Sie auf eine Zahl so langgezogen aus, als würden Sie sich dabei hören: »eeeeiiiinns«, »zweeeeiiii«, »dreeeeiiii« usw. Wenn Sie auf diese Weise eine Atemfrequenz von 3 bis 4 pro halbe Minute und von 6 bis 8 pro Minute erreichen, werden Sie ziemlich schnell entspannt.

▸ **ATMEN SIE ZWEI-, DREI- ODER VIERMAL SO LANG AUS WIE EIN.**
Zählen Sie bei jeder Einatmung »1–2« und bei jeder Ausatmung bis 4, 6 oder 8. Warten Sie dann die spontane Einatmung ab, zählen Sie beim Einatmen wieder »1–2« und beim Ausatmen bis 4, 6 oder 8.

NUTZEN SIE DIE ZWERCHFELLATMUNG (»BAUCHATMUNG«)

EINE PANIKATTACKE WIRD MÖGLICHERWEISE DURCH EINE ÜBERMÄSSIGE BRUSTATMUNG VERSTÄRKT.

Bei Angst, Panik oder Stress dominiert gewöhnlich die hohe Atmung, das heißt die Brustatmung und die Schulteratmung. Vermehrte Brustatmung ist nur bei stärkerer körperlicher Betätigung erforderlich. Übermäßige Brustatmung ohne Bewegung aktiviert unnötigerweise den Sympathikus, sodass die Grundanspannung steigt.

Die *Zwerchfellatmung* aktiviert das parasympathische Nervensystem, das für Ruhe, Entspannung und Regenerierung zuständig ist. Es kommt zur Absenkung des allgemeinen Erregungsniveaus. Eine Panikattacke ist dann nicht mehr so leicht möglich. Die Zwerchfellatmung bewirkt neben der höheren Sauerstoffzufuhr zu den Muskeln eine gute Entspannung der Muskulatur, sodass Sie nicht ständig in einer Kampf-Flucht-Position verharren.

Ihre Ausatmung soll zur Intensivierung der Entspannung länger andauern als Ihre Einatmung, mindestens aber doppelt so lang. Nach der angenehm entspannenden kurzen Atempause setzt der mächtige Reflex des Einatmens ganz von allein wieder ein.

Atmen Sie bei allen Übungen immer durch die Nase ein, weil dies die Zwerchfellatmung anregt. Atmen Sie bei großem Stress durch den Mund aus, und zwar durch leicht geschlossene Lippen. Bei geringerem Stress können Sie auch durch die Nase ausatmen, wie wir dies normalerweise tun.

Folgende Übungen können hilfreich sein:

▶ **ÜBERPRÜFEN SIE, WIE SIE GERADE ATMEN.**
Setzen oder legen Sie sich hin, mit der linken Hand auf dem Brustkorb, mit der rechten Hand auf der Bauchdecke. Welche Hand hebt sich mehr? Wenn sich Ihre Hand auf der Bauchdecke kaum hebt, sollten Sie Ihre Zwerchfellatmung verbessern. Üben Sie die Zwerchfellatmung täglich einige Minuten lang in verschiedenen Situationen, um sie zu trainieren. Im Laufe der Zeit stellt sich dann Ihre Atmung ganz von allein von der übermäßigen Brustatmung auf die Zwerchfellatmung um. Eine gute Zwerchfellatmung bewegt etwa zwei Drittel der Atemluft.

▶ **VERWENDEN SIE DIE ZWERCHFELLATMUNG, UM EINE PANIKATTACKE ZU VERHINDERN ODER EINE BEGINNENDE PANIKATTACKE ABZUSCHWÄCHEN.**
Bei der Zwerchfellatmung, auch Bauchatmung genannt, hebt und senkt sich vor allem Ihre Bauchdecke und nicht so sehr Ihr

Brustkorb. Das Zwerchfell spannt sich bei der Einatmung an und drückt in Richtung Bauchraum, sodass sich Ihr Bauch hebt. Es wird bei der Einatmung horizontal nahezu eben und abgeflacht, sodass sich die Lunge nach unten ausweiten kann und durch den Unterdruck die Luft ganz passiv einströmen kann. Bei der Ausatmung wird das Zwerchfell wieder locker, es hebt sich und ist dann ähnlich gekrümmt wie ein Regenschirm. Die Zwerchfellatmung ist eine gute Massage Ihrer Bauchorgane, vor allem bei Magenproblemen.

▶ **LEGEN SIE BEIDE HÄNDE AUF IHREN BAUCH.**
Legen Sie beide Hände so auf den Bauch, dass sich Ihre Zeige- und Mittelfinger unterhalb Ihres Bauchnabels berühren. Beim Einatmen spüren Sie das Heben Ihrer Bauchdecke und Ihrer Hände. Beim Ausatmen senkt sich Ihre Bauchdecke wieder. Beobachten Sie diese sanfte Wellenbewegung einige Minuten lang. Die Hände auf Ihrer Bauchdecke haben neben der Konzentration auf die richtige Atmung auch einen beruhigenden und entspannenden Effekt auf Ihren Unterleib.

▶ **LEGEN SIE EIN BUCH ODER EINE WÄRMFLASCHE AUF IHREN BAUCH.**
Üben Sie die Zwerchfellatmung beim Liegen auf dem Rücken, indem Sie ein Buch auf Ihre Bauchdecke legen, das sich beim Einatmen durch die Nase hebt und beim Ausatmen durch leicht geschlossene Lippen senkt. Ihre Arme liegen dabei seitlich neben Ihrem Körper. Statt eines Buches können Sie zur rascheren Entspannung auch eine Wärmflasche auf Ihren Bauch legen.

VERMINDERN SIE DIE ANSPANNUNG EINER PANIKATTACKE, INDEM SIE BEIM AUSATMEN DIE LIPPENBREMSE VERWENDEN, WIE DIES ASTHMATIKER TUN, UM EINEN ANFALL ABZUFANGEN.

Man spricht von »Lippenbremse«, weil das Ausatmen durch den Widerstand der locker übereinanderliegenden Lippen abgebremst wird. Je länger Sie ausatmen, desto mehr Restluft können Sie ausatmen und desto mehr frische Luft können Sie anschließend einatmen.

Folgende Übungen können hilfreich sein:

▸ **NUTZEN SIE BEI STRESS, ANGST UND PANIK DIE LIPPENBREMSE.**
Atmen Sie durch die Nase sauerstoffreiche Luft oder einen angenehmen Duft langsam und intensiv ein. Atmen Sie danach langsam durch den Mund aus, und zwar bei gespitzten, leicht geschlossenen Lippen.

▸ **VERBINDEN SIE DIE LIPPENBREMSE MIT EINER BESTIMMTEN VORSTELLUNGS-ÜBUNG.**
Stellen Sie sich beim Ausatmen vor, möglichst lange einen Löffel mit heißer Suppe blasend zu kühlen. Oder stellen Sie sich beim Ausatmen vor, eine 20 cm entfernte Kerze möglichst lange mit Ihrem Atemhauch in Bewegung zu versetzen.

▸ **KOMBINIEREN SIE DIE LIPPENBREMSE, DIE BAUCHATMUNG UND DIE MUSKEL-ENTSPANNUNG.**
Durch die Kombination verschiedener Methoden verstärken Sie den Entspannungseffekt. Mit derartigen Atemtechniken vermindern Sie nicht nur Ihren Herzschlag, sondern auch die angstbedingte Verspannung der Muskulatur der Arterien.

ATMEN SIE KRAFT UND ENERGIE MIT JEDEM ATEMZUG EIN UND ANGST UND PANIK MIT JEDEM AUSATMEN AUS

ATMEN SIE BEI STRESS UND ENERGIELOSIGKEIT DURCH DIE NASE EIN UND DURCH DEN MUND AUS.

Auf diese Weise erhält Ihr Körper durch die Anregung des gesamten Stoffwechsels mehr Energie, als er abgibt. Ihr Energieniveau steigt an; über mehr Sauerstoff im Gehirn werden sämtliche Gehirnaktivitäten angeregt.

Folgende Übungen können hilfreich sein:

▸ **VERBINDEN SIE DAS EIN- UND AUSATMEN MIT HEILSAMEN BILDERN.**
  Atmen Sie Kraft und Energie ein und Angst, Stress und Panik aus. Das, was Sie brauchen, atmen Sie ein: Mut, Stärke, Zuversicht, Ruhe, Gelassenheit, Vertrauen, Sicherheit. Das, was Sie loswerden möchten, atmen Sie aus: Anspannung, Unruhe, Ärger, Schmerz. Sagen Sie während des Einatmens folgenden Satz: »Mit jeder Einatmung gewinne ich mehr Energie und Selbstvertrauen.«

▸ **STELLEN SIE SICH BEI DER AUSATMUNG VOR, WIE SIE ALLES ÄNGSTIGENDE UND BELASTENDE AUSATMEN.**
  Sagen Sie bei jedem Ausatmen: »Mit jeder Ausatmung gebe ich etwas Angst und Anspannung ab, lässt meine Panik nach.« Sie können sich zusätzlich auch vorstellen, wie Ihre leicht gespitzten und leicht geschlossenen Lippen wie ein Ventil sind, über das Sie die Symptome einer Panikattacke ausströmen lassen.

▸ **STELLEN SIE SICH VOR, DURCH VERSCHIEDENE ORGANE IHRES KÖRPERS AUSZUATMEN.**
  Die Vorstellung der Ausatmung durch bestimmte Körperbereiche ist bei östlichen Atemtechniken beliebt und wird bei uns vor allem von Menschen mit chronischen Schmerzen genutzt.
  Schicken Sie den Strom Ihres Ausatmens bewusst in die verspannten Körperteile hinein, denn Ausatmen bedeutet immer Muskelentspannung. Lassen Sie Ihren Atemstrom bildlich durch die verspannten

Körperteile langsam hindurchfließen und sich in die Umwelt ergießen. Nehmen Sie wahr, wie Ihre innere Anspannung abnimmt, wenn Sie Ihren inneren Druck nach außen abgeben können.

ATMEN SIE RICHTIG DURCH MITHILFE VON ÄTHERISCHEN ÖLEN

KONZENTRIEREN SIE SICH BEI EINER PANIKATTACKE DARAUF, EINEN ANGENEHMEN DUFT WAHRZUNEHMEN UND EINZUATMEN.

Angst- und Panikzustände gehen oft mit flacher und rascher Atmung oder mit Beklemmungsgefühlen im Brustbereich einher. Der anregende Duft ätherischer Öle fördert die Einatmung durch die Nase und bewirkt dadurch eine intensivere Einatmung bei gleichzeitiger Beruhigung.

Düfte können Ängste reduzieren. Sie lösen positive körperliche und seelische Reaktionen aus. Der Geruchssinn steht wie kein anderes Sinnesorgan in direkter Verbindung zu jenen Gehirnzentren, die für die Auslösung emotionaler Reaktionen verantwortlich sind.

Die Anregung der Atmung durch Düfte verhindert Beklemmungsgefühle im Brustkorb, weil die Atmung wieder frei fließen kann, ohne dass Sie irgendwelche Atemtechniken anwenden. Bei der Atemanregung mithilfe ätherischer Öle müssen Sie sich überhaupt nicht um Ihre Atmung kümmern. Sie geht ganz von allein richtig, während Sie sich auf Ihren Lieblingsduft konzentrieren.

Folgende Ratschläge können hilfreich sein.

▸ **EXPERIMENTIEREN SIE MIT BESTIMMTEN ÄTHERISCHEN ÖLEN.**
Aroma-Experten schlagen zur Angstlinderung folgende ätherischen Öle vor: Basilikum, Bergamotte, Geranie, Jasmin, römische Kamille, Lavendel, Mandarine, Melisse, Muskatellersalbei, Neroli (das sind Bitterorangenblüten), Orange, Rose, Salbei, Sandelholz, Weihrauch, Zedernholz, Zitronengras und Zypresse.

▸ **BENUTZEN SIE BEI KURZATMIGKEIT SPEZIELLE DÜFTE.**
Ihre Atmung können Sie durch frische oder minzige, eukalyptol-

haltige ätherische Öle anregen und vertiefen, insbesondere Latschen-
kiefer, Fichtennadel, Zirbelkiefer, Tanne, Pinie, Eukalyptus, Minze
und Myrte.

STELLEN SIE SICH DIE ATMUNG ALS HEILSAME WELLE VOR

**NUTZEN SIE DAS BILD DER ATMUNG ALS HEILSAME WELLE IM KONTRAST
ZUR PANIKATTACKE ALS WELLE, DIE SIE ZU ÜBERFLUTEN DROHT.**

Eine Panikattacke kommt tatsächlich als eine Art Welle auf Sie zu, etwa
als Hitzewelle vom Bauch bis zu Ihrem Kopf hinauf.

Folgende Übungen können hilfreich sein:

▶ **STELLEN SIE SICH DIE EINATMUNG WIE EINE WELLE VOR.**

Die Welle geht von Ihrem Unterleib aus und durchflutet Ihren Körper nach oben hin. Lassen Sie Ihren Atem beim Einatmen wie eine
Welle von unten nach oben steigen und beim Ausatmen von oben
nach unten gehen.

▶ **STELLEN SIE SICH VOR, WIE DIE ATEMWELLE VON IHRER KÖRPERMITTE AUSGEHT.**

Die Atemwelle geht bis zu Ihren Zehenspitzen hinunter und wieder
hinauf bis in Ihre Fingerspitzen, in Ihren Oberkörper und bis hin
zu Ihrem Scheitel. Während die Atemwelle ohne Ihr Bemühen von
allein kommt und geht, können Sie sich bewusstmachen, wie Ihr
ganzer Körper und alle Zellen mit Sauerstoff versorgt werden und die
Abfallprodukte ausgeatmet werden. Konzentrieren Sie sich intensiv
auf die Vorstellung dieser Wellenbewegung und spüren Sie, wie Sie
von ihr getragen werden. Im Auf und Ab der Welle spüren Sie Ihre
Lebendigkeit und den Fluss Ihrer Energie.

▶ **VERBINDEN SIE DAS BILD DER ATEMWELLE UND DAS DER MEERESWELLE.**

Stellen Sie sich vor, bei leichtem Wellengang auf einem See oder im
Meer auf einem schaukelnden Boot auf dem Rücken zu liegen, sicher

getragen von der Unterlage. Beobachten Sie, wie sich Ihre Bauchdecke beim Einatmen gleichzeitig mit der Welle des Wassers hebt
und beim Ausatmen mit der Welle wieder senkt. Die Vorstellung
einer rhythmischen Bewegung wirkt entspannend. Der Gedanke an
einen erholsamen Urlaub bzw. an wärmende Sonnenstrahlen kann
zusätzlich entspannend wirken.

NUTZEN SIE DIE PROGRESSIVE MUSKELENTSPANNUNG

DIE AKTIVE METHODE DER PROGRESSIVEN MUSKELENTSPANNUNG NACH JACOBSON IST ZUR RASCHEN MUSKULÄREN ENTSPANNUNG EHER GEEIGNET ALS AUTOGENES TRAINING.

Lernen Sie diese Entspannungsmethode in einem Kurs oder mithilfe
einer CD. Die passive Technik des autogenen Trainings kann vor allem
bei Herzphobikern die Angst und Panik verstärken und ist oft erst zu
einem späteren Zeitpunkt hilfreich.

Das *Grundprinzip* ist ganz einfach: Ein Muskel entspannt sich leichter, wenn er vorher kurzzeitig angespannt war. Die progressive Muskelentspannung bringt die chronische Anspannung Ihres Körpers durch eine
aufeinanderfolgende kurzfristige Anspannung verschiedener Muskelpartien auf eine noch stärkere Anspannung, sodass Sie die darauffolgende
Muskelermüdung als Entspannung erleben.

Die Anspannung der jeweiligen Muskelgruppe sollte etwa die Hälfte
der maximal möglichen Anspannung betragen. Eine stärkere Anspannung ist zwar möglich, aber nicht nötig und im Falle von Schmerzen in
bestimmten Organbereichen gar nicht zielführend.

Konzentrieren Sie sich intensiv auf die jeweilige Muskelgruppe und
spannen Sie diese an. Atmen Sie dabei normal weiter. Halten Sie die
Spannung etwa 5 bis 7 Sekunden lang aufrecht, besonders bei den Unterschenkeln keinesfalls länger als 10 Sekunden wegen der Gefahr eines
Krampfes.

Lösen Sie danach die Spannung in den betreffenden Muskelgruppen.

Atmen Sie beim langsamen Loslassen der Muskelanspannung langsam aus, sodass Sie das Gefühl der Muskelentspannung bewusst erleben. Zur Intensivierung der Muskelentspannung können Sie beim Ausatmen auch von 1 bis 7 zählen, um bei 7 eine tiefe Muskelentspannung zu erleben. Sie können die Übungen im Sitzen oder Liegen durchführen, mit offenen oder geschlossenen Augen, so wie Sie sich am wohlsten fühlen.

Machen Sie jede Übung dreimal – immer nach demselben Prinzip: »Anspannen – Halten – Loslassen«. Gehen Sie dann zur nächsten Muskelgruppe über.

Das Hauptziel der progressiven Muskelentspannung ist die *Entspannung aller Muskelgruppen in systematischer Reihenfolge.* Die wichtigsten Muskelgruppen, die sich an- und entspannen lassen, befinden sich in den Händen, Unter- und Oberarmen, Füßen, Unter- und Oberschenkeln, im Gesäß, im Bauch, im Nacken-, Brust-, Mund- und Kieferbereich. Gehen Sie von den Zehen bis zum Kopf alle Muskelgruppen mittels gezielter Anspannung und Entspannung durch.

Beginnen Sie mit Übungen auf der rechten Körperseite und führen Sie dieselbe Übung dann auch auf der linken Körperseite durch, danach auf beiden Körperseiten gleichzeitig.

Für Menschen mit Angst- und Panikstörung ist vor allem die An- und Entspannung der großen Muskelgruppen von Armen und Beinen wichtig, weil diese bei der Kampf-Flucht-Reaktion ohne anschließende Bewegung am meisten angespannt sind.

Zur Bewältigung von Panikattacken reicht eine Kurzform der progressiven Muskelentspannung aus. Dabei spannen Sie jeweils gleich mehrere Muskelgruppen gleichzeitig an, die Sie dann anschließend wieder entspannen.

Folgende Übungen können hilfreich sein:

▶ **SPANNEN SIE BEIDE HÄNDE, UNTERARME UND OBERARME AN.**
Beugen Sie Ihre Arme und machen Sie mit Ihren Händen eine Faust, um die Anspannung zu verstärken; spannen Sie gleichzeitig Unter- und Oberarme an. Atmen Sie dann beim Loslassen entspannt aus.

▸ **SPANNEN SIE DIE MUSKELN VON BEIDEN FÜSSEN, UNTERSCHENKELN UND OBER-
SCHENKELN AN.**
Spannen Sie Füße und Beine an und verstärken Sie die Anspannung,
indem Sie die Zehen zu den Unterschenkeln ziehen und gleichzeitig
den Po anspannen. Atmen Sie dann beim Loslassen entspannt aus.

▸ **SPANNEN SIE IHRE GESICHTS- UND NACKENMUSKULATUR AN.**
Spannen Sie die Muskulatur in Ihrem Kopf- und Nackenbereich an
und atmen Sie dann beim Loslassen entspannt aus.

▸ **SPANNEN SIE DIE MUSKELN VON BRUST, SCHULTERN, RÜCKEN UND BAUCH AN.**
Spannen Sie die Muskeln in Ihrem Oberkörper an und drücken Sie
zur Verstärkung der Anspannung Ihre Schultern nach hinten. Atmen
Sie dann beim Loslassen entspannt aus.

▸ **FÜHREN SIE ALLE VIER ÜBUNGEN GLEICHZEITIG DURCH.**
Spannen Sie Ihren ganzen Körper an und halten Sie die Anspannung
kurz aufrecht; entspannen Sie beim Loslassen während des langsamen Ausatmens alle Muskeln und Ihren ganzen Körper.

KONDITIONIEREN SIE EINEN ENTSPANNUNGSREFLEX

**KONDITIONIEREN SIE ENTSPANNUNG GENAUSO, WIE SIE IHRE NEIGUNG
ZU PANIKATTACKEN KONDITIONIERT HABEN.**

Der gemeinsame Nenner aller östlichen und westlichen Entspannungstechniken beruht auf zwei Grundhaltungen:

GRUNDHALTUNG NR. 1: Richten Sie Ihren mentalen Aufmerksamkeitsschwerpunkt auf einen ganz bestimmten Punkt: auf einen Gedanken, ein
Wort, einen Ton, ein Bild, ein Mantra oder auf den Atem; dadurch wird
der ständige Strom der Alltagsgedanken unterbrochen. Auch die Konzentration auf einen bestimmten Körperteil, ein inneres Bild oder einen
bestimmten Punkt außerhalb Ihres Körpers führt zur Ausblendung aller

Störgeräusche. Konzentration ist eine gezielte Einengung der Aufmerksamkeit auf das Wesentliche. Unkonzentriertheit bedeutet Ablenkbarkeit durch Reizüberflutung. Wenn Sie unkonzentriert sind, sind Sie auf zu vieles gleichzeitig konzentriert.

GRUNDHALTUNG NR. 2: Entwickeln Sie eine ausgesprochen passive Haltung gegenüber äußeren Ablenkungen und inneren Zuständen. Blenden Sie alle Stressoren der Umwelt und alle belastenden Gedanken durch die immer neue Konzentration auf den gewählten Fokus aus. Mit jedem direkten Kampf gegen unerwünschte Gedanken fixieren und verstärken Sie diese.

So funktionieren alle Entspannungstechniken. Das gilt von autogenem Training bis hin zu Yoga und Qi Gong. Entspannung wirkt nicht kraft einer bestimmten Technik, sondern ergibt sich aus der Konzentration auf etwas ganz Bestimmtes bei gleichzeitigem Verzicht auf jeden Kampf gegen alle möglichen Störgeräusche.

Die Einengung der Aufmerksamkeit durch die Konzentration auf etwas ganz Bestimmtes ist auch die Voraussetzung für *Achtsamkeitsübungen*, die langfristig die wirksamsten Übungen zur Bewältigung von Angst- und Panikzuständen sind.

Folgende Übungen können hilfreich sein:

▸ **WÄHLEN SIE EINEN BESTIMMTEN AUFMERKSAMKEITSSCHWERPUNKT.**
Wählen Sie ein Wort wie »Ruhe« oder »Entspannung«; entwickeln Sie alternativ ein Bild oder eine Vorstellung, wie etwa eine angenehme Urlaubserinnerung, einen ruhigen See, eine blühende Wiese, einen hohen Berg oder ein wohlig warmes Bad. Wiederholen Sie bei jeder Ausatmung das zentrale Wort zur Entspannung oder blenden Sie das Ruhebild ein, wie etwa das angenehme Liegen in der Sonne am Strand.

▸ **DENKEN SIE AN EINE ERFAHRUNG VON HÖCHSTER KOMPETENZ ODER TIEFSTER ENTSPANNUNG.**
Konzentrieren Sie sich auf die Ein- und Ausatmung oder auf einen Reiz außerhalb von Ihnen. Nehmen Sie dabei eine bequeme und

ruhige Körperhaltung ein oder machen Sie rhythmisch-monotone Bewegungen. Halten Sie Ihre Augen geschlossen, um visuelle Ablenkungen auszublenden. Ignorieren Sie abschweifende Gedanken. Kämpfen Sie nicht gegen störende Nebengedanken an. Konzentrieren Sie sich ständig neu auf Ihren Aufmerksamkeitsschwerpunkt bei völlig passiver Haltung. Sie haben dann eine meditative Konzentration auf das Hier und Jetzt erreicht – es zählt nur der Augenblick.

ENTWICKELN SIE HUMOR UND ZEIGEN SIE EIN LÄCHELN

SETZEN SIE HUMOR EIN, UM AUF DISTANZ ZU IHRER ANGST VOR EINER PANIKATTACKE ZU GEHEN.

»Schwarzer Humor« hat schon mehr Menschen bei der Bewältigung von Panikattacken geholfen, als Sie sich vielleicht vorstellen können. Die Wirkung beruht darauf, dass Lächeln und Humor Ihre Erwartungsangst in Bezug auf eine Panikattacke unterbrechen.

Folgende Ratschläge können hilfreich sein:

▶ **REDEN SIE SCHERZHAFT MIT EINER DROHENDEN PANIKATTACKE.**

Sagen Sie: »Na, komm schon, ich warte bereits auf dich. Ich kenne dich schon, du bist nur eine Panikattacke. Dich habe ich bislang noch immer überlebt. Fege über mich hinweg und lass mich dann in Ruhe, damit ich meine Arbeiten erledigen kann.«

▶ **MACHEN SIE SICH ÜBER DIE ANGST UND PANIK EIN WENIG LUSTIG.**

Eine Panikattacke wirkt gleich nicht mehr so bedrohlich, wenn Sie sich innerlich folgende Sätze vorsagen: »Gleich sterbe ich wieder einmal, mindestens schon zum fünften Mal«; »Gleich rufe ich wieder einmal den Notarzt oder gehe lieber ins Krankenhaus, wo ich schon zweimal unnötig war«; »Gleich falle ich um, bevor dies nicht wirklich passiert, glaubt mir doch keiner, dass es mir schlecht geht«; »Interessant, wie ich mich in Angst und Panik hineinsteigern kann, auch wenn ich weiß, dass das alles nicht wirklich gefährlich ist. Heute funktioniert mein Gehirn wirklich auf dem Niveau eines Säugetieres oder Kleinkindes, ohne Vernunft und Verstand.«

▶ **ERKLÄREN SIE MIT ETWAS GALGENHUMOR IHRE INNERE KAPITULATION.**
Sagen Sie zu sich: »Wenn ich jetzt sterben muss, kann ich es auch nicht mehr ändern«, oder: »Ich will jetzt nicht sterben, aber lieber jetzt bewusst, als den Tod in der Nacht verschlafen.« Dieses innere Loslassen kann Ihre Anspannung mildern und Ihren Kampf gegen eine Panikattacke abschwächen.

▶ **BEGRÜSSEN SIE IHRE PANIKATTACKE MIT EINEM LÄCHELN.**
Sagen Sie etwa: »Da bist du ja wieder, ich habe dich schon lange vermisst«; »Hallo, du bist auch wieder einmal da, dann gehen wir den Weg ins Geschäft oder in den Urlaub eben zu zweit, wenn du unbedingt dabei sein möchtest.« Sobald Sie mit Ihrer Angst und Panik so reden können, haben Sie die Furcht vor ihr verloren.

▶ **VERSTÄRKEN SIE DEN ENTSPANNUNGSEFFEKT IN IHREM GESICHT.**
Ziehen Sie bewusst Ihre Mundwinkel und Ihre Wangen leicht nach oben, als würden Sie lächeln oder grinsen. Lächeln interpretiert Ihr Gehirn gleich so, als ob es Ihnen gut ginge. Wenn sich Ihre Gesichtszüge durch Ihr Lächeln entspannen, überträgt sich dies auf Ihren ganzen Körper.

▶ **STELLEN SIE SICH EIN SANFTES LÄCHELN VOR ODER LACHEN SIE GANZ BEWUSST LAUT MIT EINEM TON.**
Lächeln verbessert die Stimmung, auch wenn es gar nicht spontan, sondern gewollt erfolgt. Lachen ist gleichzeitig auch eine spontane Atemübung. Starten Sie einen Versuch: Lachen Sie einmal wieder! Klatschen Sie beim Lachen in der Ausatmungsphase rhythmisch in die Hände und sagen Sie dabei: »ha-ha-ha«.

3.5 DIE MACHT DES GEISTES: NUTZEN SIE DIE STÄRKEN IHRES VERSTANDES UND DISTANZIEREN SIE SICH VON IHREN NEGATIVEN GEDANKEN

NUTZEN SIE IHR GEHIRN ZUR KONTROLLE IHRER EMOTIONEN

NUTZEN SIE IHR SPEZIFISCH MENSCHLICHES GEHIRN, IHR FRONTALHIRN, UM EINE BEGINNENDE PANIKATTACKE ABZUFANGEN UND BALD WIEDER ZUR RUHE ZU KOMMEN.

Panikattacken werden durch unsere älteren Hirnstrukturen ausgelöst, und zwar durch unser Säugetierhirn mit den dort befindlichen Emotionszentren. Wir können jedoch unser limbisches System durch unsere in der Evolution erst später entstandenen spezifisch menschlichen Gehirnstrukturen beeinflussen, nämlich durch unsere Großhirnrinde, speziell durch unser *Stirnhirn*.

Folgende Ratschläge können hilfreich sein:

▶ **AKZEPTIEREN SIE DIE BIOLOGISCHE TATSACHE, DASS IHRE BEIDEN MANDELKERNE IM LIMBISCHEN SYSTEM PANIKATTACKEN ALS FALSCHES ALARMSIGNAL AUSLÖSEN.**

Nehmen Sie es im Interesse Ihres Überlebens gelassen hin, dass Ihre Angstzentren in Ihrem Säugetierhirn schneller sind als Ihr Denken und stärker sind als Ihre Willenskraft. Dennoch sind Sie Ihren Emotionen nicht völlig ausgeliefert.

Verlassen Sie sich auf Ihr Stirnhirn, speziell auf den *präfrontalen Kortex*, der für Entscheidungen, Planungen und konkrete Verhaltensausführungen zuständig ist. Relativieren Sie mit Ihrem Stirnhirn durch *gezielte Aktivitäten* den Fehlalarm Ihrer beiden Mandelkerne, dann können Sie die Eskalation zu einer Panikattacke bereits in den ersten Anfängen stoppen.

▶ **AKZEPTIEREN SIE EINERSEITS IHRE ANGST UND PANIK, TUN SIE ANDERERSEITS ABER MIT BEDACHT DAS, WAS SIE BIS DAHIN FÜR WICHTIG BEFUNDEN HABEN.**

Erfolgreiche Angst- und Panikbewältigung setzt beides gleichzeitig voraus: die Aktivierung Ihrer Angstgefühle im limbischen System und die Neubewertung der Situation durch positive Erfahrungen mit Ihrem Stirnhirn. Dadurch werden neue Bahnen zwischen diesen beiden Regionen angelegt.

▶ **AKZEPTIEREN SIE DIE BIOLOGISCHE TATSACHE, DASS IHRE MANDELKERNE IM LIMBISCHEN SYSTEM ALLE EMOTIONAL BETONTEN ERFAHRUNGEN FÜR IMMER GESPEICHERT HABEN.**

Die erste oder heftigste Panikattacke ist und bleibt in Ihrem emotionalen Gedächtnis in Verbindung mit den Körperreaktionen so gespeichert, wie sie damals war, nämlich subjektiv lebensbedrohlich – ähnlich wie bei jedem traumatischen Erlebnis.

Traumatische Erfahrungen werden wegen der stärkeren Einprägung von Ihrem emotionalen Gedächtnis besser erinnert als positive. Lernen Sie, mit diesen biologischen Gegebenheiten besser zurechtzukommen, indem Sie sich immer wieder sagen: »Mein Gehirn erinnert sich an eine alte Angstgeschichte. Das war wirklich schlimm damals. Jetzt besteht keine Gefahr mehr für mich.«

▶ **NUTZEN SIE IHR STIRNHIRN, DINGE ZU PLANEN UND AUSZUFÜHREN, DIE IHNEN WICHTIG SIND.**

Lassen Sie sich nicht ständig von Ihrem limbischen System steuern wie ein Tier, das nicht anders reagieren kann, als seinem Angstimpuls zu folgen. Die Bewältigung starker Emotionen wie Angst und Panik erfolgt mithilfe der Sprache – Sie fassen Ihre Gefühle in Worte und erlangen so eine gewisse Kontrolle.

Ihr Verstand übernimmt die Steuerung über Ihren Körper und Ihre Angstgefühle, sobald Sie sich durch innere Selbstgespräche folgende Sätze vorsagen:

»Das ist nur eine Panikattacke. Sie wirkt bedrohlich, sie ist aber nicht gefährlich«; »Das ist nur ein Adrenalinschub, und der ist bald vorbei«; »Das ist meine typische Panikreaktion, ich kenne sie schon und verfolge jetzt meine Ziele«; »Ich bin hier in Sicherheit, die momentane Situation kann ich aushalten«; »Ich treffe die Entscheidung, jetzt unabhängig von einer Panikattacke das zu tun, was mir wichtig ist.«

DISTANZIEREN SIE SICH GEDANKLICH VOM TRAUMA EINER HEFTIGEN PANIKATTACKE

DIE DRAMATIK DER NEUERLICHEN PANIKATTACKE KÖNNEN SIE NUR VOR DEM HINTERGRUND DES ERSTEN STARKEN BEDROHUNGSGEFÜHLS VERSTEHEN.

Es kommen bei Ihnen alte Gefühle und gefühlsbetonte Erinnerungen in Verbindung mit den damaligen körperlichen Begleiterscheinungen hoch, die nichts mit der Situation einer neuerlichen Panikattacke zu tun haben.

Panikattacken bleiben in unveränderter Erlebnisintensität in Ihrem emotionalen Gedächtnis in den Mandelkernen im limbischen System gespeichert. Die erste oder die stärkste Panikattacke, auch wenn sie schon lange zurückliegt, war eine traumatische Erfahrung für Sie, ähnlich wie ein Überfall, ein Unfall oder eine Vergewaltigung unauslöschlich im Gehirn eingespeichert bleibt. Jede neuerliche Panikattacke erinnert Sie ganz lebhaft an diese Bedrohungserfahrung, auch wenn Sie jetzt schon wissen, dass Sie an einer Panikattacke nicht sterben können.

Sie können Ihr Gedächtnis und die damit verbundenen Reaktionen nicht direkt beeinflussen, schon gar nicht löschen, sondern nur durch die Lenkung Ihrer Gedanken und Ihrer sinnlichen Aufmerksamkeit auf die Gegenwart unter eine gewisse Kontrolle bekommen. Sie können vor allem in der Gegenwart anders handeln als bei Ihrer ersten Panikattacke.

Folgende Ratschläge können hilfreich sein:

▶ **BETRACHTEN SIE SICH ALS EINEN MENSCHEN, DER DURCH EINE HEFTIGE PANIKATTACKE EIN TRAUMA ERLITTEN HAT.**
Jetzt ist Ihnen vom Verstand her vielleicht schon längst klar: Durch eine Panikattacke kann Ihnen körperlich und geistig nichts Schlimmes passieren. Die traumatische Erfahrung der Panikattacke in der Vergangenheit drängt sich Ihrem Erleben jedoch immer wieder so

auf, als wäre sie gegenwärtig. Ihre Chance besteht darin, mental ganz in der Gegenwart zu bleiben; im Hier und Jetzt sind Sie in Sicherheit.

▸ **TUN SIE EINFACH, WAS SIE TUN MÖCHTEN, AUCH IM ANGESICHT EINER NEUERLICHEN PANIKATTACKE.**
Handeln Sie, ohne sich von Ihrer Angst vor einer Panikattacke steuern zu lassen. Auf diese Weise betten Sie eine weitere Panikattacke in einen neuen Gesamtkontext ein; so verliert sie ihre Bedrohlichkeit. Neue Erfahrungen mit Ihrem Körper überlagern Ihr Trauma-Gedächtnis in positiver Weise.

▸ **BEWÄLTIGEN SIE DAS TRAUMA EINER PANIKATTACKE DURCH DIE RICHTIGE ZEITLICHE EINORDNUNG.**
Sagen Sie sich mit innerer Überzeugung: »Das sind nur meine alten Gefühle und meine damaligen körperlichen Zustände, die jetzt wieder hochkommen.« Die traumatische Erfahrung war in der Vergangenheit zu einer bestimmten Zeit an einem bestimmten Ort. Jetzt sind Sie in der Gegenwart, unter ganz anderen Umständen.

▸ **MACHEN SIE SICH BEWUSST, DASS IHR GEDÄCHTNIS SIE IN EINE ZEIT, DIE LÄNGST VERGANGEN IST ZURÜCKVERSETZT.**
Bleiben Sie bei jeder weiteren Panikattacke so gut wie möglich mit der Gegenwart verbunden. Beschreiben Sie bei jeder Attacke, was Sie gerade im Moment wahrnehmen und erleben – in Bezug auf Ihren Körper genauso wie auf Ihre aktuelle Umwelt.

▸ **BESCHREIBEN SIE DIE ERSTE TRAUMATISIERENDE SITUATION MIT TREFFENDEN WORTEN.**
Halten Sie die Beschreibung Ihrer heftigsten Panikattacke in Ihrem Tagebuch und auch auf dem Memo Ihres Handys fest – ähnlich wie bei der Aufnahme eines Polizeiprotokolls, ohne neuerlich in das Erlebte hineinzugeraten. In welcher Situation waren Sie? Was haben

Sie gedacht, gefühlt, körperlich erlebt? Erzählen Sie die Erlebnisse sich selbst oder einer anderen Person so, dass zwar alles Erlebte voll und ganz zur Sprache kommt – jedoch aus einer gewissen Distanz.

MACHEN SIE SICH IHRE NEGATIVEN SYMPTOMBEWERTUNGEN BEWUSST

NICHT DIE SYMPTOME AN SICH, SONDERN ERST DEREN BEWERTUNG ALS GEFÄHRLICH SOWIE DIE ANGST DAVOR MACHEN EINE KRANKHEITSWERTIGE PANIKATTACKE AUS.

Ähnliche körperliche Symptome, wie etwa Herzrasen, Schwitzen oder Atemnot, spüren Sie auch beim Laufen, wenn Sie untrainiert sind, machen Ihnen aber beim Sport nichts aus, weil Sie eine natürliche Erklärung dafür haben.

Folgende Ratschläge können hilfreich sein:

▶ **FINDEN SIE IHRE ZENTRALEN DENKMUSTER IN BEZUG AUF EINE PANIKATTACKE HERAUS.**

Beantworten Sie folgende Fragen: Interpretieren Sie Ihre Symptome als lebensbedrohlich oder als peinliche Auffälligkeit? Sehen Sie eher Ihr Leben oder eher Ihr Sozialprestige bedroht? Hat sich die Interpretation Ihrer Symptome im Laufe der Zeit vielleicht verschoben? Haben Sie die Angst vor dem Sterben bereits überwunden, weil Sie erlebt haben, dass Sie nicht daran sterben können? Fürchten Sie jetzt eher, Ihren Verstand zu verlieren, auszuflippen oder sich selbst oder jemand anderem etwas anzutun? Oder haben Sie immer mehr die Angst entwickelt, sozial unangenehm aufzufallen und nicht mehr gesellschaftsfähig zu sein?

▶ **TRENNEN SIE VONEINANDER: DAS EINE SIND IHRE AKTUELLEN SYMPTOME, DAS ANDERE SIND IHRE DENKMUSTER UND GEFÜHLE.**

Der griechische Philosoph Epiktet hat es sehr treffend formuliert: »Nicht die Dinge an sich sind es, die uns beunruhigen, sondern die Art und Weise, wie wir sie sehen.« Sie brauchen in einer Angst- und Paniksituation nicht positiv zu denken. Sie sind wahrscheinlich auch gar nicht dazu in der Lage, alles ruhig und realitätsgerecht zu betrachten.

Sie müssen auch nicht immer alle bedrohlichen Bewertungen als letztlich harmlos entkräften oder durch weniger bedrohliche ersetzen. Es reicht, dass Sie sich Ihrer Bewertungen einfach nur bewusst werden und dass Sie sich so davon distanzieren können, dass diese nicht Ihr Verhalten bestimmen.

▶ **LASSEN SIE ALLE GEDANKEN UND GEFÜHLE ZU, OHNE SIE ZU VERDRÄNGEN UND OHNE SIE ZU BEWERTEN.**

Nehmen Sie Ihre Gedanken einfach nur wahr, wie etwa: »Mein Herz rast, also bekomme ich gleich einen Herzinfarkt«; »Mir wird ganz schwindlig, gleich falle ich um«; »Mein Brustkorb fühlt sich ganz beengt an, gleich muss ich ersticken, oder es ist doch ein Herzinfarkt«; »Mein Magen und mein Darm fühlen sich ganz schrecklich an, gleich verliere ich die Kontrolle darüber«; »Ich bin irgendwie nicht ganz da, ich nehme die Umwelt verändert wahr und kann nicht klar denken, gleich werde ich verrückt.«

Sagen Sie sich immer wieder: »Das sind nur Gedanken, sie ziehen vorüber wie Wolken am Himmel, sie werden weggeblasen wie Blätter vom Herbstwind, sie lösen sich auf wie der Nebel, der eine schöne Landschaft freigibt.« Oder stellen Sie sich vor, Sie packen Ihre Gedanken in Kisten ein wie Objekte und stellen sie auf dem Dachboden ab.

▶ **FASSEN SIE IM MOMENT EINER PANIKATTACKE IHRE KÖRPERLICHEN WAHRNEHMUNGEN UND DIE IN IHNEN SPONTAN ABLAUFENDEN BEWERTUNGEN IN TREFFENDEN WORTEN ZUSAMMEN.**

Nehmen Sie alles, was Sie spüren und denken, auf dem Memo Ihres Handys auf. Beobachten Sie sich während einer Panikattacke wie ein Wissenschaftler, der alles registriert, was passiert, ohne in das Geschehen einzugreifen. Auf diese Weise handeln Sie nach dem

Motto: »Wahrnehmen – zulassen – loslassen«, ohne dass Sie energie-verschleißend ständig gegen Ihre Symptome und Gedanken an-kämpfen.

▸ **FINDEN SIE BERUHIGENDE SÄTZE AUF DER BASIS IHRES MEDIZINISCHEN WISSENS.**
Statt: »Mein Herzrasen führt gleich zu einem Herzinfarkt«, sagen Sie sich: »Herzrasen ohne krankhafte Gefäßverengung ist ganz normal, das kenne ich gut vom Laufen.« Statt: »Gleich muss ich ersticken«, machen Sie sich bewusst: »Aufgrund der Kampf-Flucht-Reaktion sind Nacken und Brustkorb angespannt und ist meine Lunge prall mit Luft gefüllt. Ich sollte mich daher jetzt ein wenig bewegen.« Statt: »Gleich falle ich um«, reden Sie so mit sich: »Bei Angst steigt mein Blutdruck, ich habe nur Gleichgewichtsprobleme wegen meiner totalen Verspan-nung; ich sollte mich hinstellen, wie wenn ich tanzen würde.«

▸ **VERBINDEN SIE DIE ANGST MACHENDE SELBSTWAHRNEHMUNG MIT EINEM POSITIVEN ZIEL.**
Sagen Sie sich etwa folgende Sätze vor: »Mir ist jetzt etwas übel und schwindlig, ich kann aber dennoch im Raum bzw. im Bus bleiben.« Oder so: »Ich merke, wie ich schwitze und rot werde, ich kann aber dennoch weiterreden und das sagen, was mir wichtig ist.« Die posi-tive Grundstruktur lautet: »Ich kann Symptome haben und dennoch erfolgreich handeln.«

MACHEN SIE SICH IHRE ÜBERFORDERNDEN ODER DESTRUKTIVEN DENKMUSTER BEWUSST

IDENTIFIZIEREN SIE IHRE DENKMUSTER UND GLAUBENSSÄTZE, DIE BEI IHNEN DIE NEIGUNG ZU PANIKATTACKEN ERHÖHEN.

Wie sehr haben Ihre zentralen Glaubenssätze mit Überforderung oder einer Abwertung Ihrer Person zu tun? Was fällt Ihnen spontan dazu ein?
Folgende Ratschläge können hilfreich sein:

▶ **ERFASSEN SIE ALLE GLAUBENSSÄTZE, DIE SIE MÖGLICHERWEISE ÜBERFORDERN ODER UNNÖTIG SCHWÄCHEN.**

Typische Beispiele sind: »Ich bin für alles verantwortlich«; »Ich muss immer alles im Griff haben«; »Ich muss immer die Beste sein«; »Ich darf keinen Fehler machen, sonst bin ich ein Versager«; »Ich darf niemals schwach werden, sonst bricht um mich herum alles zusammen«; »Ich darf niemanden enttäuschen.« Schwächende Glaubenssätze sind zum Beispiel: »Das schaffe ich nicht«; »Die anderen sind besser als ich«; »Ich bin nicht so gesund wie andere Menschen.«

▶ **MACHEN SIE SICH IN BESTIMMTEN SITUATIONEN IHRE ZENTRALEN GLAUBENS-SÄTZE BEWUSST.**

Formulieren Sie den Zusammenhang zwischen Ihren Glaubens-sätzen und der Wahrscheinlichkeit einer Panikattacke. Sagen Sie sich zum Beispiel: »Ich spüre eine Panikattacke kommen, weil ich mich jetzt vor den anderen Menschen auf keinen Fall blamieren möchte.« Vor oder während einer Panikattacke haben Sie keine Zeit, Ihre seit vielen Jahren bestehenden Glaubenssätze umzuformulieren oder zu entschärfen. Es reicht in der aktuellen Situation, wenn Sie Ihre Denkmuster einfach nur wahrnehmen.

Sagen Sie sich: »Ich will jetzt trotzdem gut ankommen, auch wenn ich mich da bis zu einer Panikattacke hineinsteigere.« Sie können aber auch zum gleichen Denkmuster auf Distanz gehen und sich sagen: »Es ist mir nicht so viel wert, von allen anerkannt zu werden, wenn ich deswegen vielleicht eine Panikattacke bekomme.«

▶ **MACHEN SIE SICH BEWUSST, DASS ES SICH BEI IHREN DENKMUSTERN NUR UM GEDANKEN HANDELT.**

Sie müssen Ihren Denkmustern nicht unbedingt folgen. Sie können sich entscheiden, trotz allem anders zu handeln. Je mehr Sie proble-matische Denkmuster als wahr und berechtigt ansehen, desto mehr wird daraus Angst und Panik entstehen.

▸ **ÜBERLEGEN SIE, WELCHE FOLGEN BESTIMMTE GLAUBENSSÄTZE IN BEZUG AUF IHRE PERSON IN IHREM LEBEN BISHER GEHABT HABEN.**

Was ergibt Ihre Kosten-Nutzen-Rechnung? Was sollten Sie ändern, damit bestimmte Denkmuster nicht mehr so leicht eine Panikattacke auslösen wie bisher?

WERDEN SIE SICH IHRER GEFÜHLE UND GEFÜHLSKONFLIKTE BEWUSST

IM VORFELD DER ERSTEN PANIKATTACKE WAREN OFT ANDERE GEFÜHLE ALS ANGST DOMINIEREND, NÄMLICH ÄRGER, WUT, OHNMACHT, HILFLOSIGKEIT, ENTTÄUSCHUNG, TRAURIGKEIT ODER GEKRÄNKTHEIT.

Angst tritt oft erst während der Panikattacke auf und schließlich als Furcht vor weiteren Attacken, weil Sie damit nicht umgehen können.

Folgende Ratschläge können hilfreich sein:

▸ **BEOBACHTEN SIE DIE WECHSELWIRKUNGEN ZWISCHEN GEFÜHLEN, KÖRPER-SYMPTOMEN UND GEDANKEN IN GANZ KONKRETEN SITUATIONEN.**

Die Steigerung von Gefühlen zu einer Panikattacke erfolgt oft erst durch Ihren Versuch, diese Gefühle wegen bestimmter Denkmuster nicht zuzulassen. Wenn Sie unerwünschte Gefühle vermeiden und kontrollieren möchten, führt dies zu einer körperlichen Anspannung bis hin zu heftigen Symptomen.

Fragen Sie sich: »Welches Gefühl habe ich kurz vor der Panik-attacke gehabt?«; »Welches Gefühl habe ich gerade jetzt, abgesehen von Angst und Panik?«

Nehmen Sie Ihre Gefühle wahr und drücken Sie diese auch aus, dann unterbrechen Sie den Teufelskreis der Steigerung der Gefühle bis zu einer Panikattacke.

▸ **LASSEN SIE ALLE GEFÜHLE VOLL UND GANZ ZU, STATT DAGEGEN ANZUKÄMPFEN.**

Gefühle gehen mit körperlichen Reaktionen einher. Sie müssen zu ihrer Bewältigung wahrgenommen und ganz intensiv gefühlt werden. Das entspricht ihrem Wesen als ganz konkrete Botschaften an die eigene Person und an die Mitmenschen.

Gefühle haben einen *Signalcharakter*. Sie geben uns Auskunft über unsere Befindlichkeit und möchten uns auf etwas aufmerksam machen. Wenn wir diese Zeichen nicht erkennen, bleiben sie als Warnsignal weiter bestehen und führen zu Unruhe und chronischer körperlicher Verspannung.

Das zuständige Hirnareal bleibt so lange aktiv, bis das Gefühl wahrgenommen und die Gefahr erkannt wird. Versuchen Sie daher nicht, Ihre Gefühle einfach wegzuschieben aufgrund der Angst, die Kontrolle über sich zu verlieren, vielleicht aus Traurigkeit stundenlang zu weinen oder aus Wut unkontrolliert herumzuschreien.

▸ **SCHLIESSEN SIE NICHT VORSCHNELL VON GEFÜHLEN WIE ANGST UND VON KÖRPERSYMPTOMEN WIE HERZKLOPFEN AUF EINE KONKRETE BEDROHUNG.**
Sagen Sie sich: »Ein Gefühl ist nur ein Gefühl. Es geht mit körperlichen Empfindungen einher. Das sagt nichts über eine tatsächliche Bedrohung aus. Ich lasse dieses Gefühl, wie etwa Panik, Wut oder Traurigkeit, kommen, auf einen Höhepunkt ansteigen und dann wieder ganz von allein gehen.«

▸ **ERKENNEN SIE HINTER IHREN MOMENTANEN GEFÜHLEN IHRE »ALTEN GEFÜHLE«.**
Hinter Ihren momentanen Gefühlen stehen vielleicht Gefühle in Verbindung mit negativen Erfahrungen in Kindheit, Jugend und jungem Erwachsenenalter. Diese »alten Gefühle« werden vielleicht durch die momentane Situation wieder hervorgerufen.

Gefühle sind immer auch körperliche Erfahrungen im Hier und Jetzt, sodass Sie vielleicht gar nicht auf die Idee kommen, Ihr aktuelles Gefühl könnte nur ein Schmerz aus früheren Jahren oder Jahrzehnten sein. Kann das für Sie gerade zutreffen?

▸ **FINDEN SIE IHRE ZENTRALEN GEFÜHLSKONFLIKTE HERAUS.**
Ein Konflikt ist dadurch definiert, dass Sie mindestens zwei Bestre-

bungen in sich verspüren, die Sie nicht gleichzeitig optimal umsetzen können. Oft ist der Auslöser für eine Panikattacke nicht ein klar umschriebenes Gefühl, wie etwa Angst, Wut oder Traurigkeit, sondern eine Mischung aus unterschiedlichen Gefühlen. Eine *Gefühlsambivalenz* zu haben, bedeutet, dass Sie einer Person oder einer Sache zwiespältig, also mit gemischten Gefühlen gegenüberstehen. Kann das im Vorfeld einer Panikattacke auf Sie zutreffen? Mögen Sie jemanden sehr, über den Sie sich momentan gerade ärgern? Sind Sie nach außen hin freundlich zu einer bestimmten Person, obwohl Sie von ihr total enttäuscht sind? Hängen Sie sehr an Ihrer Arbeit, obwohl Sie diese kaum mehr aushalten?

▶ **MACHEN SIE SICH IHRE ROLLENKONFLIKTE BEWUSST, DIE MIT BESTIMMTEN GEFÜHLEN ZUSAMMENHÄNGEN.**

Stehen Sie in letzter Zeit zwischen Ihrer Frau und Ihrer Schwiegermutter? Wem fühlen Sie sich aus welchen Gründen näher? Sind Sie gerade aufseiten Ihrer Kinder gegen Ihren Ehemann? Verstehen Sie jemanden aufgrund Ihrer Einfühlung und ärgern Sie sich gleichzeitig über ihn? Tun Sie letztlich doch wieder das, was den Gefühlen, Wünschen und Bedürfnissen der anderen entspricht? Haben Sie so sehr auf die Gefühle der anderen geachtet und Ihre eigenen Gefühle, wie etwa Ärger, Wut oder Enttäuschung, übersehen oder gar vergessen, sodass diese erst in Form einer Panikattacke zum Ausdruck kommen?

MACHEN SIE SICH IHRE LEBENSGESCHICHTLICHEN ERFAHRUNGEN UND NEGATIVEN SCHEMATA BEWUSST

PANIKATTACKEN HÄNGEN OFT MIT BESTIMMTEN NEGATIVEN SCHEMATA UND EINSCHNEIDENDEN LEBENSERFAHRUNGEN ZUSAMMEN.

Schemata sind das Ergebnis negativer Erfahrungen im Leben von klein auf; sie sind Ausdruck von großer Belastung und existenzieller Bedrohung Ihrer Person in der Vergangenheit, deren Auswirkungen bis in die Gegenwart reichen.

Folgende Ratschläge können hilfreich sein:

▶ **FINDEN SIE DIE LEBENSGESCHICHTLICHEN HINTERGRÜNDE IHRER PANIK-ATTACKEN HERAUS.**
Blicken Sie auf Ihr Leben zurück: Welche schlimmen Erfahrungen haben Sie so geprägt, dass Sie so denken und fühlen wie jetzt? Hat eine sexuelle oder körperliche Traumatisierung Ihr Leben so geformt, dass Sie das Urvertrauen zu anderen Menschen und zu sich selbst verloren haben? Haben Sie schwere Schicksalsschläge erlitten, wie etwa eine schwere Krankheit oder einen lebensbedrohlichen Unfall, die das frühere Gefühl Ihrer Unverwundbarkeit zerstört haben?
Haben Sie schwere Verluste bezüglich wichtiger Bezugspersonen erlitten, die Sie noch immer nicht verkraftet haben? Sind Sie von Kindheit an von anderen Menschen gedemütigt oder gemobbt worden, sodass Sie sich auch jetzt noch schnell als ungeliebt oder ausgegrenzt erleben? Sind Sie von wichtigen Bezugspersonen in der Vergangenheit so belogen und betrogen worden, dass darunter noch heute Ihr Vertrauen in Personen Ihrer sozialen Umwelt leidet?

▶ **WERDEN SIE SICH BEWUSST, WELCHE DER FOLGENDEN NEGATIVEN SCHEMATA AUF SIE ZUTREFFEN KÖNNTEN:**
- emotionale Vernachlässigung durch wichtige Bezugspersonen,
- Verlassenheitsgefühl und Unberechenbarkeit sozialer Beziehungen,
- Misstrauen gegenüber anderen Menschen aufgrund von erlebten Verletzungen,
- soziale Isolation durch Demütigungen mit nachfolgendem Rückzug,
- Gefühle von Scham, Unzulänglichkeit und Minderwertigkeit,
- ständige Versagensgefühle aufgrund von mangelndem Selbstvertrauen,
- ständiges Bedrohungsgefühl durch Menschen und Situationen,
- Abhängigkeit von anderen Menschen aufgrund von Unfähigkeitsgefühlen,

- Verstrickung mit anderen Menschen aufgrund von mangelnder Selbstständigkeit.

▶ **ÜBERDENKEN SIE DIESE NEUN NEGATIVEN SCHEMATA NOCHMALS.**
Welches Schema trifft auf Sie momentan am stärksten, welches am zweitstärksten zu? Was hat das mit Ihren Panikattacken zu tun? Halten Sie Ihre diesbezüglichen Gedanken und Gefühle in Ihrem Tagebuch oder auf dem Memo Ihres Handys fest.

▶ **FINDEN SIE HERAUS, WELCHE SONSTIGEN NEGATIVEN SCHEMATA IN IHNEN IN DER GEGENWART AKTIVIERT WERDEN.**
Geben Sie diesen emotional bedeutsamen Erfahrungen und lebensgeschichtlich bedingten Überzeugungen einen treffenden Namen. Bei vielen psychischen oder körperlichen Erkrankungen in der Verwandtschaft könnte das negative Schema etwa lauten: »Schwere Krankheiten werden durch Vererbung weitergegeben.« Dann verstehen Sie besser, warum Sie bestimmte Krankheiten, wie etwa Herzinfarkt, Krebs oder Depressionen, mehr fürchten als andere Menschen. Dann wird Ihnen bewusst, warum die ärztliche Versicherung, dass Sie *jetzt* völlig gesund sind, Sie nicht wirklich beruhigt.

▶ **KONZENTRIEREN SIE SICH GANZ AUF DAS, WAS SIE IM HIER UND JETZT ALS ERWACHSENER MENSCH TUN KÖNNEN ODER MÖCHTEN.**
Finden Sie neue Bewältigungsreaktionen, sodass Sie nicht mehr von »alten Geschichten« und auch nicht mehr von Ihrer »alten Angst« dominiert werden. In der Gegenwart haben Sie als erwachsene Person andere Möglichkeiten der Bewältigung von Problemen und Krisen als in Kindheit und Jugend.
Das verwundete Kind und der verletzte junge Erwachsene in Ihnen sind zwar ein Teil Ihrer Identität, sie machen jedoch nicht Ihre ganze Person aus. Lernen Sie, sich davon zu distanzieren, einen anderen Blickwinkel zu gewinnen, die Erwachsenen-Perspektive einzunehmen und dadurch neue Handlungsmöglichkeiten zu entwickeln.

MACHEN SIE SICH IHRE PROBLEMATISCHEN BEWÄLTIGUNGSSTRATEGIEN BEWUSST

PANIKATTACKEN WERDEN OFT DURCH DIE ART UND WEISE VORBEREITET, WIE SIE MIT BESTIMMTEN NEGATIVEN SCHEMATA UMGEHEN, VOR ALLEM DADURCH, WELCHE UNGÜNSTIGEN BEWÄLTIGUNGSREAKTIONEN UND BEWÄLTIGUNGSSTILE SIE DABEI EINSETZEN.

Ihre gut gemeinten Bewältigungsstrategien können Ihr vegetatives Nervensystem ständig überaktivieren – entweder das sympathische Nervensystem in Form von Kampf oder Flucht oder das parasympathische Nervensystem in Form von Ohnmacht und Unterwerfung.

Folgende Ratschläge können hilfreich sein:

▶ **ÜBERLEGEN SIE, WELCHE DER FOLGENDEN BEWÄLTIGUNGSREAKTIONEN AUF SIE ZUTREFFEN:**

- Unterordnung und Unterwerfung zwecks Vermeidung von Konflikten,
- Aufopferung für andere, um ein Mindestmaß an Zuwendung zu erhalten,
- Streben nach Zustimmung und Anerkennung zwecks Bestätigung der eigenen Person,
- emotionale Gehemmtheit aus Angst vor Kritik,
- Überforderung und Perfektionismus aus Angst vor Kritik und Ablehnung,
- Pessimismus angesichts konkreter Probleme und Aufgabenstellungen,
- Bestrafungsneigung bei Fehlern und Schwächen.

▶ **ÜBERDENKEN SIE DIESE BEWÄLTIGUNGSREAKTIONEN NOCHMALS.**
Welche Bewältigungsreaktion trifft auf Sie am stärksten, welche am zweitstärksten zu? Welche Erkenntnisse können Sie aus diesen Überlegungen gewinnen? Sind Sie mit diesen Bewältigungsreaktionen angesichts von Angst und Panik in allen möglichen Lebenssituationen vielleicht schon direkt auf dem Weg zu einem Burnout-Syndrom, das derzeit nur durch Panikattacken und ein eventuelles Schonverhalten verhindert wird?

▶ **ÜBERLEGEN SIE, WELCHER DER DREI BEWÄLTIGUNGSSTILE FÜR SIE TYPISCH IST:**
- *Kompensation* als Versuch, den Ausbruch alter Wunden durch eine neuerliche emotionale Verletzung zu verhindern, indem Sie bestimmte Gegenmaßnahmen ergreifen, zum Beispiel alles perfekt machen wollen, damit niemand Sie kritisieren kann;
- *Erduldung* als Entschluss, sich Ihrem Schicksal zu ergeben und sich verletzen, ausnutzen oder beschämen zu lassen;
- *Vermeidung* als Versuch, allen schmerzhaften negativen Erfahrungen aus dem Weg zu gehen.

FÜHREN SIE EINEN INNEREN DIALOG MIT POSITIVEN SELBSTINSTRUKTIONEN
MOTIVIEREN SIE SICH DURCH AUFMUNTERNDE SELBSTGESPRÄCHE.

Aus dem Sport ist bekannt, dass bereits vor dem Aufgeben und dem tatsächlichen Versagen die Selbstgespräche in eine negative Richtung kippen. Psychologische Trainingsmethoden im Spitzensport zielen darauf ab, den Kampf um das Durchhalten durch *Selbstinstruktion* in Form von positiven Selbstgesprächen zu stärken.

Folgende Ratschläge können hilfreich sein:

▶ **NUTZEN SIE DIE SPRACHE ALS MÖGLICHKEIT, VERSCHIEDENE PROBLEMLÖSUNGEN IN FORM VON WORTEN AUSZUDRÜCKEN.**
Innere Dialoge und hilfreiche Selbstinstruktionen erleichtern Ihnen die Bewältigung von Ängsten und Panikattacken. Beim Sprechen ist immer Ihre Großhirnrinde aktiv, die ein Gegengewicht zu Ihrer emotionalen Aktivierung im limbischen System darstellt. Sie können Ihre Gefühle nicht direkt beeinflussen, Sie können jedoch über Worte und innere Selbstgespräche indirekt darauf einwirken. Gesprochene Worte sind – ebenso wie in einem Tagebuch geschriebene – die beste Möglichkeit der Verarbeitung von Emotionen.

► **REDEN SIE MIT SICH SELBST UND FÜHREN SIE EINEN INNEREN DIALOG, SO ALS OB SIE MIT EINER ANDEREN PERSON SPRECHEN WÜRDEN.**

Coachen Sie sich selbst mit treffenden Handlungsanleitungen. Setzen Sie Selbstinstruktionen ein, um mithilfe bestimmter Gedanken Ihr Verhalten wirksam zu beeinflussen. Fassen Sie Ihre Befindlichkeit in Worte und reden Sie während großer Angst und Panik mit sich selbst, am besten sogar laut, wenn keine anderen Menschen in der Nähe sind. Jede Sprachlosigkeit verstärkt Ihr Angsterleben.

Es kommt entscheidend darauf an, wie Sie Ihre spontanen Gedanken und bildhaften Vorstellungen der größtmöglichen Katastrophe durch wohlüberlegte Worte im Gespräch mit sich selbst so einzudämmen lernen, dass Sie trotzdem erfolgreich handeln können.

► **SPRECHEN SIE SICH MUT ZU UND REDEN SIE MIT SICH SELBST SO, WIE SIE ANDERE PERSONEN IN EMOTIONAL BELASTENDEN SITUATIONEN COACHEN WÜRDEN.**

Sagen Sie sich selbst Sätze wie: »Das ist nur eine Panikattacke, ich habe sie noch immer überstanden«; »Eine Panikattacke kann mir nichts anhaben, sie ist nur ein heftiger Adrenalinstoß ohne echte Gefahr«; »Ich lasse mich durch die Panik nicht von dem abbringen, was ich jetzt tun möchte«; »Das ist nur eine alte Angst aus der Kindheit oder Jugend, damals war ich ausgeliefert, jetzt bin ich frei und erwachsen.«

► **BAUEN SIE SICH SELBST SO AUF, WIE SIE EIN KIND ERMUTIGEN UND TRÖSTEN WÜRDEN.**

Kann es sein, dass während einer Panikattacke Ihre Erinnerungen an das kleine Kind in Ihnen hochkommen, das früher Schlimmes mitgemacht hat und das gerade jetzt Ihre beruhigenden Worte als kompetenter Erwachsener braucht? Sagen Sie zu sich dann Sätze wie: »Als Kind war ich vollkommen ausgeliefert. Ich habe Schlimmes mitgemacht. Jetzt habe ich andere Handlungsmöglichkeiten, die mir damals nicht zur Verfügung standen.«

▶ **SAGEN SIE SICH IN ANGST- UND PANIKSITUATIONEN INNERLICH SÄTZE VOR, DIE IHR GEFÜHL VON EINFLUSS UND KONTROLLE BESTÄRKEN.**

Angesichts eines befürchteten Kontrollverlusts wird Ihre Erwartungsangst sofort geringer, sobald Sie ein Gefühl von Einflussnahme auf das Geschehen haben. Lenken Sie bei Ihren Selbstgesprächen Ihre Aufmerksamkeit auf das, was Sie tun möchten.

Sagen Sie sich ermutigende Sätze wie: »Was auch immer passiert, ich werde damit zurechtkommen, weil ich auch alle früheren Attacken überstanden habe«; »Ich kann eine Panikattacke nicht verhindern, aber ich kann sie schneller vorüberziehen lassen, wenn ich nicht ständig gegen sie ankämpfe«; »Eine Panikattacke ist und bleibt eine unangenehme Erfahrung, ich werde aber trotzdem ohne Vermeidungsverhalten das tun, was ich mir vorgenommen habe.«

▶ **ERGÄNZEN SIE IHRE NEGATIVEN SYMPTOMBEWERTUNGEN DURCH POSITIVE BEWERTUNGEN, DIE DER REALITÄT EHER ENTSPRECHEN.**

Ermutigen Sie sich durch folgende Sätze: »Ich habe Angst, ohnmächtig zu werden, doch ich weiß, bei Angst steigt der Blutdruck, sodass ich nicht umfallen kann«; »Mein Herz rast und mein Blutdruck steigt, ich bekomme aber keinen Herzinfarkt, weil ich keine Verengung der Herzkranzgefäße habe«; »Ich habe Angst zu ersticken, meine Lunge ist jedoch trotz Engegefühl in der Brust völlig gesund«; »Ich habe Brustschmerzen, die einen Herzinfarkt ankündigen könnten, doch ich bin mir bewusst, dass ich im ganzen Schulter-Nacken-Brustbereich total verspannt bin«; »Ich kann durch eine Panikattacke nicht verrückt werden, ich bin nur körperlich und gefühlsmäßig angespannt, ich bleibe dabei geistig völlig normal.«

▶ **FÜHREN SIE IHRE SELBSTGESPRÄCHE SO, DASS SIE BEI IHREN HANDLUNGEN IMMER EIN GEWISSES GEFÜHL VON WAHLFREIHEIT HABEN, NACH DEM MOTTO: »WOLLEN STATT MÜSSEN«.**

Es wirkt anders, wenn Sie sich sagen, dass Sie etwas erreichen möchten, oder wenn Sie sich sagen, dass Sie etwas aushalten müssen. Sie können frei wählen, ob Sie in einer unangenehmen Situation bleiben oder flüchten möchten. Führen Sie nicht ständig Ihre Angst vor einer Panikattacke als Grund dafür an, warum Sie verschiedenen Situationen am liebsten ausweichen möchten.

Motivieren Sie sich durch zielorientierte Sätze wie: »Ich fürchte mich noch immer vor einer Panikattacke, ich lasse mich von meiner Angst aber nicht mehr in meiner Bewegungsfreiheit einengen«; »Ich möchte jetzt das tun, was ich mir vorgenommen habe, auch wenn ich dabei eine Panikattacke bekommen sollte«; »Ich entscheide mich dafür, diese Attacke zuzulassen und auszuhalten, ohne dagegen anzukämpfen oder ein Beruhigungsmittel einzunehmen, weil ich möglichst rasch mein Ziel erreichen möchte.«

VERGEGENWÄRTIGEN SIE SICH IHRE STÄRKEN UND FÄHIGKEITEN

MACHEN SIE SICH BEI EINER PANIKATTACKE IHRE RESSOURCEN, ALSO IHRE STÄRKEN UND FÄHIGKEITEN, BEWUSST.

Sie sind nicht das Opfer Ihrer Panikattacken. Sie sind auch nicht nur das Opfer Ihrer Lebensumstände. Sie können aufgrund Ihrer Fähigkeiten Einfluss auf das weitere Leben nehmen.

Folgende Ratschläge können hilfreich sein:

▶ **RUFEN SIE SICH IHR GEGENWÄRTIGES LEBENSALTER IN ERINNERUNG UND HANDELN SIE IM VERTRAUEN AUF IHR WISSEN UND IHRE ERFAHRUNGEN.**
Aktivieren Sie alle Möglichkeiten Ihrer Persönlichkeit, um Ihr Leben nach Ihren Vorstellungen zu gestalten. Sie können heute anders handeln als in der Kindheit, im Jugendalter oder in jener Zeit, als Ihre Panikattacken erstmals aufgetreten sind. Sie können Ihr Schicksal in einem bestimmten Ausmaß beeinflussen, auch wenn Sie in der Vergangenheit vielleicht viel Schlimmes erlebt haben. Sie haben schon so viele Schwierigkeiten bewältigt und so viele Probleme gelöst, dass Sie auch einen konstruktiven Umgang mit Ihrem Körper und Ihren Panikattacken erlernen können. Halten Sie sich an das Motto: »Agieren statt reagieren«.

▸ **ERSTELLEN SIE EIN PROFIL IHRER STÄRKEN.**
Was können Sie besonders gut, was gut, wo können Sie mit anderen durchaus mithalten? Was haben Sie in Ihrem Leben bereits erreicht? Welche Probleme und Schwierigkeiten haben Sie schon überwunden? Welche Fähigkeiten haben Sie durch Ihren Einsatz erworben?

▸ **LASSEN SIE EINEN ERFOLGSFILM AUS DER VERGANGENHEIT VOR IHREM INNEREN AUGE ABLAUFEN.**
Erleben Sie Ihre größten Erfolge noch einmal in der Vorstellung. Auf diese Weise spüren Sie ganz deutlich Ihre Fähigkeiten, die Sie früher in verschiedenen Situationen erfolgreich eingesetzt haben. So gewinnen Sie wieder Vertrauen in Ihre Stärken.

▸ **HALTEN SIE IN IHREM TAGEBUCH ALLES POSITIVE IHRES LEBENS FEST.**
Schreiben Sie einen Text zu folgenden Themen: »Die größten Leistungen meines Lebens«; »Was ich an mir mag«; »Was andere an mir schätzen.« Machen Sie sich in allen möglichen Situationen immer bewusst, was Ihr Partner und Ihre besten Freunde von Ihnen denken, ganz egal, wie Sie sich verhalten. Was schätzen andere Menschen an Ihnen? Was haben die anderen in den letzten Jahres positiv über Sie gesagt?

▸ **LASSEN SIE IHREN ÄNGSTLICHEN UND IHREN MUTIGEN TEIL IN DIALOG MITEINANDER TRETEN.**
Spüren Sie Ihren mutigen und zuversichtlichen Teil auf, der es wagt, Ihrem ängstlichen Teil seine Meinung zu sagen. Lassen Sie beide Teile ein Zwiegespräch miteinander führen. Sagen Sie Ihrem ängstlichen Teil, dass Sie ihn gerne als aufmerksamen Mahner vor echter Gefahr akzeptieren, dass Sie sich von ihm aber zukünftig nicht mehr unnötig einschüchtern lassen.

▸ **ERKENNEN SIE IHRE ANGST UND PANIK ALS TEIL IHRER MOMENTANEN PERSÖN-
LICHKEIT AN.**

Ihre Angst begleitet Sie überallhin wie Ihr Schatten, doch Sie
bestimmen den Weg. Ihre Angst und Schwäche müssen nicht zuerst
verschwinden, bis Ihr Mut und Ihre Stärke zum Zug kommen können. Führen Sie keinen sinnlosen Kampf gegen sich selbst, wenn Sie
etwas erreichen möchten, sondern bewerten Sie es als Zeichen von
Stärke, wenn Sie Ihre Angst und Schwäche zulassen können und
dennoch im Bewusstsein Ihrer Stärken und Fähigkeiten das tun,
was Ihnen wichtig ist.

BESINNEN SIE SICH AUF IHRE ZENTRALEN WERTE UND ZIELE UND WERDEN SIE AKTIV

**KÄMPFEN SIE NICHT SO SEHR GEGEN ANGST UND PANIK,
SONDERN FÜR EIN BESSERES LEBEN AUF DER BASIS
IHRER ZENTRALEN WERTE UND DER DARAUS ABGELEITETEN ZIELE.**

Werte sind unabhängig von Ängsten und Stimmungen; sie zeigen uns an,
worauf es im Leben wirklich ankommt. Werte verleihen unserem Leben
einen tieferen Sinn und motivieren uns, auch dann weiterzumachen,
wenn es uns schwerfällt. Aus Werten können Sie ganz konkrete Ziele für
die Gegenwart und Zukunft ableiten.

Folgende Ratschläge können hilfreich sein:

▸ **MACHEN SIE IHR HANDELN NICHT VON IHRER BLINDEN PANIK ABHÄNGIG.**

Handeln Sie in einer Phase der ängstlichen Aufgewühltheit und
angesichts einer befürchteten Panikattacke nicht nach Ihrer momentanen emotionalen Befindlichkeit, sondern nach dem, was in Ihrem
Leben oberste Priorität hat, was weiterhin bleibenden Wert hat und
Ihrem Leben einen festen Halt und eine klare Struktur gibt.

▸ **FORMULIEREN SIE IN IHREM TAGEBUCH DIE ZENTRALEN WERTE IHRES LEBENS UND DIE DARAUS FOLGENDEN ZIELE FÜR IHR WEITERES LEBEN.**

Erstellen Sie ganz konkrete Ziele für die nächsten Wochen, Monate und Jahre. Ihre Ziele können sich beispielsweise auf folgende Lebensbereiche beziehen: Partnerschaft, Familie, Freundschaften, Beruf und Karriere, Aus- und Weiterbildung, Gesundheit und körperliche Betätigung, Freizeit und Erholung, kulturelle Aktivitäten, gesellschaftliches Engagement, Spiritualität (innerhalb oder außerhalb einer bestimmten Religion).

Was sind Ihre Vorstellungen von einem guten und erfüllten Leben? Versuchen Sie, auf der Basis Ihrer Werte besser zu leben, dann werden Sie sich auch ganz von allein im Laufe der Zeit wieder besser fühlen.

▸ **FRAGEN SIE SICH, WELCHE LEBENSBEREICHE, WERTE UND ZIELE DURCH IHRE ÄNGSTE, VOR ALLEM DURCH IHRE ANGST VOR EINER PANIKATTACKE, ZU KURZ GEKOMMEN SIND.**

Ist die Todesangst bei einer Panikattacke vielleicht nur der Ausdruck dafür, dass Sie nicht dazu kommen könnten, alle Ihre Ziele im Leben zu verwirklichen? Dann sollten Sie noch heute anfangen, Ihr Leben unabhängig von einer möglichen Panikattacke möglichst erfüllt zu gestalten. Was möchten Sie in der Situation, in der eine Panikattacke auftreten kann, eigentlich tun? Was ist und bleibt Ihnen wichtig, trotz Angst und Panik? Es bedarf Ihrer Entscheidung, das zu tun, was Ihnen wichtig ist.

3.6 ACHTSAMKEIT UND AKZEPTANZ: NEHMEN SIE WAHR UND AKZEPTIEREN SIE, WAS IST, UND TUN SIE DAS, WAS IHNEN WICHTIG IST

ÜBEN SIE SICH IN ACHTSAMKEIT – DEM GEGENTEIL VON ANGST

DAS KONZEPT DER ACHTSAMKEIT STAMMT AUS DEM BUDDHISMUS UND WURDE IN DEN USA ENDE DER 1970ER-JAHRE IN DIE WESTLICHE MEDIZIN EINGEFÜHRT.

Es handelt sich dabei um eine besondere Form der *Aufmerksamkeitslenkung*, wobei die Aufmerksamkeit absichtsvoll und nicht wertend auf das bewusste Erleben des aktuellen Augenblicks gerichtet ist. Ein entsprechender Kurs zur sogenannten »achtsamkeitsbasierten Stressreduktion« ist sehr zu empfehlen. Dabei lernen Sie auch bestimmte Yoga-Übungen.

Yoga ermöglicht Ihnen durch Körperübungen, Meditationen und Atemübungen einen bewussten Umgang mit Ihren Gedanken, Gefühlen und Körperempfindungen und unterstützt Sie bei der Bewältigung Ihrer Ängste und Panikattacken.

In unserem Leben sind wir mit unserer Aufmerksamkeit meist nicht im gegenwärtigen Augenblick, sondern wir schwelgen in Erinnerungen oder schmieden Zukunftspläne. Entsprechendes gilt auch für Panikattacken: Sie erinnern sich an die letzte oder schlimmste Panikattacke und fürchten schon die nächste. Sie bleiben keine Minute in der Gegenwart, sondern aktivieren den Kampf-Flucht-Mechanismus durch bedrohlich wirkende Erinnerungen oder Erwartungen. Die Grundeinstellung der Achtsamkeit ist das genaue Gegenteil von anhaltender Angst, bei der Sie geistig ständig in der Zukunft leben. Bedenken Sie jedoch: Achtsamkeit ist eine grundlegende Haltung und Einstellung und nicht einfach nur eine Technik zur Angst- und Panikbewältigung.

Die Haltung der Achtsamkeit einüben bedeutet viel mehr, als nur eine Technik der Ablenkung vom Körper anzuwenden. Achtsamkeit strebt nichts an und möchte auch nichts loswerden. Das ist paradox: Wenn Sie über den Weg der Achtsamkeit eine Veränderung erreichen möchten, müssen Sie aufhören, etwas erreichen und verändern zu wollen. Im gegenwärtigen Moment zu bleiben ist genug.

Die *Methode des Beobachtens ohne jede Beurteilung* ist das Fundament der Achtsamkeit. Lernen Sie, sich Ihren körperlichen Empfindungen in reiner Beobachtung ohne krankheitsängstliche Bewertung intensiv zuzuwenden, damit Sie sich in Ihrem Körper wieder wohl fühlen können. *Folgende Übungen können hilfreich sein:*

▸ **NEHMEN SIE IHREN KÖRPER WAHR UND REGISTRIEREN SIE ALLE KÖRPERLICHEN EMPFINDUNGEN, OHNE DIESE IN IRGENDEINER WEISE ZU BEWERTEN ODER VERÄNDERN ZU WOLLEN.**
Betrachten Sie Ihre Körperempfindungen gleichsam von außen, wie ein interessierter Wissenschaftler, der feststellen möchte, was gerade passiert. Die *Beobachterposition* verschafft Ihnen Distanz zu Ihren körperlichen Zuständen. Sie spalten sich als Beobachter gleichsam ab von Ihrem inneren Erleben, sodass Sie von Ihren Symptomen nicht überwältigt werden.

▸ **NEHMEN SIE ACHTSAM IHRE GEDANKEN UND GEFÜHLE WAHR.**
Beobachten Sie eine Zeitlang Ihre Gedanken und Gefühle – Ihre Angst, Furcht und Panik genauso wie Ihre Wut und Traurigkeit –, ohne durch bewusste Einflussnahme und Kontrolle irgendetwas ändern oder erreichen zu wollen. Verzichten Sie auf jede Form der Kontrolle Ihrer Gedanken und Gefühle; lassen Sie alles zu, was Sie wahrnehmen.

▸ **HALTEN SIE IHRE WAHRNEHMUNGEN WÄHREND DER ZEIT DER ANGST UND PANIK-ATTACKEN IN IHREM TAGEBUCH FEST ODER NEHMEN SIE SIE AUF DEM MEMO IHRES HANDYS AUF.**
Immer wenn Angst und Panik in Ihnen hochkommen, sollen Sie achtsam Ihre Gedanken, Gefühle, Körperempfindungen und Verhaltensweisen registrieren und notieren, ohne sie zu bewerten. Später reicht es, in Form des inneren Sprechens Ihre Wahrnehmungen in Worte zu fassen. Auf diese Weise können Sie den gewohnten Kreislauf der Angst und Panik durchbrechen. Im Gegensatz zu

Ablenkungsmethoden können Sie über den Weg der Achtsamkeit wieder voll und ganz sich selbst spüren lernen.

NEHMEN SIE ACHTSAM IHREN ATEM WAHR

DIE KONZENTRATION AUF DIE ATMUNG IST DIE BESTE FORM, ACHTSAMKEIT ZU ERLERNEN.

Bei einer Panikattacke beobachten Sie subjektiv bedrohliche Veränderungen Ihres Körpers, die Sie sehr beunruhigen. Richten Sie Ihre Aufmerksamkeit ganz auf Ihren Atem und bleiben Sie dabei.

Es handelt sich bei der sogenannten *Atemmeditation* um die Beobachtung einer Körperfunktion ohne jede Bewertung. Sie kann Ihnen helfen, in ähnlicher Weise auch andere körperliche Vorgänge ohne Bewertung zu beobachten, wie etwa Ihren Herzschlag, Ihre Übelkeit oder Ihren Schwindel.

Bei der achtsamen Wahrnehmung Ihrer Atmung geht es darum, dass Sie ganz im Hier und Jetzt bleiben, im gegenwärtigen Augenblick verankert sind und nicht in die Vergangenheit oder Zukunft abschweifen. Sie können bei der Atemmeditation nichts falsch machen, sondern nur gewinnen.

Folgende Übungen können hilfreich sein:

▸ **SETZEN SIE SICH AUFRECHT HIN, SCHLIESSEN SIE IHRE AUGEN UND LENKEN SIE FÜNF BIS ZEHN MINUTEN LANG IHRE AUFMERKSAMKEIT AUF IHRE ATMUNG.**
Beobachten Sie, wie Sie einatmen und wie Sie ausatmen, ohne irgendetwas ändern oder erreichen zu wollen. Wenden Sie keine Technik zur Beeinflussung der Atmung an. Nehmen Sie nur die ganz normale Welle Ihrer Atmung wahr. Spüren Sie, wie Sie die frische Luft beim Einatmen aufnehmen und die verbrauchte Luft beim Ausatmen abgeben.
Es ist ganz normal, dass sich Ihre Atmung mit Ihren Stimmungen, Gedanken und Körperempfindungen verändert. Bleiben Sie bei der reinen Beobachtung Ihrer Atmung. Verzagen Sie nicht, wenn Ihnen diese scheinbar einfache Übung nicht gleich so wie erhofft gelingt.

▶ **STELLEN SIE SICH DIE ATMUNG WIE MEERESWELLEN VOR.**
Spüren Sie die Welle der Einatmung und die Welle der Ausatmung,
dann folgt eine kurze Atemstille. Danach kommt die nächste Einatmung wie eine Welle daher, die von der Welle der Ausatmung
abgelöst wird. Immer wenn Sie mit Ihren Gedanken anderswo sind,
besinnen Sie sich wieder auf die Atmung als wellenförmige Bewegung. Strengen Sie sich nicht an, es besser machen zu wollen. Beenden Sie diese Übung nach einigen Minuten, indem Sie aufstehen,
sich ein wenig strecken und umhergehen.

▶ **BEOBACHTEN SIE, WO SIE IN IHREM KÖRPER IHRE ATMUNG AM DEUTLICHSTEN
SPÜREN.**
Das kann unter den Nasenlöchern, im Bauchbereich, im Brustbereich oder im hinteren Bereich Ihres Kehlkopfes sein. Verfolgen Sie
den langen Weg der Atmung von der Einatmung durch die Nase bis
hin in den unteren Bereich der Lunge. Ihre Bauchdecke hebt sich bei
der Einatmung, weil sich Ihr Zwerchfell anspannt, um Ihren Lungen-
raum für die einströmende Luft zu erweitern. Ihre Bauchdecke senkt
sich bei der Ausatmung, weil sich Ihr Zwerchfell wieder entspannt.
Sie können sich im Laufe der Zeit entscheiden, Ihre Aufmerksamkeit
auf Ihren Bauch zu richten, und dabei neuerlich spüren, wie sich
beim Einatmen Ihre Bauchdecke hebt und beim Ausatmen wieder
senkt. Sie können sich aber auch auf Ihre Nase konzentrieren, auf die
kühle Luft beim Einströmen und die warme Luft beim Ausströmen.
Spüren Sie, wie ein Atemzug auf den anderen folgt. Nehmen Sie auch
die kurze Atempause nach dem Ausatmen wahr. Beobachten Sie, wie
der Reflex des Einatmens ganz von allein tätig wird, ohne dass Sie
sich um die Atmung kümmern müssen.

▶ **ZÄHLEN SIE IHRE ATEMZÜGE, INDEM SIE BEI JEDEM AUSATMEN EINE ZAHL
WEITER ZÄHLEN.**
Zählen Sie von 1 bis 10 oder von 1 bis 100. Beginnen Sie danach
wieder von vorne zu zählen. Wenn Sie geistig abtriften, fangen Sie

wieder bei 1 zu zählen an. Weil Ihr Geist mit dem Zählen beschäftigt ist, gelingt es Ihnen leichter, achtsam Ihre Atmung zu beobachten. Das Zählen ist eine einfache Methode, um zu erkennen, wann Ihre Aufmerksamkeit abschweift. Sie können beim Einatmen in Gedanken auch »ein« sagen und beim Ausatmen innerlich »aus« sagen. Während Sie »ein« sagen, hebt sich Ihre Bauchdecke, während Sie »aus« sagen, senkt sie sich.

▶ **ÄRGERN SIE SICH NICHT DARÜBER, WENN SIE MIT IHREN GEDANKEN ABSCHWEIFEN.**

Akzeptieren Sie freundlich und ohne Ärger, dass Ihr Geist trotz bester Absichten immer wieder abschweift. Nehmen Sie dies gelassen zur Kenntnis und konzentrieren Sie sich stets neu auf den Fluss Ihrer Atmung, wie Sie ein- und ausatmen. Tolerieren Sie es, wenn Sie hundertmal mit Ihren Gedanken ganz woanders sind. Kehren Sie danach immer wieder zur Aufmerksamkeit auf Ihre Atmung zurück. Im Laufe der Zeit wird es Ihnen ganz von allein gelingen, länger bei Ihrer Atmung zu bleiben.

NEHMEN SIE ACHTSAM IHRE MOMENTANE KÖRPERLICHE BEFINDLICHKEIT WAHR

VERBESSERN SIE DIE BEZIEHUNG ZU IHREM KÖRPER UND MACHEN SIE MÖGLICHST TÄGLICH EINE SOGENANNTE KÖRPERREISE (FACHAUSDRUCK: BODY-SCAN).

Registrieren Sie aus der Beobachter-Perspektive schrittweise die Empfindungen in allen Bereichen Ihres Körpers, ohne die jeweiligen Zustände bewerten und ändern zu wollen. Zu Ihrer Unterstützung gibt es zahlreiche CDs mit geführten Körperreise-Übungen.

Folgende Übung kann hilfreich sein:

▶ **FÜHREN SIE EINE KÖRPERREISE-ÜBUNG IM SITZEN ODER LIEGEN BEI GESCHLOS-
SENEN AUGEN DURCH.**

- Konzentrieren Sie sich zuerst auf Ihre Atmung, auf das Heben und Senken der Bauchdecke im Atemrhythmus, vielleicht auch des Brustkorbs. Atmen Sie einfach so weiter, wie Sie gerade atmen, ohne die Atmung ändern zu wollen.

- Kehren Sie während der Körperreise-Übung immer wieder zu Ihrem Atem zurück und setzen Sie diesen als Anker ein. Spüren Sie das Auf und Ab der Bauchdecke als Ausdruck Ihrer Lebendigkeit. Finden Sie immer wieder Ihre Mitte, indem Sie sich auf Ihren Bauch konzentrieren, wenn Sie das Gefühl haben, verloren zu gehen oder unruhig zu werden. Die Lebendigkeit der Atmung zeigt Ihnen, dass alles in Ordnung ist.

- In der Veränderung Ihres Atmens nehmen Sie wahr, dass Veränderungen ein natürlicher Bestandteil des Lebens sind. Wenn Sie sich ärgern oder ängstigen, wird Ihr Atem schneller, wenn Sie sich beruhigen, wird Ihr Atem langsamer.

- Tolerieren Sie es, wenn Ihre Gedanken öfter abschweifen. Sie finden mühelos wieder zur Wahrnehmung Ihres Körpers zurück, wenn Sie Ihren Atem spüren und beobachten.

- Lassen Sie Angst genauso zu wie Anspannung oder Schmerz. Lassen Sie alle störenden Gedanken vorbeiziehen wie die Wolken am Himmel. Konzentrieren Sie sich immer wieder auf das, was gerade im Augenblick geschieht, was Sie momentan spüren.

- Wenden Sie sich immer wieder Ihrem Körper zu und beobachten Sie ihn ganz bewusst, wenn Sie auch durch verschiedene Gedanken, Vorstellungen, Gefühle und Empfindungen abgelenkt werden. Registrieren Sie einfach nur alles, was kommt, lassen Sie alles zu. Versuchen Sie nicht, etwas Bestimmtes zu erreichen. Bleiben Sie ganz in der Gegenwart, im Hier und Jetzt. Leben Sie von Augenblick zu Augenblick.

- Es geht bei einer Körperreise nicht in erster Linie um Entspannung. Diese wird paradoxerweise oft ohne Ihr bewusstes Bemühen erreicht. Wenn Sie entspannter werden, sind Sie eben entspannter. Wenn Sie unruhiger werden, sind Sie eben unruhiger. Spüren Sie sich, ohne etwas zu vermeiden oder anzustreben.

- Nehmen Sie alle Empfindungen in den einzelnen Körperteilen wahr. Erforschen Sie sukzessive in achtsamer, nicht wertender Wahrnehmung Ihre jeweiligen Körperempfindungen.
- Stellen Sie sich jeden Körperteil möglichst genau und plastisch vor. Richten Sie Ihre Aufmerksamkeit ganz auf die jeweilige Körperstelle, sodass Sie alle momentanen Empfindungen wahrnehmen können, auch wenn Sie immer wieder abschweifen werden.
- Spüren Sie der Reihe nach alle Körperteile, vor allem Zehen, Füße, Beine, Becken, Schambeinbereich, Bauch, Rücken, Brustkorb, Schultern, Arme, Hände, Hals, Kopf und Gesicht, ohne körperliche Missempfindungen zu beurteilen oder vermindern zu wollen. Wenn Sie einen bestimmten Körperteil gerade nicht spüren können, ist auch das in Ordnung.
- Spüren Sie jetzt Ihren rechten Fuß, Ihren linken Fuß, die momentane Temperatur und alle Empfindungen in Ihren Füßen, auch in Ihren Zehen und in Ihren Fußsohlen.
- Registrieren Sie die momentane Anspannung oder Entspannung der Muskeln in Ihren Unterschenkeln. Nehmen Sie Ihre Kniegelenke und Ihre Oberschenkel wahr und beobachten Sie alle auftretenden Empfindungen. Konzentrieren Sie sich darauf, wo Ihre Oberschenkel in den Körper übergehen.
- Spüren Sie Ihr Gesäß, Ihr Becken und Ihren Bauch mit seinen Organen. Nehmen Sie die Empfindungen in Ihrem Magen und in Ihrem Darm wahr. Spüren Sie das Heben und Senken Ihrer Bauchdecke im Rhythmus der Atmung. Beobachten Sie Ihre Atemmuskeln bei der Sauerstoffaufnahme.
- Konzentrieren Sie sich anschließend auf Ihren Brustkorb und die momentanen Empfindungen. Spüren Sie die Stelle in Ihrer Brust, wo sich Ihr Herz befindet. Beobachten Sie das Schlagen Ihres Herzens. Nehmen Sie Ihren Herzmuskel bei der Arbeit

wahr. Konzentrieren Sie sich eine Zeitlang ganz auf Ihr Herz, wie es gerade schlägt.

- Richten Sie Ihre Aufmerksamkeit auf Ihren Rücken, wie angespannt oder entspannt er ist und wie er die Unterlage beim Liegen oder die Lehne beim Sitzen berührt.
- Spüren Sie Ihren Schulterbereich, Ihre Ober- und Unterarme bis hinein in jedes einzelne Fingerglied. Nehmen Sie die Lage Ihres Kopfes wahr und die Empfindungen in Ihrem Nacken.
- Spüren Sie die momentane Temperatur in den Ohren und in der Haut Ihres Gesichts. Registrieren Sie die Empfindungen in Ihren Wangen. Nehmen Sie Ihren Mund und auch die Zunge wahr. Beobachten Sie, wie angespannt oder entspannt sich Ihre Kiefermuskulatur anfühlt. Wenn Ihr Kiefer angespannt ist, registrieren Sie es einfach nur.
- Spüren Sie die Empfindungen in der Nase beim Ein- und Ausatmen und die geschlossenen Augenlider mit den Augen darunter. Konzentrieren Sie sich auf Ihren Kopf und Ihre Stirn mit den momentanen Empfindungen.
- Zum Abschluss dieser Körperreise können Sie wahrnehmen, an welchen Stellen Ihres Körpers Sie sich momentan am wohlsten und in welchen Sie sich am unbehaglichsten fühlen.
- Beenden Sie diese Übung nach einiger Zeit. Öffnen Sie die Augen, stehen Sie auf, gehen Sie ein wenig umher und wenden Sie sich wieder mit allen Sinnen Ihrer Umwelt zu.

NEHMEN SIE ACHTSAM IHRE ANGST MACHENDEN GEDANKEN WAHR

NEHMEN SIE BEI EINER PANIKATTACKE ACHTSAM IHRE MOMENTANEN GEDANKEN UND VORSTELLUNGEN WAHR.

Jede Angst und Befürchtung lebt von »Was wäre, wenn«-Gedanken. Vielleicht kommen Ihnen Gedanken unter, wie etwa: »Was wäre, wenn ich an der nächsten Panikattacke doch sterben, vor Schwindel im Supermarkt umfallen, im Flugzeug abstürzen, meinen Partner verlieren würde?«

Sie fürchten sich vor dem, was Sie sich denken und vorstellen. Wenn Sie keinen Abstand zu Ihren Gedanken und Vorstellungen haben, sondern diese für hundertprozentig richtig halten und mit ihnen gleichsam verschmolzen sind, bekommen Ihre inneren Bilder große Macht über Sie, sodass Sie ständig ein Gefühl des Kontrollverlusts über Ihren Körper haben.

Folgende Ratschläge können hilfreich sein:

▸ **BEOBACHTEN SIE IHRE MOMENTANEN KÖRPEREMPFINDUNGEN UND ACHTEN SIE DARAUF, WELCHE GEDANKEN IHNEN DAZU IN DEN SINN KOMMEN.**
Halten Sie diese in Ihrem Tagebuch oder auf dem Memo Ihres Handys fest. Werden Sie zum distanzierten Beobachter Ihrer Angst machenden Gedanken, ohne dass Sie sich davon überwältigen lassen. Lesen Sie Ihre Aufzeichnungen öfter durch oder hören Sie sich Ihr Memo mehrfach an. Es sind nur Ihre Gedanken über mögliche körperliche Probleme. Daraus folgt noch nicht, dass Ihr Körper wirklich bedroht ist. Sie müssen auch keine beruhigenden »Gegengedanken entwickeln.

▸ **BEOBACHTEN SIE IHRE GEDANKEN UND VORSTELLUNGEN GENAUSO OHNE BEWERTUNG WIE IHRE KÖRPERLICHE BEFINDLICHKEIT.**
Seien Sie offen für alle Gedanken und Bilder, die Ihnen momentan durch den Kopf gehen. Lassen Sie Ihre Gedanken kommen und gehen, ohne sich von ihnen beeinflussen zu lassen. Lassen Sie auch Ihre Bilder von Ihrer nächsten Panikattacke und Ihre Erinnerungen an die letzte Panikattacke kommen und gehen, ohne sie zu unterdrücken.
Sagen Sie sich: »Ich denke, das ist jetzt so, aber das ist nur mein momentaner Eindruck von der Realität.« Lassen Sie diese Gedanken dann dahinziehen wie die Wolken am Himmel oder davontreiben wie das Herbstlaub im Wind. Halten Sie Ihre Angst machenden Gedanken nicht fest, indem Sie dagegen ankämpfen.

▶ **UNTERBRECHEN SIE DIE UNBEWUSSTE GLEICHSETZUNG VON GEDANKEN UND REALITÄT.**

Sie sind wahrscheinlich mit Ihren Gedanken und Vorstellungen oft zu sehr verschmolzen. Schaffen Sie einen Abstand zu Ihren Gedanken, indem Sie einen *Beobachterstatus* einnehmen. Dann schaukeln sich Ihre Gefühle mit den damit verbundenen Paniksymptomen nicht mehr so auf.

Sagen Sie sich angesichts bestimmter Symptome und der Furcht vor einer möglichen Panikattacke immer wieder folgende Sätze: »Ein Gedanke ist nur ein Gedanke. Eine Vorstellung ist nur eine Vorstellung. Es handelt sich dabei nicht um die Wirklichkeit.«

Was Sie spüren, das spüren Sie, das ist wirklich da. Bedenken Sie aber: Es ist nur das, was Sie momentan spüren – nicht mehr, aber auch nicht weniger. Körperliche Symptome als solche machen noch keine Panikattacke aus. Erst Ihre Gedanken machen Sie ängstlich und panisch.

▶ **NEHMEN SIE IHRE GEDANKEN NICHT SO WÖRTLICH.**

Unterscheiden Sie zwischen Ihren Gedanken und der Realität. Betrachten Sie Ihre Gedanken als vorübergehend, als kommend und gehend, wie die Wellen im Meer. Sagen Sie sich immer wieder: »Das sind nur meine momentanen Gedanken. Sie sind jetzt da und werden vorübergehen. Ich habe momentan diese Gedanken über die Wirklichkeit, aber meine Gedanken sind nicht die Realität.« Lassen Sie Ihre Angst machenden Gedanken und Vorstellungen zu, ohne diese mit der Realität gleichzusetzen, weil Sie sonst Ihren Körper unnötig aktivieren.

▶ **GEHEN SIE ANGESICHTS EINER PANIKATTACKE AUF KRITISCHE DISTANZ ZU IHREN GEDANKEN UND VORSTELLUNGEN.**

Verzichten Sie darauf, während einer Panikattacke Ihre Gedanken zu analysieren und in hilfreichere umzuformulieren. Sie werden dabei zu sehr von Ihrem Säugetierhirn überflutet. Es reicht, wenn

Sie zu Ihren Gedanken als solchen eine innere Distanz und einen Abstand schaffen nach dem Motto: »Ich bemerke, wie ich durch die Identifizierung und Verschmelzung mit meinen momentanen Gedanken und Vorstellungen Angst bekomme. Doch das sind nur Gedanken, die nicht die Realität widerspiegeln. Das sind nur Gedanken, Erinnerungen und Vorstellungen, die vorübergehen werden.«

NEHMEN SIE ACHTSAM IHRE MOMENTANEN GEFÜHLE WAHR

BEOBACHTEN SIE VOR, WÄHREND UND NACH EINER PANIKATTACKE IHRE GEFÜHLE IN ÄHNLICHER WEISE WIE IHRE GEDANKEN, VORSTELLUNGEN UND KÖRPEREMPFINDUNGEN.

Ihre Gefühle stehen zwar in enger Verbindung mit Ihren Gedanken und körperlichen Reaktionen, sie sind aber etwas Eigenständiges. Sie sind nicht nur die Folge Ihrer Gedanken und nicht nur die Begleiterscheinungen Ihrer Körpersymptome.

Das ist das Wesen einer Angststörung: Sie meiden immer größere Bereiche Ihrer Außen- und Innenwelt, um mit Ihren wahren Gefühlen nicht in Kontakt treten zu müssen. Je mehr Sie Ihre Gefühle unterdrücken und kontrollieren möchten, desto mehr Kraft müssen Sie dafür aufwenden. Sie zahlen für das Verdrängen Ihrer Gefühle einen hohen Preis.

Folgende Ratschläge können hilfreich sein:

▶ **FINDEN SIE HERAUS, WELCHE GEFÜHLE IM ZUSAMMENHANG MIT EINER PANIK-ATTACKE BEI IHNEN VORHANDEN SIND – AUSSER ANGST, FURCHT UND PANIK.**
Kann es sein, dass Gefühle wie Ärger, Wut, Traurigkeit, Verletztheit, Enttäuschung, Bedrücktheit, Verbitterung, Verzweiflung, Ohnmacht, Schuldgefühle, Schamgefühle oder Peinlichkeit auftauchen?
Welches Gefühl außer Angst nehmen Sie in Ihrem Leben und vielleicht auch gerade jetzt am deutlichsten wahr? Handelt es sich vielleicht um eine Mischung von Gefühlen, wie etwa Wut, Enttäuschung und Ohnmacht?

Um Ihre Gefühle besser wahrnehmen und verarbeiten zu können, sollten Sie auch darauf achten, diese möglichst treffend zu benennen. Sagen Sie: »Ich spüre meinen Ärger«, oder: »Ich bemerke meine Enttäuschung«, statt: »Gleich bekomme ich eine Panikattacke.«

▶ **STELLEN SIE SICH VOR, DASS DAS, WAS SIE FÜRCHTEN, TATSÄCHLICH BEREITS EINGETRETEN IST.**
Alles, was bereits da ist, müssen Sie nicht mehr fürchten. Sie werden dann mit anderen Gefühlen als Angst konfrontiert. Welche Gefühle nehmen Sie dann wahr? Wenn Sie Ihre Gefühle achtsam wahrnehmen, werden Ihre chronischen Anspannungen nachlassen, wahrscheinlich auch Ihre Angst und Furcht, weil es sich dabei oft nur um die Furcht vor anderen Gefühlen handelt. Vor allem wird auch Ihr allgemeines Anspannungsniveau sinken, aus dem heraus sich leichter als sonst eine Panikattacke entwickeln kann.

▶ **LASSEN SIE IHRE GEFÜHLE UNMITTELBAR DANN ZU, WENN SIE AUFTRETEN, STATT SIE WEGSTECKEN ZU WOLLEN.**
Vor welchen Gefühlen möchten Sie am liebsten davonlaufen? Mit welchen Gefühlen können Sie überhaupt nicht umgehen? Nennen Sie nicht alles gleich »Panik« oder gar »Panikattacke«, wenn Sie nicht einmal wissen, unter welchem emotionalen Druck Sie gerade stehen. Welches Gefühl haben Sie gerade, dass Sie buchstäblich panisch werden?

▶ **LASSEN SIE SICH DARAUF EIN, IHRE GEFÜHLE VOLL UND GANZ ZU ERLEBEN UND ZU FÜHLEN, UM SIE BEWÄLTIGEN ZU KÖNNEN.**
Gefühle sind Botschaften. Sie möchten Ihnen etwas mitteilen. Unerkannt führen sie zu körperlicher Daueranspannung und psychosomatischen Beschwerden. Es mag kurzfristig zwecks besserer Handlungsfähigkeit hilfreich sein, sich von Gefühlen zu distanzieren, nach dem Motto: »Ein Gefühl ist nur ein Gefühl. Es kommt und geht wie Gedanken und körperliche Zustände.«

Je stärker Ihre Gefühle sind, desto weniger können Sie sich davon distanzieren, als wären sie nur Gedanken, die sich in Luft auflösen. Intensive Gefühle, die mit starken körperlichen Begleiterscheinungen einhergehen, können Sie nicht einfach nur dahinziehen lassen wie Gedanken, die vorüberziehen, ähnlich wie Wolken am Himmel.

▶ **ERKENNEN UND AKZEPTIEREN SIE DIE ZENTRALEN GEFÜHLE HINTER DEN VERSCHIEDENEN ANGSTSTÖRUNGEN.**
Bei einer phobischen Angststörung, namentlich einer Agoraphobie, einer sozialen und spezifischen Phobie, glauben Sie vielleicht, dass Sie nur eine Panikattacke fürchten oder Angst vor äußeren Umständen und bestimmten Situationen haben. Tatsächlich werden durch äußere Reize bei Ihnen jedoch andere Emotionen aktiviert. Wenn Sie sich vor Kriechtieren wie Spinnen und Schnecken fürchten, sollten Sie erkennen, dass Ihr wahres Gefühl meist Ekel ist. Wenn Sie sich vor einem Hund fürchten, haben Sie wahrscheinlich Angst vor großen Schmerzen durch einen kräftigen Hundebiss.
Wenn Sie sich vor anderen Menschen fürchten, empfinden Sie innerlich oft Scham, Peinlichkeit oder Verlegenheit. Wenn Sie sich vor geschlossenen Räumen und Verkehrsmitteln fürchten, können Sie höchstwahrscheinlich mit dem Gefühl von Einengung und Ausgeliefertsein nicht gut umgehen. Wenn Sie Ihre tatsächlichen Gefühle nicht erkennen, zulassen und adäquat verarbeiten, wird Ihr Vermeidungsverhalten nach außen und nach innen immer mehr zunehmen.

AKZEPTIEREN SIE IHRE PANIKATTACKEN UND IHRE ANGST DAVOR – TUN SIE DAS, WAS IHNEN WICHTIG IST

AKZEPTANZ IST EIN WICHTIGER ASPEKT VON ACHTSAMKEIT; WAS SIE ACHTSAM BEOBACHTEN KÖNNEN, KÖNNEN SIE AUCH ALS ZUMINDEST VORLÄUFIG UND DERZEIT GEGEBEN AKZEPTIEREN.

Akzeptanz ist das Gegenteil von Kontrolle und bezeichnet die Haltung, alle möglichen Ereignisse, Situationen, Empfindungen, Gedanken, Vorstellungen, Gefühle und Symptome aktiv und offen anzunehmen, anstatt sie vermeiden zu wollen. Akzeptanz geht mit der Bereitschaft einher, sich auf gefürchtete Situationen einzulassen.

Ihr irreales Ziel, zuerst keine Angst mehr zu haben und dann alles Mögliche tun zu wollen, hindert Sie bei der Bewältigung derzeit Angst machender Situationen. Sie leben nach dem schädlichen Motto: »Man muss sich bei allem, das im Leben gut ist, auch immer gut fühlen.«

Folgende Ratschläge können hilfreich sein:

▶ **AKZEPTIEREN SIE DIE MÖGLICHKEIT EINER NEUERLICHEN PANIKATTACKE.**
Panikattacken zu akzeptieren bedeutet, sich nicht mehr länger davor zu fürchten. Akzeptieren Sie Ihre Erfahrungen mit Ihrer Innenwelt, mit Ihren Gedanken, Gefühlen und Körperempfindungen. Dann haben Sie mehr Energie, um sich intensiv auf die Außenwelt zu konzentrieren und engagiert zu handeln.

▶ **TUN SIE DAS, WAS IHNEN WICHTIG IST – MIT ANGST UND TROTZ ANGST!**
Lassen Sie Ihre Angst- und Panikgefühle zu, ohne ständig dagegen anzukämpfen, weil dies Ihre Anspannung nur verstärkt. Alles, was Sie unterdrücken möchten, setzt sich stärker in Ihrem Bewusstsein fest und kostet viel Energie. Diese Kraft fehlt Ihnen dann bei der Umsetzung Ihrer Lebensziele.

▶ **KÄMPFEN SIE NICHT GEGEN ANGST UND PANIKATTACKEN, SONDERN FÜR EIN BESSERES LEBEN.**
Begrüßen Sie Ihre Angst. Treten Sie mit ihr in einen konstruktiven Dialog. Sagen Sie Ihrer Angst: »Da bist du wieder, meine liebe Angst und Panik, ich kenne dich schon. Jetzt gehen wir ein Stück gemeinsam weiter, dorthin, wo ich hingehen möchte. Du darfst mich begleiten wie mein Schatten. Du darfst dabei sein, wenn ich jetzt mehr vom Leben haben möchte.«

▸ **TREFFEN SIE DIE ENTSCHEIDUNG, SICH AUF NEUE UND UNSICHERE SITUATIONEN EINZULASSEN, WEIL SIE ETWAS GANZ BESTIMMTES ERREICHEN UND ERLEBEN MÖCHTEN.**

Sobald Sie dazu bereit sind, ein ganz bestimmtes Ziel zu verfolgen, ist Angst nicht mehr das entscheidende Gefühl, das Ihr Erleben und Verhalten in verschiedenen Situationen bestimmt und Sie zu Vermeidung bzw. Flucht drängt.

Ihr Verhalten können Sie durch Entscheidungen, etwas ganz Bestimmtes zu tun, beeinflussen. Ihre Gedanken, Gefühle und Körperempfindungen können Sie nicht auf der Stelle nach Ihren Wünschen steuern. Es reicht vorerst einmal, wenn Sie durch Ihr entschlossenes Handeln neue Fakten setzen.

▸ **STELLEN SIE SICH ANGST MACHENDEN SITUATIONEN NICHT MIT DEM BEDÜRFNIS NACH KONTROLLE IHRER ÄNGSTE UND PANIKATTACKEN.**

Angstvermeidung durch Kontrollversuche ist Gefühls- und Erlebensvermeidung. Warten Sie auch nicht darauf, dass nach einiger Zeit der Konfrontation ein Gewöhnungseffekt, eine sogenannte Habituation, eintreten wird. Das kann, muss aber nicht sein.

Verzichten Sie auch darauf, Angst und Panik durch logische Analysen und großen Willenseinsatz »wegmachen« zu wollen. Handeln Sie vielmehr aufgrund der Überzeugung, dass Ihnen ein bestimmtes Ziel sehr wichtig ist, weil es mit bestimmten Werten verbunden ist, wie etwa wieder reisen und Verwandte besuchen zu können.

▸ **FÜHREN SIE EIN BEFRIEDIGENDES UND ERFÜLLTES LEBEN BEREITS ZU ZEITEN GROSSER ANGST UND PANIK.**

Durch den Kampf gegen unangenehme Gefühle, schmerzliche Erinnerungen und beunruhigende Zukunftsvorstellungen beschränken Sie Ihr Leben auf die hartnäckige Kontrolle der letztlich unkontrollierbaren Gefühle und körperlichen Symptome im Zusammenhang mit einer Panikattacke. Sie verlieren dabei alles aus den Augen, was Ihnen im Leben wichtig ist. Wenn Sie Angst machenden Situationen ausweichen, bringen Sie sich um die Chance bereichernder Erfahrungen.

AKZEPTIEREN SIE IHR ÄNGSTLICHES BESORGT-SEIN UND WENDEN SIE SICH ERFREULICHEREN DINGEN ZU

ANGSTSTÖRUNGEN SIND PSYCHISCHE STÖRUNGEN, BEI DENEN NEBEN DEN GEFÜHLEN AUCH DIE GEDANKEN DURCH STÄNDIGE BEFÜRCHTUNGEN AUSSER KONTROLLE GERATEN SIND.

Grübeln ist ein unproduktives Nachdenken, ein »Wiederkäuen« derselben Gedanken ohne Problemlösung, das psychisch krank machen kann. Ängstliches Grübeln im Sinn eines ständigen Sich-Sorgens bezieht sich auf die Zukunft nach dem Motto: »Was wäre, wenn …?«

Folgende Ratschläge können hilfreich sein:

▶ **BEOBACHTEN SIE DEN ABLAUF IHRER GRÜBELSPIRALE.**
Nehmen Sie wahr, wie Ihre Gedankenspirale als ein ständiges Sich-Sorgen über alles Mögliche anfängt und weiterläuft. Unterdrücken Sie Ihre ängstlichen Gedanken nicht, weil sie sich Ihnen dadurch nur noch stärker aufdrängen.
Es klingt paradox: Durch Zulassen bekommen Sie Ihre Sorgen eher unter Kontrolle als durch Verdrängen. Akzeptieren Sie, dass Sie einfach schneller als andere Menschen in eine ängstliche Grübelspirale geraten. Sagen Sie sich: »Ich weiß, dass ich bei jeder Form von Unsicherheit gleich eine ängstliche Besorgtheit entwickle.«

▶ **ERKENNEN SIE MÖGLICHST RASCH, DASS IHR GRÜBELN UNPRODUKTIV IST.**
Stellen Sie sich drei Fragen, um unproduktives Grübeln und konstruktives Nachdenken zu unterscheiden: »Hat mich meine Besorgtheit wirklich vorangebracht, soweit es eine mögliche Problemlösung betrifft?«; »Habe ich durch das besorgte Nachdenken wichtige Erkenntnisse gewonnen, die ich vorher noch nicht hatte?«; »Bin ich

durch das lange Nachdenken weniger ängstlich und etwas zuversichtlicher geworden?«

▶ **VERSCHIEBEN SIE IHR ÄNGSTLICHES GRÜBELN AUF EINEN SPÄTEREN ZEITPUNKT.**
Durch Verschieben können Sie dem Druck zu grübeln im Moment widerstehen. Im Gegenzug lassen Sie Ihr Grübeln zu einem späteren Zeitpunkt bewusst zu. Halten Sie dann alle grüblerischen Gedanken in Ihrem Tagebuch und auf dem Memo Ihres Handys fest.

▶ **GESTEHEN SIE SICH EIN, DASS SIE IHR ÄNGSTLICHES GRÜBELN FÜR SINNVOLL HALTEN.**
Machen Sie sich bewusst, dass Sie nach folgendem Motto leben: »Lieber sich ständig sorgen, und es passiert nichts Schlimmes, als ohne große Besorgtheit plötzlich mit etwas ganz Schlimmem konfrontiert zu sein.«

▶ **AKZEPTIEREN SIE ES, WENN IHR GRÜBELN PLÖTZLICH IN SEHR BILDHAFTE VORSTELLUNGEN UMSCHLÄGT UND DADURCH PANIKATTACKEN AUSLÖST.**
Je bildhafter Sie Ihre grüblerischen Gedanken in »Was wäre, wenn«-Filme umsetzen, desto eher werden diese bei Ihnen so starke Angst und Furcht auslösen, dass es plötzlich zu einer Panikattacke kommt. Dies ist nur die Folge Ihrer Horrorfantasien.

▶ **LENKEN SIE IHRE AUFMERKSAMKEIT AUF KONKRETE DINGE IHRER UMWELT, DIE SIE SEHEN, HÖREN, SPÜREN, RIECHEN UND SCHMECKEN KÖNNEN.**
Sie finden durch die Aufmerksamkeitsumlenkung auf die Umwelt wieder Halt und Geborgenheit in der unmittelbaren Erfahrung der Gegenwart. Nach der vorübergehenden Zuwendung zu Ihren Sorgen ist Ablenkung hilfreicher, als sich andauernd vor Augen zu halten, dass die Sorgen nur Gedanken und Vorstellungen und nicht die Wirklichkeit sind. Derartige Selbstinstruktionen helfen bei Panikattacken und der Fehlinterpretation an sich harmloser, aber vorhandener körperlicher Symptome, sie bringen aber nichts bei grübleri-

schen »Was wäre, wenn«-Gedanken, wie zum Beispiel: »Was wäre, wenn ich nicht so alt werde, wie ich mir dies wünsche?«, oder: »Was wäre, wenn ein Dritter Weltkrieg ausbrechen würde?« Schließlich handelt es sich dabei um Problemszenarien, bei denen Sie selbst überhaupt nichts unternehmen können.

PRAKTIZIEREN SIE ACHTSAMKEIT IN IHREM GANZEN LEBENSALLTAG

BEI INFORMELLEN ACHTSAMKEITSÜBUNGEN GEHT ES DARUM, SICH MIT ALLEN SINNEN BEWUSST UND ACHTSAM AUF DAS TUN UND ERLEBEN IM ALLTAG ZU KONZENTRIEREN.

Neben der formalen Praxis von Achtsamkeit mithilfe bestimmter Meditationsübungen, wie etwa Atemmeditation und Körperreise, sollten Sie auch die »informelle Praxis« von Achtsamkeit pflegen. Das Konzept der Achtsamkeit wird dabei auf den Lebensalltag übertragen und damit zu einem Teil des gewöhnlichen Tagesablaufs. Man wendet sich bestimmten Routineverhaltensweisen, die normalerweise automatisch erfolgen, mit Interesse und bewusster Aufmerksamkeit zu.

Folgende Ratschläge können hilfreich sein:

▸ **KONZENTRIEREN SIE SICH MIT ALLEN SINNEN AUF EINE BESTIMMTE TÄTIGKEIT IM HAUSHALT, IN DER ARBEIT ODER IN DER FREIZEIT.**
Nutzen Sie folgende Gelegenheiten für informelle Achtsamkeitsübungen: Essen, Sitzen, Stehen, Gehen, Waschen, Kochen, Autofahren oder Busfahren. Wesentliche Aspekte sind dabei die Konzentration auf eine einzige Aufgabe, die Einnahme einer neuen Sichtweise, die Wahrnehmung mithilfe aller Sinnesorgane, die starke Verlangsamung aller Verhaltensabläufe und die Fähigkeit zur interessierten und bewussten Beobachtung von Routinehandlungen.
Entwickeln Sie dabei eine Neugier, als ob Sie die jeweilige Tätigkeit zum ersten Mal ausführen würden. Vermeiden Sie jenen Stress, der dadurch entsteht, dass Sie mehrere Dinge gleichzeitig tun und sich im gegenwärtigen Augenblick auch noch mit der Vergangenheit oder der

Zukunft beschäftigen. Senken Sie durch die Praxis der Achtsamkeit bei automatisierten Verhaltensabläufen das allgemeine Stressniveau.

▶ **ACHTEN SIE AUF KONZENTRIERTES MONOTASKING ANSTELLE VON UNPRODUK-TIVEM MULTITASKING.**
Konzentrieren Sie sich ganz auf eine bestimmte Tätigkeit, machen Sie nicht mehrere Dinge gleichzeitig. Den Stress durch bestimmte kritische Lebensereignisse können Sie nicht vermeiden – den selbst verursachten Stress durch die Hektik des Lebensalltags und die allgemeine Reizüberflutung können Sie aber sehr wohl vermindern.

▶ **PRAKTIZIEREN SIE ACHTSAMKEIT BEREITS AM MORGEN DURCH ACHTSAMES ZÄHNEPUTZEN.**
Schauen Sie sich Ihre Zahnbürste und Ihre Zahnpasta genau an. Spüren Sie die Borsten der Bürste auf den Zähnen, die Sie gerade putzen. Hören Sie das Geräusch der Bürste beim Putzen Ihrer Zähne. Riechen und schmecken Sie die Qualitäten Ihrer Zahnpasta. Nehmen Sie bewusst wahr, wie Sie mit einem Schluck Wasser den Mund ausspülen und die Mischung von Wasser und Zahnpasta ausspucken. Spüren Sie bewusst, wie es sich anfühlt, wenn Ihre Zähne sauber sind.

▶ **KONZENTRIEREN SIE SICH AUF DAS ACHTSAME ESSEN VON FRÜHSTÜCK, MITTAG- UND ABENDMAHLZEIT.**
Verlangsamen Sie die Nahrungsaufnahme und genießen Sie das Essen mit allen Sinnen. Nehmen Sie ganz bewusst wahr, welche Speisen sich auf Ihrem Teller befinden, welche Farbe und sonstigen Qualitäten diese aufweisen. Welche Einzelheiten, die Sie noch nie bewusst registriert haben, fallen Ihnen bei den verschiedenen Nahrungsmitteln auf? Riechen Sie den Geruch der verschiedenen Lebensmittel. Nehmen Sie jeweils einen kleinen Bissen davon in den Mund und spüren Sie den momentanen Geschmack. Ertasten Sie mit der Zunge die Art der aufgenommenen Nahrung. Kauen Sie bewusst langsam und hören Sie die entsprechenden Geräusche, die dabei entstehen. Neh-

men Sie wahr, wie das Schlucken automatisch erfolgt und welche Empfindungen in Ihrem Mund zurückbleiben.

Konzentrieren Sie sich in ähnlicher Weise achtsam auf die Farbe, den Geruch und den Geschmack des Getränks, bevor Sie es Schluck für Schluck langsam zu sich nehmen.

▶ **PRAKTIZIEREN SIE ZEHN MINUTEN LANG ACHTSAMES GEHEN DURCH BEWUSSTE ZUWENDUNG ZU IHREM KÖRPER.**

Nehmen Sie zuerst Ihre Körperhaltung und Ihre Atmung wahr. Gehen Sie ohne ein bestimmtes Ziel langsam Schritt für Schritt vor sich hin, während Sie sich auf die Bewegung Ihrer Beine konzentrieren. Nehmen Sie wahr, wie Sie abwechselnd Ihren rechten und Ihren linken Fuß auf dem Boden aufsetzen und dann wieder für den nächsten Schritt vom Boden abheben. Atmen Sie aus, während ein Fuß nach vorne tritt, und ein, während sich der andere Fuß hebt, um den nächsten Schritt zu tun.

Nehmen Sie beim bedächtigen Gehen auch andere Körperteile wahr, wie etwa Ihre Arme, die an den Seiten schwingen. Beobachten Sie die automatische Koordination aller Körperabläufe. Erleben Sie bewusst, wie Ihr Gleichgewichtssinn Ihren Körper aufrechthält. Spüren Sie bei jedem Schritt und bei jedem Ausatmen den Boden unter Ihren Füßen. Das kann Sie erden und gibt Ihnen Sicherheit.

▶ **GEHEN SIE IN ACHTSAMER NATURBEOBACHTUNG AUF.**

Beobachten Sie achtsam und meditativ eine Viertelstunde lang einen Sonnenuntergang, einen blühenden Baum, einen dahinfließenden Bach, eine Blumenwiese, die Wellen des Meeres, die Wolken, den Regen oder den Schneefall. Nehmen Sie dabei mit verschiedenen Sinnen verschiedene Details wahr, die Ihnen früher in ähnlichen Situationen gar nicht aufgefallen sind. Stellen Sie sich vor, Sie hätten die jeweiligen Naturereignisse noch nie erlebt, oder betrachten Sie diese wie ein Mensch aus einer anderen Welt. Spüren Sie dabei auch alle Empfindungen in Ihrem Körper.

NEHMEN SIE IHREN KÖRPER ACHTSAM WAHR UND ÜBEN SIE AUTOGENES TRAINING

DAS AUTOGENE TRAINING IST EINE AUS DER KLASSISCHEN HYPNOSE ABGELEITETE FORM DER AUTOSUGGESTION MIT DEM ZIEL DER ENTSPANNUNG.

Im Rahmen der Achtsamkeitstherapie wird Entspannung im Gegensatz zum autogenen Training nicht direkt angestrebt, dennoch lassen sich beide Methoden gut verbinden.

Menschen mit Angst- und Panikstörungen haben oft große Schwierigkeiten, sich passiv ihrem Körper hinzugeben, wie dies beim autogenen Training oder bei Yoga erforderlich ist. Deswegen sind für diesen Personenkreis anfangs eher die progressive Muskelentspannung oder Qi Gong als Entspannungsmethode zu empfehlen.

Das Konzept der Achtsamkeit bietet einen ausgezeichneten Einstieg in das autogene Training, weil es überhaupt erst die Voraussetzungen dafür schafft, sich dem Körper ohne Bewertung zuwenden zu können. Achtsamkeit unterbindet alle Bemühungen, etwas Bestimmtes erreichen, vermeiden oder kontrollieren zu müssen. Im Zusammenhang mit der Bewältigung Ihrer Panikattacken durch Achtsamkeit steht bei der Anwendung des autogenen Trainings weniger die gezielte Entspannung im Vordergrund, sondern vielmehr die achtsame Zuwendung zu Ihrem Körper. Die einzelnen Formeln helfen Ihnen zu lernen, sich Ihrem Körper voll Vertrauen zuzuwenden. Sie unterbrechen Ihr spontanes Bedürfnis nach ständiger Ablenkung von Ihrem Körper.

Autogenes Training ist kein Mittel der Bewältigung von spontanen Panikattacken, wie etwa Bewegung oder Atemtechniken, sondern eine Form der Körperwahrnehmung ohne Kontrollstrategien. Es geht aus der Perspektive der Achtsamkeitstherapie nicht darum, etwas »wegzumachen«, wie etwa Paniksymptome, sondern vielmehr darum, etwas zulassen zu können, nämlich die Wahrnehmung des Körpers ohne ängstliche Beurteilung. Alle Ablenkungsstrategien stellen nur Erstmaßnahmen zur Bewältigung einer Panikattacke dar. Langfristig ist nur die anhaltende Zuwendung zu Ihrem Körper heilsam.

Das autogene Training können Sie in jeder Volkshochschule oder mithilfe einer CD erlernen. Es besteht aus sechs Übungen, die eine Zuwendung zu verschiedenen Bereichen Ihres Körpers erfordern. Die Übungen werden mit geschlossenen Augen im Liegen oder Sitzen durchgeführt, während Sie sich zu jedem Organbereich einen Satz vorsagen:

▶ **DIE SCHWEREÜBUNG BEWIRKT EINE ENTSPANNUNG IHRER MUSKULATUR.**
Sagen Sie sich innerlich zuerst folgende Worte vor: »Rechter Arm schwer.« Erweitern Sie nach einiger Übungszeit dies zu: »Linker Arm schwer«; »Beide Arme schwer«; »Beide Beine schwer« und schließlich auf »Ganzer Körper schwer.« Sprechen Sie den Satz jeweils bei der Ausatmung, während sich Ihre Muskeln automatisch entspannen.

▶ **DIE WÄRMEÜBUNG BEWIRKT EINE ENTSPANNUNG IHRER BLUTGEFÄSSE, UND ZWAR ALS SPONTANE FOLGE DER ZUNEHMENDEN MUSKELENTSPANNUNG.**
Sagen Sie sich anfangs zuerst folgende Worte vor: »Rechter Arm warm.« Erweitern Sie dies später zu: »Linker Arm warm«; »Beide Arme warm«; »Beide Beine warm« und schließlich auf »Ganzer Körper warm.«

▶ **DIE ATEMÜBUNG HARMONISIERT IHRE ATMUNG OHNE IHR BEWUSSTES ZUTUN.**
Sagen Sie sich folgende Worte vor: »Atmung ganz ruhig.«

▶ **DIE HERZÜBUNG NORMALISIERT IHRE HERZTÄTIGKEIT.**
Sagen Sie sich folgenden Satz vor: »Herz schlägt ruhig und regelmäßig.«

▶ **DIE LEIB- ODER SONNENGEFLECHT-ÜBUNG BEWIRKT EINE ENTSPANNUNG UND HARMONISIERUNG IHRER BAUCHORGANE.**
Sagen Sie sich folgenden Satz vor: »Sonnengeflecht strömend warm.«

▸ **DIE KOPFÜBUNG ODER STIRNKÜHLE-ÜBUNG BEWIRKT EINEN KÜHLEN UND KLAREN KOPF UND FÜHRT ZU EINER ENTSPANNUNG DER BLUTGEFÄSSE IM KOPFBEREICH.** Sagen Sie sich dabei folgende Worte vor: »Stirn angenehm kühl.«

Wiederholen Sie jede Übungsformel sechsmal. Sagen Sie sich zwischen jeder Übung zur weiteren Entspannung und Beruhigung zweimal folgenden Satz vor: »Ich bin ganz ruhig und entspannt.«

Am Ende der Übung erfolgt das Zurücknehmen der Entspannung. Sagen Sie sich dabei: »Fäuste ballen, Arme fest beugen, tief ein- und ausatmen, Augen auf.«

Die Schwere-, Wärme- und Atemübung reichen aus, um sich im Laufe der Zeit gut entspannen zu lernen. Die Herz-, Sonnengeflecht- und Kopfübung helfen Ihnen bei bestimmten organbezogenen Beschwerden.

Bei der Atem- und der Herzübung geht es um das passive Registrieren der jeweiligen Körperfunktionen ohne willentliche Beeinflussung. Beginnen Sie jede Übung zum autogenen Training mit einer Körperwahrnehmung und einer Atemmeditation.

NEHMEN SIE ACHTSAM IHR MITGEFÜHL MIT SICH SELBST WAHR

SELBSTMITGEFÜHL BEZEICHNET EINE ANNEHMENDE HALTUNG SICH SELBST GEGENÜBER.

Mitgefühl mit sich selbst ermöglicht einen verständnisvollen und achtsamen Umgang mit den eigenen Fehlern, Schwächen und Missgeschicken, aber auch mit der eigenen Lebensgeschichte. Das Mitgefühl mit unseren Fehlern und Schwächen schützt unser Selbstwertgefühl und stellt eine wichtige Form der Selbstfürsorge dar.

Nicht Leistung und Erfolg machen die psychische Stabilität eines Menschen aus, sondern die Fähigkeit, sich selbst liebevoll und warmherzig zu begegnen, trotz Schwächen und Fehlern. Wer seine Ziele nicht gleich erreicht, bleibt sich dennoch wohlgesonnen und unternimmt später einen neuerlichen Versuch.

Das Konzept des Selbstmitgefühls stellt den Gegenpol zum Begriff der Scham dar. Die Akzeptanz der eigenen Person im jeweiligen So-Sein ist das Gegenteil vom Gefühl, nicht okay zu sein. Vor allem Menschen mit sozialen Ängsten, die zu Panikattacken neigen, sind ein Musterbeispiel dafür, wie Scham zum Gefühl von Unterlegenheit gegenüber anderen Menschen beitragen kann.

Ein stärkeres Selbstmitgefühl führt nachweislich zu weniger Angst, Stress und Depressionen, weil man mit belastenden Gefühlen, Schwächen und Misserfolgen besser umgehen kann.

Folgende Ratschläge können hilfreich sein:

▸ **ZEIGEN SIE MITGEFÜHL UND VERSTÄNDNIS FÜR IHRE KLEINEN FEHLER UND SCHWÄCHEN.**
Selbstmitgefühl ist sehr wichtig für Ihr seelisches Wohlbefinden und Ihre psychische Gesundheit. Sagen Sie sich: »Ich akzeptiere mich freundlich und wohlwollend mit meinen Schwächen, Fehlern und Misserfolgen.« Wie wirkt dieser Satz auf Sie? Wenn Sie Probleme damit haben, wird schnell klar, warum Sie in vielen Situationen gleich panisch reagieren, bis hin zu einer Panikattacke. Denn dahinter steht das Bedürfnis, den eigenen Ansprüchen und den Erwartungen der anderen Menschen möglichst gut zu entsprechen.
Ihr Gefühl der Geborgenheit in sich selbst, Ihre Wärme und Freundlichkeit sich selbst gegenüber und Ihre Verbundenheit mit Ihren Bedürfnissen als Inbegriff Ihres Selbstmitgefühls stellen einen beruhigenden Gegenpol dar zu Ihrer starken Scham und großen Angst vor Ablehnung vonseiten der Umwelt.

▸ **ERKENNEN SIE DEN ZUSAMMENHANG VON PANIKATTACKEN UND SCHAM-GEFÜHLEN.**
Machen Sie sich bewusst, wie sehr Sie aus Scham eher an die Meinungen und Reaktionen der anderen Menschen denken als an sich selbst und Ihre momentanen Bedürfnisse. Gehen Sie alle Situationen durch, in denen Sie sich vor einer Panikattacke fürchten. Wie sehr fürchten Sie sich davor, durch eine Attacke unangenehm aufzufallen? Wenn

Angst nicht mehr Schwäche ist und eine Panikattacke an sich noch keine psychische Störung darstellt, können Sie sich leichter so annehmen, wie Sie sind. Sie müssen nicht gegen all das ankämpfen, wofür man sich in unserer Leistungsgesellschaft angeblich schämen muss.

▶ **INTEGRIEREN SIE IHRE SCHWACHEN UND UNGELIEBTEN TEILE IN IHRE GESAMT-PERSÖNLICHKEIT.**
Akzeptieren Sie sich mit Ihren Schwächen und Eigenheiten, dann fühlen Sie sich Ihrer eigenen Person und anderen Menschen gegenüber gleich viel sicherer. Sie wissen doch schon längst: An einer Panikattacke können Sie nicht sterben, auch wenn Ihr Gehirn Ihnen dies für einen kurzen Zeitraum in bestimmten Situationen immer wieder vorgaukelt. Das eigentliche Problem stellt langfristig vielmehr Ihr Gedanke dar, dass Sie sich für eine Panikattacke schämen müssten, weil Sie als psychisch angeschlagen gelten könnten.

▶ **ZEIGEN SIE MITGEFÜHL MIT IHRER LEBENSGESCHICHTE OHNE STÄNDIGES SELBSTMITLEID, OHNE OPFER-HALTUNG.**
Lassen Sie sich nicht durch ständiges Selbstmitleid in die alten Gefühle und Erfahrungen hineinziehen. Bleiben Sie vielmehr aus einer gewissen Distanz ein achtsamer Beobachter dessen, was in Ihnen aus früheren Zeiten hochkommt – Gefühle von Angst, Panik, Traurigkeit, Ohnmacht und Kontrollverlust. Machen Sie sich gleichzeitig aber auch bewusst, wie Sie trotz schwieriger Umstände viele Probleme bewältigt haben, um da zu stehen, wo Sie jetzt sind.

▶ **AKZEPTIEREN SIE IHRE ÄNGSTE ALS ERGEBNIS IHRER LEBENSGESCHICHTE.**
Sagen Sie sich: »Es ist verständlich, dass ich aufgrund meiner Lebenserfahrungen und des Bildes, das ich von mir selbst habe, leicht zu Panikattacken neige. Das darf weiterhin meine erste Reaktion sein. Ich konzentriere mich jedoch auf das, was ich im Leben erreichen möchte und was ich jetzt tun kann, um nach meinen Vorstellungen zu leben.«

3.7 MENTALES TRAINING UND PANIK-PROVOKATION: BEREITEN SIE SICH BEWUSST AUF PANIKATTACKEN VOR

ÜBEN SIE DIE GRUNDPRINZIPIEN DES MENTALEN TRAININGS

MENTALES TRAINING IST EINE AUSGEZEICHNETE METHODE, DIE KUNST DES GELINGENS GEZIELT ZU FÖRDERN.

Mentales Training ist vor allem aus dem Sport bekannt. Es wird dort sehr erfolgreich zur Leistungssteigerung eingesetzt. Sportler spielen den bevorstehenden Wettbewerb im Geist x-mal durch. Es geht dabei um ein Handeln auf Probe im Geist. Mentales Training ist eine wichtige Ergänzung Ihrer positiven inneren Dialoge, die über die Sprache erfolgen. Lebhafte innere Bilder von Erfolgssituationen stärken Ihren Glauben, dass Erfolg in der Realität tatsächlich möglich ist.

Mentales Training bietet Ihnen die Möglichkeit, Ihr »Kopfkino« mit Ihren ständigen Angst- und Panikfilmen auf Erfolgsszenarien umzustellen. Sie werden an den Erfolg Ihres Angst- und Panikbewältigungstrainings umso eher glauben, je mehr Sie ihn bereits innerlich bildhaft-plastisch vorweggenommen haben. Ein Bild sagt mehr als tausend Worte. Je anschaulicher Sie sich die Verwirklichung Ihrer Ziele vorstellen können, desto motivierter werden Sie daran arbeiten.

Mentales Training in diesem Kontext ist das Gegenteil dessen, was Angstpatienten gewöhnlich tun. Statt wegzulaufen oder sich mit allen möglichen Tricks abzulenken, geht es darum, sich auf die Angst vor Panikattacken ohne Vermeidungsstrategie einzulassen.

Folgende Übungen können hilfreich sein:

▸ **KONFRONTIEREN SIE SICH IN DER VORSTELLUNG MIT EINER SITUATION, DIE BEI IHNEN ANGST UND PANIK AUSLÖST.**
Nutzen Sie bei diesem mentalen Training alle Sinnesorgane. Was können Sie sehen, hören, spüren, riechen? Lassen Sie die aufkommende Panik zu und lernen Sie auf diese Weise, Ihre Angst und Panik in sicherer Umgebung zu Hause zu bewältigen.
Spielen Sie verschiedene Strategien zur Bewältigung einer aufkom-

menden Panikattacke durch. Finden Sie immer mehrere Möglichkeiten, mit der jeweiligen Situation und Ihrer inneren Befindlichkeit
umzugehen. Malen Sie sich mit Ihrer ganzen Vorstellungskraft den
Weg zur erfolgreichen Angst- und Panikbewältigung im Zeitlupentempo aus. Auf diese Weise stärken Sie Ihre Motivation und Ihren
Glauben an die erfolgreiche Bewältigung von Situationen, die Sie
bisher gemieden haben.

▶ **NEHMEN SIE AUFEINANDERFOLGEND ZWEI UNTERSCHIEDLICHE PERSPEKTIVEN
GEGENÜBER DERSELBEN SITUATION EIN.**
Die erste Perspektive bei der Vergegenwärtigung einer Panikattacke
ist die Betrachtung von außen in der Beobachterposition. Die zweite
Perspektive ist die Betrachtung von Ihrem inneren Erleben aus der
Teilnehmerposition heraus.
Lassen Sie Ihren Angstfilm in der *Beobachterperspektive* so ablau-
fen, wie Sie einen Film im Fernsehen oder auf DVD sehen. Betrach-
ten Sie den Ablauf der Geschehnisse von außen, so als ob Sie bei der
Bewältigung der Angstsituation gefilmt worden wären. Die Beobachterposition ermöglicht Ihnen Distanz zum Geschehen und erleich-
tert die Auseinandersetzung mit der jeweiligen Situation.
Versetzen Sie sich in der *Teilnehmerposition* mit allen Sinnen in jene
Situation, die Sie später real bewältigen möchten. Sobald Sie sich
nicht mehr von außen sehen, sind Sie mitten drin im Geschehen und
Erleben. Stellen Sie sich eine gefürchtete Situation vor. Was sehen und
hören Sie in dieser Situation? Welche Gedanken, Gefühle und Körperempfindungen kommen hoch? Wenn Sie Angst vor dieser Erfahrung
haben, setzen Sie einen *Anker*, zum Beispiel eine angenehme Hintergrundmusik oder die körperliche Nähe einer Vertrauensperson.

▶ **STEIGERN SIE DIE WIRKUNG IHRER MENTALEN KONFRONTATIONSTHERAPIE
DURCH BESTIMMTE STRATEGIEN.**
Sprechen Sie bei geschlossenen Augen alles in der Ich-Form aus, was
Sie im Fall einer Panikattacke erleben, nach dem Motto: »Ich spüre

jetzt mein Herzklopfen, meine Atemnot, meinen Schwindel. Ich sehe alles, was mir Angst macht. Ich denke, gleich kommt eine Panikattacke. Ich mache jetzt aber das, was mir wichtig ist.« Sie können Ihre Kommentare zur vorgestellten Angstsituation auch auf dem Memo Ihres Handys aufnehmen und später anhören.

STELLEN SIE SICH SPONTANE PANIKATTACKEN VOR, UM DAMIT IN DER REALITÄT BESSER ZURECHTZUKOMMEN

EIN MENTALES PANIK-PROVOKATIONSTRAINING VERSETZT SIE IN DIE LAGE, IN EINER SICHEREN UND VERTRAUTEN SITUATION EINE PANIKATTACKE WENIGSTENS EINMAL MENTAL ERFOLGREICH DURCHZUSPIELEN.

Durchbrechen Sie Ihre Erwartungsängste bezüglich einer Panikattacke, indem Sie sich diese ganz lebhaft vorstellen, während Sie dabei auf alle gedanklichen Vermeidungs- und Kontrollstrategien verzichten. In der Folge davon wird auch Ihre Grundanspannung sinken.

Gehören Sie zu jenen Personen, die nicht einmal in Ruhe an eine Panikattacke denken möchten, weil Sie fürchten, dass Sie so gleich eine Attacke provozieren könnten? Dann sind diese Übungen zur Panik-Provokation goldrichtig für Sie.

Folgende Übungen können hilfreich sein:

▶ **STELLEN SIE SICH MIT GESCHLOSSENEN AUGEN EINE SPONTAN AUFTRETENDE PANIKATTACKE VOR.**
Lassen Sie das Geschehen im Zeitlupentempo ablaufen. Malen Sie sich die Entstehung einer Attacke in allen Details aus. Tragen Sie die einzelnen Bausteine zusammen. Durch welche inneren und äußeren Umstände beginnt Ihre Angst und Furcht? Wie und wodurch kommt es zur Eskalation? Sprechen Sie Ihre Vorstellungen laut in einer Weise aus, als würden Sie eine reale Panikattacke beschreiben. Warten Sie ab, ob tatsächlich eine Attacke auftreten wird. Sprechen Sie Ihre Worte auf das Memo Ihres Handys.

▸ **VERSUCHEN SIE, MIT BESTIMMTEN WORTEN EINE PANIKATTACKE AUSZULÖSEN.**
Sagen Sie sich zum Beispiel: »Mir wird ganz schwindlig und übel.
Es schnürt mir den Brustkorb zusammen. Ich bekomme kaum Luft.
Mir wird vom Bauch herauf ganz heiß. Ich beginne zu schwitzen.
Meine Knie werden ganz weich. Gleich falle ich um. Es kribbelt in
meinen Händen. Mein Herz schlägt wie verrückt. Gleich bekomme
ich einen Herzinfarkt. Rundherum stehen Leute, die mich sehen, wie
ich gleich zu Boden sinke. Vielleicht drehe ich durch und lande in
einer Nervenklinik. Dann bin ich für immer erledigt, auch wenn ich
alles überlebe.« Stellen Sie sich dann vor, wie die Panikattacke abebbt
und schließlich ganz von allein verschwindet.

▸ **VERSTÄRKEN SIE IHRE ANGST VOR EINER PANIKATTACKE NICHT DADURCH, DASS
SIE AM HÖHEPUNKT IHRER ANGSTVORSTELLUNG EINEN »FILMRISS« HABEN.**
Brechen Sie Ihre »Was wäre, wenn«-Vorstellung nicht aus Angst vor
einer gedanklichen Katastrophe ab. Lernen Sie, Ihren inneren Film
bis zu einem erträglichen Ausgang fortlaufen zu lassen. Entwickeln
Sie mindestens drei Varianten, wie Sie eine Panikattacke einiger-
maßen gut überstehen können.

STELLEN SIE SICH MENTAL DAS SCHLIMMSTMÖGLICHE BEI EINER SPONTANEN PANIKATTACKE VOR

SPIELEN SIE IHRE KATASTROPHENFILME BIS ZUM BITTEREN ENDE DURCH.

Ihre panikartigen Ängste leben von ständigen »Was wäre, wenn«-Vorstel-
lungen. Es sind nur Fantasien, aber Horrorfantasien, die bei Ihnen zu starken Gefühlen und höchst unangenehmen körperlichen Zuständen führen.
Folgende Übungen können hilfreich sein:

▸ **LASSEN SIE MIT GESCHLOSSENEN AUGEN IHRE SCHLIMMSTEN VORSTELLUNGEN ZU.**
Lassen Sie Ihren Horrorfilm im Kopf bis zum Ende durchlaufen–
vom Tod durch einen plötzlichen Herzinfarkt bis hin zu schwerer

Behinderung durch einen Schlaganfall. Spielen Sie Ihre Horrorfantasien so lange und in verschiedenen Variationen durch, bis Sie erkennen, was Sie wirklich am meisten fürchten. Ihre Angst vor Panikattacken wird durch Ihre Befürchtung bezüglich der schlimmsten Folgen aufrechterhalten.

Auch wenn es nur Gedanken sind – es wäre in der Realität schlimm, wenn Ihre Kinder durch Ihren plötzlichen Tod ohne Sie als Mutter oder Vater aufwachsen müssten. Es wäre schrecklich, wenn Sie durch einen Schlaganfall für das weitere Leben gelähmt wären oder durch eine Krebserkrankung eine verkürzte Lebenserwartung hätten. Gestehen Sie sich Ihre Hilflosigkeit ein, Sie können derartige Ereignisse nicht verhindern.

Welches *Grundthema* wird bei Ihnen durch den Gedanken an den Tod angesprochen?

▸ **SPIELEN SIE IN DER VORSTELLUNG DURCH, WIE BEI EINER PANIKATTACKE DAS SCHLIMMSTMÖGLICHE PASSIERT.**

Wenn Sie Angst haben zu sterben, gehen Sie dies mental in allen Details durch. Wie und woran könnten Sie bei einer Panikattacke sterben? Wie kann Herzrasen einen Herzinfarkt auslösen? Oder kann kurzfristig ein erhöhter Blutdruck zu einem Herzinfarkt führen? Woran genau könnten Sie ersticken, auch wenn Sie bislang gesund waren? Wie könnte es zu einem Schlaganfall kommen?

▸ **STELLEN SIE SICH DIE ANGST VOR EINEM MENTALEN KONTROLLVERLUST KONKRET VOR, FALLS SIE DAVON BETROFFEN SIND.**

Welche Bilder vom »Durchdrehen«, »Nervenzusammenbruch« und »Ausflippen« haben Sie? Wie schaut Ihr Weg zum Verrücktwerden ganz genau aus? Wo und wann haben Sie schon einmal die Kontrolle über sich selbst verloren? Fürchten Sie sich wirklich, »geistig« durchzudrehen, oder befürchten Sie eher einen heftigen Gefühlsausbruch?

► **SPIELEN SIE EINEN VERLUST DER KONTROLLE ÜBER IHRE GEFÜHLE MENTAL DURCH.**
Stellen Sie sich das Szenario ganz lebhaft vor, wenn Sie glauben, Sie
könnten die Beherrschung und Kontrolle über Ihre Gefühle verlieren. Wie schaut ein Gefühlsausbruch bei Ihnen ganz konkret aus?
Was genau könnten Sie sich oder anderen antun und wie würden Sie
dabei vorgehen?

BEWÄLTIGEN SIE MENTAL PANIKATTACKEN BEI AGORAPHOBIE UND SPEZIFISCHER PHOBIE

ERWARTETE PANIKATTACKEN TRETEN BEI EINER STARKEN PHOBIE AUF, DAS HEISST BEI EINER AGORAPHOBIE, EINER SPEZIFISCHEN PHOBIE UND EINER SOZIALEN PHOBIE.

Das Hauptproblem ist im Laufe der Zeit nicht die Panikattacke als solche,
sondern vielmehr die *Erwartungsangst.*

Es geht bei mentalen Übungen in Hinblick auf Phobien darum,
eine Panikattacke und die Angst davor bewusst zuzulassen und gleichzeitig adäquate Lösungsstrategien zu entwickeln. Mit derartigen
Übungen bereiten Sie sich auf den Ernstfall vor. Auch Sportler stellen
sich beim mentalen Training potenzielle Gefahren und Probleme vor;
sie suchen auf diesem Weg nach realistischen Möglichkeiten der Bewältigung.

Folgende Übungen können hilfreich sein:

► **ERSTELLEN SIE BEI PANIKATTACKEN IN PHOBISCHEN SITUATIONEN ZUERST EINE LISTE DER FÜR SIE TYPISCHEN SITUATIONEN.**
Schreiben Sie dann für jede Situation eine Art Drehbuch, wie Sie
dabei vorgehen möchten, ähnlich wie bei einem Film. Gehen Sie der
Reihe nach mental die einzelnen Situationen durch. Stellen Sie sich
dabei einerseits eine Panikattacke vor und andererseits gleichzeitig
Ihr erfolgreiches Handeln.
Lassen Sie eine Panikattacke kommen und gehen, ohne dagegen
anzukämpfen. Spielen Sie im Geist möglichst bildhaft durch, wie

Sie mutig das tun, was Ihnen wichtig ist. Lassen Sie aber auch Ihre Fantasien zu, was im schlimmsten Fall passieren könnte.

▸ **STELLEN SIE SICH BEI EINER AGORAPHOBIE DIE JEWEILIGE SITUATION MÖGLICHST REALISTISCH VOR.**

Nehmen Sie zuerst einmal die Beobachterperspektive ein, als würden Sie sich selbst in einem Film sehen. Gehen Sie dann in die Teilnehmerposition über, indem Sie gleichsam in diese Filmrolle hineinschlüpfen und sich sehr realitätsnah mit allen Gefühlen und Körperempfindungen erleben. Spielen Sie den Ablauf einer Panikattacke mit allen Sinnen durch.

Beim *Schlange-Stehen in einem Geschäft* könnte es Ihnen etwa folgendermaßen gehen: Ihnen wird schwindlig und übel. Sie fühlen sich unsicher auf den Beinen. Sie möchten sich anhalten, tun es aber nicht. Es wird Ihnen plötzlich ganz heiß, Ihr Herz beginnt zu rasen. Ihre Brust fühlt sich ganz eng an, das Atmen fällt Ihnen schwer. Sie denken, gleich fallen Sie um, und alle schauen Sie an. Stellen Sie sich vor, was schlimmstenfalls passieren könnte, wenn Sie tatsächlich umfallen sollten. Könnten andere Menschen den Notarzt holen und Sie ins Krankenhaus bringen lassen? Haben Sie in dieser Situation wirklich Angst, zu sterben oder zu ersticken, oder »nur« Angst, unangenehm aufzufallen? Was könnten Sie tun, um die Situation nicht fluchtartig zu verlassen?

Jede Form von Aktivität ist hilfreich, denn Hinauslaufen ist auch nichts anderes als Bewegung im Sinn der Kampf-Flucht-Reaktion. Gehen Sie im Geist beispielsweise eine weitere Runde durch das Geschäft, statt in der Schlange stehen zu bleiben. Sie können aber auch mit einer Person in der Warteschlange ein kurzes Gespräch anfangen. Welches *Grundthema* wird bei Ihnen durch eine Panikattacke im Supermarkt angesprochen? Welche negativen Schemata könnten dahinterstehen?

▶ **SPIELEN SIE EINE PANIKATTACKE IN EINEM ÖFFENTLICHEN VERKEHRSMITTEL DURCH.**

Stellen Sie sich folgende oder eine ähnliche Situation möglichst realistisch vor: Sie bekommen bei geschlossenen Fenstern plötzlich kaum Luft. Im Raum ist es stickig und heiß. Sie atmen verstärkt und spüren Ihren raschen Herzschlag. Es wird Ihnen übel. Sie bekommen Angst, sich zu erbrechen. Sie spüren einen leichten Harndrang. Sie fürchten sich davor, unangenehm aufzufallen.

Sie steigen jedoch in der Vorstellung nicht aus dem Verkehrsmittel aus, sondern atmen langsam durch die Nase ein und langsam durch den Mund aus, während Sie gleichzeitig die Bauchatmung einsetzen. Gehen Sie auch einige Meter weiter, statt wie erstarrt stehen zu bleiben. Nach einiger Zeit steigen Sie zwar erschöpft, jedoch mit einem Erfolgserlebnis an Ihrem Ziel aus.

Spielen Sie anschließend durch, wie Sie diese Situation ohne Sicherheitsstrategien, wie etwa Bewegung und Atemtechniken, erfolgreich bewältigen.

Welches *Grundthema* könnte hinter einer Panikattacke in einem öffentlichen Verkehrsmittel stehen, wenn Sie wissen, dass Sie dabei nicht sterben?

▶ **STELLEN SIE SICH BEI EINER FLUGPHOBIE EINE PANIKATTACKE IM FLUGZEUG HAUTNAH VOR.**

Welche körperlichen Symptome treten auf? Welches Verhalten könnten Sie zeigen: nervös werden, laut schreien, weinen oder um sich schlagen? Könnten Sie sich als selbstbewusster Mensch in dieser Situation des Ausgeliefert-Seins wie ein kleines Kind verhalten und sich deswegen schämen? Könnten die anderen auf Sie aufmerksam werden? Was könnten die anderen im schlimmsten Fall denken, sagen oder tun?

Stellen Sie sich ganz konkret vor, wie Sie eine Panikattacke trotz all dieser Gedanken erfolgreich bewältigen. Oft helfen Gespräche, Bewegung, Atemtechniken, Musikhören, einen Film anschauen oder letzte Vorbereitungen auf das Reiseziel. Stellen Sie sich danach den Flug mit einer Panikattacke ohne derartige Tricks und Sicherheitsstrategien vor.

Welches *Grundthema* könnte hinter Ihrer Angst vor einer Panikattacke im Flugzeug stecken: Autonomieverlust, Abhängigkeit von anderen, intolerable Schwächegefühle oder Scham und die Angst vor Peinlichkeit gegenüber anderen Menschen?

BEWÄLTIGEN SIE MENTAL PANIKATTACKEN BEI SOZIALER PHOBIE

BEI MENSCHEN MIT SOZIALEN ÄNGSTEN DREHT SICH ALLES UM PEINLICHKEIT, BLAMAGE, KRITIK, FEHLER, MISSERFOLG, VERSAGEN UND ABLEHNUNG.

Panikattacken oder panikähnliche Zustände in sozialen Situationen erhöhen die Angst vor sozialer Auffälligkeit und verstärken die Befürchtung zu versagen.

Folgende Ratschläge können hilfreich sein:

▶ **ERSTELLEN SIE EINE LISTE DER TYPISCHEN SITUATIONEN, IN DENEN IHRE SOZIALEN ÄNGSTE ÖFTER IN EINE PANIKATTACKE AUSUFERN.**
Konzentrieren Sie sich in der Vorstellung einerseits auf das, was Sie tun und sagen möchten, und andererseits auf den Kontakt mit den anderen Menschen. Registrieren Sie durchaus die körperlichen Symptome und Gedanken, die während der Panikattacke ablaufen, jedoch ohne sie zu unterdrücken oder zu beeinflussen.

Üben Sie mental, in sozialen Situationen erfolgreich zu handeln, anstatt nur möglichst unauffällig über die Runden zu kommen.

Welche *Grundthemen* werden bei Ihnen angesprochen, wenn Sie sich eine Panikattacke in sozialen Situationen vorstellen?

▶ **LERNEN SIE MITHILFE VON VORSTELLUNGSÜBUNGEN, IHRE AUFMERKSAMKEIT IN SOZIALEN SITUATIONEN AUF DAS ZU RICHTEN, WAS SIE ERREICHEN MÖCHTEN.**
Konzentrieren Sie sich in Ihrer Vorstellung bei einem Vortrag, in

einer Gruppe, bei einem Gespräch mit dem Chef oder einer Person des anderen Geschlechts auf das, was Ihnen besonders wichtig ist, unabhängig von Ihrer körperlichen Befindlichkeit.

Stellen Sie sich vor, wie es Ihnen gelingt, echt und spontan zu sein und Ihre Gefühle wahrzunehmen und in passenden Worten auszudrücken, anstatt ein Pokerface zu zeigen und alle möglichen Vermeidungsstrategien zu entwickeln.

▶ **STELLEN SIE SICH VOR, WIE ANDERE MENSCHEN BEMERKEN, DASS SIE EINE PANIKATTACKE BEKOMMEN UND SIE FRAGEN, OB ES IHNEN GERADE NICHT GUT GEHT.**

Wie könnten Sie reagieren, wenn Sie wegen einer Panikattacke tatsächlich auffallen? Machen Sie sich bewusst, dass alle Vermeidungsstrategien in Sozialkontakten darauf ausgerichtet sind, eine derartige Situation um jeden Preis zu verhindern.

Überlegen Sie sich in Ruhe, wie Sie im Stress einer realen Situation darauf antworten könnten. Geben Sie einerseits zu, dass Sie innerlich gerade wegen verschiedener Umstände aufgewühlt sind, erzählen Sie aber andererseits in bestimmten Situationen nicht Ihre ganze Krankengeschichte. Stellen Sie sich vor, wie Sie offensiv statt defensiv agieren, wie Sie den Gesprächsverlauf beeinflussen, statt immer nur auf das zu reagieren, was von den anderen kommt.

PROVOZIEREN SIE EINE PANIKATTACKE IN REALEN SITUATIONEN

IHR GEHIRN MUSS LERNEN, DASS ES SICH BEI ZUKÜNFTIGEN PANIKATTACKEN NICHT UM DIESELBE ERFAHRUNG HANDELT WIE BEI JENER, DIE SIE TRAUMATISIERT HAT.

Ihr Gehirn merkt sich eine negative Erfahrung im Interesse Ihres Überlebens besser als zehn positive Erfahrungen. Versuchen Sie, unter kontrollierten Bedingungen eine Panikattacke in realen Situationen auszulösen, um Ihrem Gehirn die Ungefährlichkeit beizubringen.

Sie werden bei diesen Übungen bemerken, dass es gar nicht so leicht ist, eine Panikattacke auszulösen, wenn Sie die Bereitschaft dazu aufbringen. Sie müssen sich vielleicht sehr anstrengen, tatsächlich eine panik-ähnliche Symptomatik zu provozieren.

Folgende Ratschläge können hilfreich sein:

▸ **PROVOZIEREN SIE EINE PANIKATTACKE, INDEM SIE SICH IN EINE SITUATION BEGEBEN, BEI DER SIE FRÜHER EINMAL EINE HEFTIGE PANIKATTACKE BEKOMMEN HABEN.**

Suchen Sie eine Situation auf, die Sie zwar einerseits aus Angst vor einer Panikattacke meiden, die Sie andererseits aber gerne bewälti-gen möchten. Sagen Sie sich: »Ich bin bereit zu einer Panikattacke, weil ich zukünftig mehr vom Leben haben möchte.«

Machen Sie sich bewusst, wie es Ihnen damals in der betreffenden Situation körperlich und psychisch gegangen ist, bleiben Sie jedoch mit allen Sinnen in der Gegenwart, im Hier und Jetzt der momen-tanen Situation. Bringen Sie auf diese Weise Ihrem Gehirn bei, dass Sie gegenwärtig in einer anderen Befindlichkeit sind als damals. Auf diese Weise speichert Ihr Gehirn ein Erfolgserlebnis in einer Situa-tion ab, die bislang mit Angst und Panik verbunden war.

▸ **PROVOZIEREN SIE EINE PANIKATTACKE, INDEM SIE BEWUSST AN DAS DENKEN, WAS SIE DAMALS INNERLICH BESCHÄFTIGT HAT, ALS SIE EINE HEFTIGE PANIK-ATTACKE BEKOMMEN HABEN.**

Kann die Erinnerung daran in der Gegenwart eine neuerliche Attacke auslösen? Wenn Ihnen keine Panikprovokation gelingt, sollten Sie sich fragen, warum nicht. Sie werden dann vielleicht zur Erkennt-nis gelangen, dass das Problem von einst gar nicht mehr besteht, sich die Angst vor einer heftigen Panikattacke aber verselbstständigt hat.

▸ **PROVOZIEREN SIE EINE PANIKATTACKE IN EINER REALEN SITUATION, INDEM SIE ANFANGEN, IHREN KÖRPER ÄNGSTLICH ZU BEOBACHTEN – ÄHNLICH WIE BEI FRÜHEREN PANIKATTACKEN.**

Welche Gedanken und Symptome sind geeignet, am ehesten eine

Panikattacke auszulösen? Lassen Sie alle auftretenden Gedanken, Gefühle und Körpersymptome zu und konzentrieren Sie sich dann ganz auf das, was es in der momentanen Situation zu tun gibt.

PROVOZIEREN SIE BEWUSST DIE PANIKSYMPTOME, DIE SIE AM MEISTEN FÜRCHTEN

DURCH DIE BEWUSSTE PROVOKATION VON ANFANGS LEICHTEREN, SPÄTER STÄRKEREN SYMPTOMEN KÖNNEN SIE LERNEN, MIT DEN GEFÜRCHTETEN KÖRPEREMPFINDUNGEN BESSER ZURECHTZUKOMMEN.

Ein *Panik-Provokationstraining* unter sicheren Bedingungen in der Realität trägt dazu bei, Ihre Angst vor Panikattacken zu vermindern. Wenn Sie das bewusst herausfordern, was Sie am meisten fürchten, fürchten Sie es bald nicht mehr, weil Ihre Tendenz zu Vermeidung und Kontrolle wegfällt, die Ihre Anspannung aufrechterhält.

Die Angst vor einer Panikattacke wird oft schon durch bestimmte, an sich normale körperliche Empfindungen – wie etwa Hitze, Schwüle, rascher Puls, schlechte Luft, geschlossener Raum, Schwindel oder Benommenheit – ausgelöst, die mit der Erfahrung einer früheren Panikattacke verknüpft sind. Nicht durch Vermeiden, sondern nur durch wiederholte Konfrontation mit diesen Situationen und Umständen kann Ihr Gehirn lernen, dass für Ihren Körper keine Bedrohung besteht.

Folgende Übungen können hilfreich sein:

▶ **PROVOZIEREN SIE HERZSYMPTOME.**
Gewöhnen Sie sich an Herz-Kreislaufreaktionen wie etwa einen schnellen Puls, indem Sie körperliche Anstrengungen unternehmen, beispielsweise rasche Kniebeugen, schnelles Gehen, langsames Joggen, längeres Stiegensteigen oder Trainieren auf einem Hometrainer oder Crosstrainer. Messen Sie danach Ihren Puls und Ihren Blutdruck.
Wenn Sie körperlich gesund sind, darf Ihr Puls zwischen 140 und 160 betragen. Ihr systolischer Blutdruckwert darf vorübergehend bis auf

160 mmHg ansteigen. Durch regelmäßiges Cardio-Training werden Puls und Blutdruck ganz von allein sinken.

Versuchen Sie, Ihren Puls und Blutdruck auf mentalem Weg zu erhöhen, indem Sie sich ganz bewusst eine heftige Panikattacke vorstellen.

▸ **PROVOZIEREN SIE HITZEGEFÜHLE UND SCHWITZEN.**

Unternehmen Sie neben Sport auch andere Aktivitäten, wie etwa bewusst kurz in die pralle Sonne gehen, eine Sauna aufsuchen oder vorübergehend zu warme Kleidung tragen. Trinken Sie auch einmal bewusst mehr Kaffee als sonst, um leichtes Schwitzen und Herzklopfen besser ertragen zu lernen.

▸ **PROVOZIEREN SIE ATEMNOT.**

Hyperventilieren Sie ganz bewusst unter sicheren Umständen, vielleicht mit einer Vertrauensperson in der Nähe, um Ihre Angst davor zu verlieren. Setzen Sie sich aufrecht hin und atmen Sie ein bis zwei Minuten lang so tief wie möglich durch den Mund und verstärkt über die Brust ein und aus. Machen Sie etwa 60 Atemzüge pro Minute. Atmen Sie einmal pro Sekunde ein und aus, ohne sich dabei zu bewegen. Das ist rund viermal so schnell wie normal.

Nehmen Sie anschließend Ihre Körperempfindungen wahr, wie etwa trockener Mund, Ohrensausen, Kribbelgefühle, Herzklopfen oder Hitzegefühle. Bei Ausschluss einer körperlichen Erkrankung ist eine derartige Hyperventilation völlig ungefährlich.

▸ **PROVOZIEREN SIE SCHWINDEL- UND OHNMACHTSGEFÜHLE.**

Stellen Sie sich mit geschlossenen Augen so steif hin, wie Sie dies vielleicht manchmal unbewusst tun, wie etwa beim Schlange-Stehen in einem Supermarkt. Sagen Sie sich dabei: »Gleich falle ich um.« Schwanken Sie ein wenig mit Ihrem Körper hin und her und beobachten Sie, ob Sie dabei tatsächlich umfallen. Wehren Sie sich nicht gegen einen möglichen Sturz.

Sie werden überrascht feststellen, dass Sie nicht umfallen, auch wenn Sie noch so sehr schwanken. Sie werden zu Ihrer Stabilisierung höchstens einen kleinen Schritt nach vorne oder zur Seite machen. Machen Sie anschließend ein *Falltraining*, wenn Sie Angst vor dem Umfallen haben, wie dies auch Sportler tun. Lassen Sie sich ganz bewusst langsam hinfallen und bleiben Sie einige Zeit liegen. Welche Gedanken gehen Ihnen dabei durch den Kopf?

Welches *Grundthema* wird bei der Angst zu fallen angesprochen, wenn Sie wissen, dass Sie dabei nicht sterben: Kontrollverlust, Loslassen-Können, Schwäche oder peinliche Auffälligkeit?

▶ **BEOBACHTEN SIE IHREN HERZSCHLAG DREI MINUTEN LANG IM RUHIGEN SITZEN.**
Nehmen Sie eventuelle Veränderungen Ihres Herzschlags wahr, ohne diese zu bewerten oder zu beeinflussen. Stellen Sie sich dann vor, dass Ihr Herz einmal für immer zu schlagen aufhören wird. In welchem Alter könnte dies sein und durch welche Krankheit bedingt?

Wenn Sie mit einer derartigen Vorstellung nicht zurechtkommen, sollte Ihnen klar werden, dass Ihr Problem nicht wirklich das Herzklopfen bei einer Panikattacke ist, sondern der Gedanke an den Tod, wann auch immer dieser eintreten wird.

VERARBEITEN SIE IHRE ERSTE ODER SCHLIMMSTE PANIKATTACKE

IHRE SCHLIMMSTE PANIKATTACKE KANN MAN ALS TRAUMATISCHE ERFAHRUNG BETRACHTEN, WENN SIE MIT EINER SUBJEKTIVEN TODESBEDROHUNG VERBUNDEN WAR.

Das Erlebnis Ihrer stärksten Panikattacke bleibt in Ihrem Gedächtnis lebenslang als katastrophale Erfahrung gespeichert, auch wenn Sie jetzt aus Erfahrung wissen, dass eine Panikattacke keine reale Gefährdung Ihres Lebens darstellt.

Die Verarbeitung der heftigsten Panikattacke Ihres Lebens besteht darin, dass Sie das Geschehen als vergangenes verinnerlichen und damit zeitlich richtig einzuordnen lernen.

Folgende Übungen können hilfreich sein:

▶ **LASSEN SIE ALLE ERINNERUNGEN AN IHRE ERSTE ODER SCHLIMMSTE PANIK-ATTACKE BEI GESCHLOSSENEN AUGEN WIE EINEN FILM VORBEIZIEHEN.**
Betrachten Sie den Ablauf des Films über Ihre schlimmste Panik-attacke so, als würden Sie zu Hause vor dem Fernsehapparat sitzen und diesen Film als Video anschauen. Mit der Fernsteuerung können Sie den Ablauf vor- und zurückspielen, aber auch zum Stehen bringen. Beobachten Sie sich dabei von außen und betrachten Sie auch die damalige Situation von außen wie ein unbeteiligter Zuschauer. Machen Sie sich bewusst, zu welcher Zeit und an welchem Ort die Panikattacke erfolgte.

In welcher Situation befanden Sie sich damals? Was haben Sie vor-her getan? Wie haben Sie sich während der Panikattacke verhalten? Was haben Sie danach gemacht? In diesem Film können Sie nur das sehen, was eine Kamera aufzeichnen kann. Ihre damaligen Gefühle und körperlichen Zustände können Sie nicht von außen wahr-nehmen.

Durch eine derartige *Beobachterperspektive* können Sie in diesen Film nicht so hineingeraten, als würde alles gerade aufgenommen, als müssten Sie alles neuerlich mit der gleichen Heftigkeit erleben. Diese Betrachtungsweise schafft den nötigen Abstand zu Ihren Gedanken, Bildern und sonstigen Erinnerungen aus der Vergan-genheit und verhindert das Aufkommen starker Gefühle und leb-hafter Erinnerungen, die zu heftigen körperlichen Zuständen führen könnten.

▶ **SCHREIBEN SIE IN IHR TAGEBUCH EINEN TEXT ZUM THEMA »MEINE SCHLIMMSTE PANIKATTACKE«.**
Notieren Sie alle körperlichen und psychischen Zustände, die Sie während Ihrer schlimmsten Attacke erlebt haben, möglichst genau und ausführlich, so als ob Sie diese Ihrem behandelnden Arzt für die Krankengeschichte berichten würden. Beschreiben Sie den ganzen

Ablauf in der Vergangenheitsform, sodass Sie nicht in ein neuerliches Wiedererleben dieser Panikattacke hineingeraten.

Sollte die Erinnerung an diese Attacke Sie doch überfluten, sagen Sie sich:»Das ist nur meine alte Angst, meine alte Panik, meine alte Geschichte. Jetzt bin ich in Sicherheit.« Sie können die damalige Erfahrung nie mehr in derselben Weise machen, sobald Sie sich sagen:»Das ist jetzt nur eine Panikattacke. Sie wirkt bedrohlich, sie ist aber nicht gefährlich. Damals habe ich aufgrund meiner Unwissenheit geglaubt, dass mein Leben bzw. mein Verstand wirklich bedroht sind.«

▶ **LASSEN SIE VOR IHREM INNEREN AUGE DIE HEFTIGSTE PANIKATTACKE IHRES LEBENS MÖGLICHST LEBHAFT ABLAUFEN – WENN SIE DEN MUT DAZU HABEN.**

Setzen Sie sich in Ihren Lieblingsstuhl und schließen Sie die Augen. Verankern Sie sich mit allen Sinnen sicher in der Gegenwart, sodass immer der Kontakt zum Hier und Jetzt aufrechtbleibt. Lassen Sie im Hintergrund Ihre Lieblingsmusik laufen. Verbreiten Sie Ihren Lieblingsduft im Raum. Halten Sie in Ihren Händen einen Lieblingsgegenstand, der Ihnen Vertrautheit und Sicherheit gibt.

Beschreiben Sie den Ablauf Ihrer heftigsten Panikattacke in allen Details in der *Ich-Form* und in der *Gegenwartsform*, mit allen Gedanken, Gefühlen und Körperempfindungen. Die mentale Fassung der Attacke könnte so lauten:»Mir wird plötzlich ganz übel und schwindlig. Mein Herz beginnt zu rasen. Ich bekomme kaum Luft. Vom Bauch her spüre ich eine Hitzewelle nach oben steigen. Meine Hände und Füße sind dagegen eiskalt. Ich spüre einen heftigen Schmerz in der Brust. Das ist jetzt ein Herzinfarkt. Gleich muss ich sterben. Ich kann nicht mehr klar denken. Das ist das Ende. So habe ich mir meinen Tod nicht vorgestellt, ganz allein und von meinen Lieben verlassen. Was wird aus meinen Kindern? Wie wird mein Partner mit allem allein zurechtkommen? Ich lebe noch. Auf meiner linken Körperseite beginnt alles zu kribbeln und taub zu werden. Vielleicht bekomme ich gerade einen Schlaganfall. Dann bin ich für das weitere Leben gelähmt. Ich kann meinen Beruf nicht mehr ausüben und nicht mehr meine Familie versorgen. Dann bin ich eine Belastung für meine ganze Familie, die ein schöneres Leben verdient hat.«

Öffnen Sie danach die Augen, nehmen Sie ein paar kräftige Atemzüge, schütteln Sie Ihre Arme und Beine aus und stehen Sie auf. Gehen Sie ein wenig umher und betrachten Sie die Umgebung. Achten Sie wieder aufmerksam auf den Klang Ihrer Lieblingsmusik und ziehen Sie den angenehmen Geruch im Raum in Ihre Nase hoch. Stärken Sie sich mit Ihrem Lieblingsgetränk. Spüren Sie danach ganz intensiv die körperliche Nähe einer vertrauten Person, die Ihnen Sicherheit und Geborgenheit gibt.

Sie können diese Übung auch mit dem Memo Ihres Handys aufnehmen und mehrfach anhören. Bringen Sie Ihrem Gehirn auf diese Weise bei, dass Sie gesund und am Leben sind, wenngleich die Todesbedrohung durch eine Panikattacke in Ihrem Gedächtnis noch immer gespeichert ist.

RUFEN SIE BEWUSST IHRE GEFÜHLE UND NEGATIVEN SCHEMATA AB, DIE EINE PANIKATTACKE AUSLÖSEN KÖNNEN

IDENTIFIZIEREN UND BEWÄLTIGEN SIE DIE ZENTRALEN AUSLÖSER IHRER SPONTANEN PANIKATTACKEN – SO ERREICHEN SIE EINE ANHALTENDE BEWÄLTIGUNG, STATT IMMER NUR PSYCHO-TRICKS ODER MEDIKAMENTE DAGEGEN EINZUSETZEN.

Langfristig geht es um die Bewältigung der tiefer liegenden Ursachen und nicht nur um die Beseitigung der Symptome. Die zentralen Ursachen von scheinbar rein spontanen Panikattacken erkennen Sie daran, dass Sie durch die Aktivierung der relevanten inneren Zustände tatsächlich eine Panikattacke oder eine panikähnliche Symptomatik auslösen können. Dieses Vorgehen setzt die Bereitschaft zu einer Panikattacke voraus.

Folgende Ratschläge können hilfreich sein:

▶ **AKTIVIEREN SIE BESTIMMTE GEFÜHLE, WIE ETWA ANGST, WUT, TRAURIGKEIT, ENTTÄUSCHUNG, SCHAM, OHNMACHTS- ODER VERLASSENHEITSGEFÜHLE.**

Rufen Sie bewusst belastende Gefühle in Zusammenhang mit bestimmten Lebenssituationen, Erinnerungen oder Zukunftsszenarien ab. Sie werden dabei erkennen: Nicht die Lebensumstände der Gegenwart, der Vergangenheit oder der nächsten Zukunft lösen eine Panikattacke aus, sondern Ihre Gefühle und Ihre emotionale Bewertung der jeweiligen Körperempfindungen.

▶ **AKTIVIEREN SIE BEWUSST JENE NEGATIVEN SCHEMATA, DIE AM EHESTEN EINE PANIKATTACKE AUSLÖSEN KÖNNEN.**

Überprüfen Sie, welche der folgenden negativen Schemata Sie in Panik versetzen: »Ich kann mich auf eine wichtige Bezugsperson, wie etwa Mutter, Partner oder Freundin, nicht verlassen«; »Ich werde von anderen Menschen bestimmt wieder enttäuscht oder ausgenutzt«; »Ich bekomme nicht, was ich brauche – Verständnis, Unterstützung und Aufmerksamkeit«; »Ich bin minderwertig und nicht liebenswert«; »Allein fühle ich mich einsam und leer«; »Ohne enge Bezugspersonen, wie etwa Mutter oder Partner, bin ich verlassen und verloren«; »Ich habe keinen Einfluss auf die Dinge, die passieren«; »Ich werde bestimmt wieder versagen.«

▶ **RUFEN SIE SICH IHRE HÄUFIGSTEN »WAS WÄRE, WENN«-SZENARIEN INS GEDÄCHTNIS.**

Stellen Sie sich möglichst bildhaft vor, dass das, was Sie fürchten, bereits eingetroffen ist. Welche Gedanken, Gefühle und körperlichen Zustände treten dann bei Ihnen auf? Wenn Sie in Zusammenhang damit eine heftige Panikattacke auslösen möchten – welche Bilder aus der Vergangenheit oder welche Vorstellungen von der Zukunft brauchen Sie dann nur abzurufen? Auf diese Weise erkennen Sie sehr rasch, dass nicht die Panikattacke, sondern Ihre Denkmuster und Ihre emotionalen Bewertungen das Grundproblem darstellen.

NUTZEN SIE DIE MÖGLICHKEITEN FACHLICHER UNTERSTÜTZUNG, WENN ALLE HILFEN NICHT AUSREICHEN

PRÜFEN SIE ALLE MÖGLICHKEITEN EINER AMBULANTEN, TAGESKLINISCHEN ODER STATIONÄREN BEHANDLUNG.

Es kann sein, dass nach einiger Zeit der Übung alle Hilfen nicht ausreichen, um mit Ihren Panikattacken zurechtzukommen. Dann sollten Sie fachliche Unterstützung in Anspruch nehmen.

Eine *Psychotherapie* kann Ihnen bei der Herausarbeitung der tieferen Hintergründe Ihrer Panikattacken helfen. Ein Buch und eine App zu Panikattacken können durchaus eine gute Vorbereitung oder Unterstützung einer Psychotherapie sein. Im Idealfall kann dies einen rascheren Therapieerfolg ermöglichen, sodass eine kürzere Psychotherapie ausreicht.

Ein *Facharzt für Psychiatrie* ist der Spezialist für eine adäquate Psychopharmakotherapie. In der Praxis werden die meisten Menschen mit Angst- und Panikstörungen von ihrem Hausarzt behandelt, der dieselben Medikamente verschreiben kann wie ein Facharzt.

Bestimmte *Antidepressiva* über den Zeitraum von mindestens sechs Monaten und Tranquilizer für den Akutbedarf über zwei bis drei Wochen sind dann ratsam, wenn Ihre schulische oder berufliche Leistungsfähigkeit gefährdet ist, ein längerer Ausfall droht oder gar der Arbeitsplatz gefährdet ist.

Die verordneten Antidepressiva – sogenannte *Serotonin-Wiederaufnahmehemmer*, die die Konzentration des Botenstoffs Serotonin im Gehirn erhöhen – können in den ersten zwei Wochen meist harmlose Nebenwirkungen auslösen, vor allem Übelkeit, Unruhe und erhöhte innere Anspannung, manchmal bis hin zu panikähnlichen Zuständen. Zur Vorbeugung von unnötig starken Nebenwirkungen sollten Sie das Antidepressivum in den ersten drei bis fünf Tagen nur in der halben Dosis und erst bei Verträglichkeit in der verschriebenen Dosis einnehmen. Bei manchen Menschen besteht jedoch eine Unverträglichkeit jener Substanzen, die den Botenstoff Serotonin im Gehirn beeinflussen.

Zur weiteren Reduzierung möglicher Nebenwirkungen dient auch der in den ersten zwei bis drei Wochen oft verschriebene *Tranquilizer*, der eine rasche Befindlichkeitsverbesserung ermöglichen soll, bis danach das Antidepressivum zur Anwendung kommt. Wenn die Nebenwirkungen auch nach dem Umstieg auf ein anderes Medikament nicht verschwinden, sollten Sie spätestens dann einen Facharzt für Psychiatrie aufsuchen, der Ihnen aufgrund seiner Erfahrungen ein anderes Mittel verordnen wird.

Verlassen Sie sich nicht auf die anfänglich oft durchaus gute Wirksamkeit sogenannter *hochpotenter Tranquilizer*, also jener Beruhigungsmittel, die rasch und gut wirken. Diese Mittel führen bereits nach mehrmonatiger regelmäßiger Einnahme zur Abhängigkeit. Verzichten Sie in dieser Zeit auf Alkohol, weil dieser die Wirkung von Beruhigungsmitteln in oft unvorhersehbarer Weise verstärkt.

Eine *tagesklinische oder stationäre Behandlungsmaßnahme* auf einer psychiatrischen oder psychosomatischen Abteilung ist dann sinnvoll, wenn alle ambulanten Behandlungsmöglichkeiten ausgeschöpft sind oder wenn zusätzliche Beeinträchtigungen – eine depressive Episode, ein erheblicher Alkoholmissbrauch, eine Tranquilizerabhängigkeit oder verschiedene psychosomatische Störungen – hinzugekommen sind. Wenn ein Krankenstand über einen längeren Zeitraum trotz gleichzeitiger Psychotherapie und medikamentöser Therapie nicht zur Gesundung führt, ist ebenfalls eine stationäre Behandlung zu empfehlen.

Bei *stationären Angeboten* erfolgt im Idealfall neben der medikamentösen Therapie und regelmäßigen Gesprächen mit Fachärzten eine *Breitbandtherapie*, die Gruppentherapie, Psychotherapie, Physiotherapie, Sport- und Bewegungstherapie, Musiktherapie, Ergotherapie, Mal- und Gestaltungstherapie umfasst. Auch der Austausch mit gleichfalls Betroffenen kann eine große Unterstützung auf dem Weg zur Genesung sein.

Bei langjähriger Angst- und Panikstörung in Verbindung mit einer anderen Störung, wie etwa einer längeren depressiven Episode oder einer Somatisierungs- oder Schmerzstörung, kann nach dem stationären Aufenthalt in einer Psychiatrie auch eine *REHA-Maßnahme* sinnvoll sein.

3.8 SONSTIGE HILFESTELLUNGEN: SO BEWÄLTIGEN SIE PANIKATTACKEN IN BESTIMMTEN SITUATIONEN

SO BEWÄLTIGEN SIE PANIKATTACKEN BEI AGORAPHOBIE

TRETEN PANIKATTACKEN BEI IHNEN NICHT SPONTAN, SONDERN PRAKTISCH IMMER NUR IN BESTIMMTEN SITUATIONEN AUF, IN DENEN SIE NICHT JEDERZEIT FLIEHEN KÖNNEN ODER SICH NICHT SICHER FÜHLEN? DANN LEIDEN SIE UNTER EINER AGORAPHOBIE, ALSO EINER »PLATZANGST«.

Machen Sie sich Folgendes bewusst: Sie fürchten zwar alle möglichen Situationen, aus denen Sie nicht jederzeit entkommen können oder in denen Sie keine Unterstützung durch Vertrauenspersonen bekommen können oder bestimmte Hilfsmittel wie Medikamente oder Handy zur Verfügung haben – aber letztlich fürchten Sie nicht äußere Umstände, sondern Ihre eigenen panikartigen körperlichen und psychischen Reaktionen in diesen Situationen.

Welche Symptome fürchten Sie am meisten: eine volle Panikattacke in Verbindung mit Todesangst oder eine panikähnliche Symptomatik, wie etwa Schwitzen, Schwindel, Harn- oder Stuhldrang mit dem Gefühl von Peinlichkeit und sozialer Auffälligkeit? Oder fürchten Sie sich eher davor, verrückt zu werden und öffentlich die Kontrolle über Ihr Verhalten zu verlieren?

Unabhängig von den Ursachen führt jede Form der Vermeidung der gefürchteten Situationen zur Verschlimmerung Ihrer Agoraphobie, weil Sie keine positiven Erfahrungen machen. Ihre agoraphobischen Ängste und Panikattacken leben von Ihrer Vermeidung. Sie füttern diese regelrecht durch Ihre Fluchttendenzen.

Die Lösung dieses Problems besteht in einer *Konfrontation* mit Ihrer Angst nach dem Motto: »Der Weg aus der Angst führt durch die Angst.« Stellen Sie sich allen Angstsituationen, möglichst ohne auszuweichen, sonst wird Ihre Angst und Furcht langfristig verstärkt, Ihr Selbstvertrauen reduziert, Ihr Bewegungsspielraum immer stärker eingeengt und Ihre Abhängigkeit von Menschen oder Hilfsmitteln immer größer.

Folgende Ratschläge können hilfreich sein:

▶ **ERSTELLEN SIE EINE LISTE ALLER GEFÜRCHTETEN SITUATIONEN, DIE SIE WIEDER AUFSUCHEN MÖCHTEN.**

Welchen Situationen weichen Sie nur aus Angst vor einer Panikattacke aus? Entwickeln Sie einen Plan, in welcher Reihenfolge Sie sich allen Situationen wieder stellen möchten.

▶ **TRAINIEREN SIE ZUERST MENTAL, WAS SIE REAL BEWÄLTIGEN MÖCHTEN.**

Lernen Sie aus dem Spitzensport. Stellen Sie sich mithilfe des mentalen Trainings immer wieder vor, wie Sie bestimmte Situationen erfolgreich aufsuchen und mögliche Probleme bewältigen.

▶ **TREFFEN SIE DIE ENTSCHEIDUNG, DAS ZU TUN, WAS IHNEN AUFGRUND IHRER WERTE UND ZIELE WICHTIG IST, UNABHÄNGIG VON IHRER AKTUELLEN BEFINDLICHKEIT.**

Geben Sie Ihren Ängsten und Panikattacken nicht mehr so viel Macht über Ihr Leben! Kämpfen Sie mehr für ein sinnerfülltes Leben und weniger gegen störende Emotionen und körperliche Symptome. Entscheidend sind Erfolgserlebnisse in bisher gefürchteten Situationen und nicht das Ausbleiben von Angst und Panik.

▶ **RICHTEN SIE IHRE AUFMERKSAMKEIT IN ALLEN SITUATIONEN AUF DAS, WAS SIE TUN UND ERREICHEN MÖCHTEN, UND NICHT AUF DAS, WAS SIE AM LIEBSTEN VERMEIDEN MÖCHTEN.**

Ihre Motivation *für* etwas sollte größer sein als Ihre Angst *vor* etwas. Motivieren Sie sich durch Gedanken an das, was Ihnen wichtig ist.

▶ **LASSEN SIE DIE ANGST ZU; SIE BEGLEITET SIE WIE IHR SCHATTEN, DOCH SIE BESTIMMEN DEN WEG.**

Gestehen Sie sich Ihre Angst ein und beschreiben Sie, wie es Ihnen innerlich geht, mit Worten wie: »Mein Herz rast, mir wird schwindlig, meine Brust wird ganz eng, aber ich schaffe das, weil mir die Sache sehr wichtig ist.« Je mehr Sie direkt gegen Angst und Panikattacken ankämpfen, desto angespannter werden und bleiben Sie.

Das Ziel der Aufgabenstellung ist nicht die vollständige Angstbeseitigung, sondern die Erweiterung Ihres Handlungsspielraums zur Verbesserung Ihrer Lebensmöglichkeiten.

▶ **SEIEN SIE BEREIT ZU EINER PANIKATTACKE, OHNE DIESE DIREKT HERAUSZUFORDERN.**
Bei der Bewältigung von Platzangst geht es vor allem darum, dass Sie neue Lernerfahrungen in Situationen machen, die für Sie positiv sind, und dabei gleichzeitig mittelstarke Ängste aushalten können. Lassen Sie eine Panikattacke zu, wenn sie kommt, und beobachten Sie, wie sie von allein wieder verschwindet.

▶ **BLEIBEN SIE MIT IHRER GANZEN AUFMERKSAMKEIT BEI DEM, WAS IM HIER UND JETZT, IN DIESEM AUGENBLICK, PASSIERT, OHNE GEISTIG STÄNDIG IN DER ZUKUNFT ZU SEIN UND SICH MIT HORRORSZENARIEN ZU BESCHÄFTIGEN.**
Was sehen Sie gerade jetzt um sich herum? Welche Gedanken, Gefühle und körperlichen Zustände treten bei Ihnen momentan auf? Alles, was aktuell geschieht, können Sie aushalten. Machen Sie sich bewusst, was Ihnen im Moment wichtig ist und welches Ziel Sie trotz und mit der Angst jetzt unbedingt erreichen möchten.

▶ **GESTALTEN SIE JEDE ANGSTBEWÄLTIGUNGSÜBUNG SO, DASS SIE EIN ERFOLG WIRD.**
Wählen Sie den Weg der kleinen Schritte, statt dass Sie sich durch zu hohe Ansprüche überfordern. Aufbauende Erfahrungen machen Ihnen Hoffnung auf weitere Fortschritte. Was ist Ihnen besonders wichtig, sodass Ihre Motivation größer ist als Ihre Angst?

▶ **NUTZEN SIE ZU BEGINN DER ÜBUNGEN LIEBER EIN HILFSMITTEL, DAS IHNEN ERFOLGSERLEBNISSE ERMÖGLICHT, STATT WEITERHIN SITUATIONEN ZU VERMEIDEN, WEIL SIE SICH DEREN BEWÄLTIGUNG ALLEIN AUS EIGENER KRAFT NICHT ZUTRAUEN.**
Beruhigend wirken eine Vertrauensperson an der Seite oder ein Medikament bzw. das Handy in der Tasche. Hauptsache, Sie haben

ein Erfolgserlebnis, das in Ihrem Gehirn ähnlich abgespeichert wird wie Ihre Angst und Ihre Panikattacken.

▶ **VERZICHTEN SIE IM LAUFE DER ZEIT AUF ALLE HILFSMITTEL** wie etwa Begleitperson, Beruhigungsmittel oder Handy – so können Sie sich den Erfolg allein zuschreiben. Andernfalls entwickelt sich bald eine psychische Abhängigkeit von bestimmten Hilfsmitteln. Am besten wäre es, wenn Sie von Anfang an auf alle Hilfsmittel verzichten könnten.

▶ **FESTIGEN SIE IHRE FORTSCHRITTE, INDEM SIE JEDE ÜBUNG MEHRFACH WIEDERHOLEN.**
Die jeweiligen Aufgaben werden dadurch zu Routinehandlungen ohne besondere Anstrengung und Beachtung.

▶ **VERLASSEN SIE DIE ANGSTSITUATION IDEALERWEISE ERST DANN, WENN IHRE ANGST UND PANIK AUF EIN ERTRÄGLICHES MASS GESUNKEN IST.**
Versetzen Sie sich jedoch nicht in den Stress, um jeden Preis ohne Flucht durchhalten zu müssen. Es ist keine Niederlage, wenn nicht alles gleich so läuft, wie Sie es sich vorgestellt haben.

▶ **SUCHEN SIE BEI FLUCHT DIE SITUATION BALD WIEDER AUF, UM EIN ERFOLGSERLEBNIS ZU HABEN.**
Sie sind ein freier Mensch und können die Angstsituation jederzeit verlassen. Sollten Sie jedoch entgegen Ihrer ursprünglichen Absicht die Flucht ergriffen haben, kehren Sie nach kurzer Regenerierung wieder in die Angstsituation zurück, um keine unnötigen Erwartungs- und Versagensängste aufzubauen.

▶ **BEWEGEN SIE SICH IN DER ANGSTSITUATION, UM IHRE ERSTARRUNG ZU LÖSEN, JEDOCH OHNE DAVONZULAUFEN ODER DEN RAUM ZU VERLASSEN.**
Auf diese Weise bauen Sie die körperliche Anspannung ab, ohne eine Panikattacke zu provozieren. Selbst im Sitzen kann etwas Bewegung hilfreich sein.

▶ **RECHNEN SIE MIT RÜCKFÄLLEN.**

Weitere Probleme in Ihrem Leben – eine familiäre bzw. berufliche Belastung, eine Depression oder eine körperliche Erkrankung – können Ihnen vorübergehend die Kraft rauben, sich jenen Angstsituationen zu stellen, die Sie bereits erfolgreich bewältigt haben. Akzeptieren Sie diesen Umstand und stellen Sie sich Ihrer Angst, sobald Sie wieder mehr Kraft und Energie haben.

Verbesserungen entwickeln sich nicht kontinuierlich. Rückschläge und Schwankungen Ihrer Befindlichkeit sind völlig normal. Sie können nicht immer gute Tage haben. Üben Sie so weit als möglich auch an Tagen, an denen es Ihnen nicht so gut geht, dann aber etwas weniger.

▶ **MACHEN SIE SICH BEWUSST, WELCHE ZENTRALEN LEBENSTHEMEN UND GEFÜHLS-KONFLIKTE HINTER IHRER AGORAPHOBIE STEHEN.**

Beschäftigen Sie sich mit den tieferen Hintergründen Ihrer Agoraphobie, um die Rückfallsgefahr zu vermindern. Häufig handelt es sich dabei um negative Schemata, wie etwa mangelndes Vertrauen in die Umwelt bzw. die eigene Person oder um familiäre bzw. berufliche Probleme.

SO BEWÄLTIGEN SIE PANIKATTACKEN BEI SPEZIFISCHER PHOBIE

TRETEN PANIKATTACKEN BEI IHNEN NUR IN GANZ SPEZIFISCHEN SITUATIONEN ODER ANGESICHTS SPEZIELLER OBJEKTE AUF? DANN LEIDEN SIE UNTER EINER SPEZIFISCHEN PHOBIE, WIE ETWA EINER TIERPHOBIE, EINER FLUGPHOBIE, EINER LIFTPHOBIE ODER EINER SPRITZENPHOBIE.

Eine spezifische Phobie können Sie nicht mit Vernunftargumenten oder Willenskraft überwinden. Es sind Ihre Bilder und Vorstellungen, die Ihnen Angst und Panik einjagen. Es ist ein Teil Ihres Gehirns, das limbische System, das angesichts bestimmter Objekte und Situationen Ihren Kampf-Flucht-Reflex auslöst, noch bevor Ihr Verstand Entwarnung gibt.

Folgende Ratschläge können hilfreich sein:

▶ **ÜBERLEGEN SIE, WIE IHRE FURCHT VOR BESTIMMTEN OBJEKTEN UND SITUA-
TIONEN ENTSTEHT.**
Sie unterliegen wahrscheinlich einer falschen Bedrohungseinschätzung, indem Sie eine Beziehung zwischen sich und dem gefürchteten Objekt bzw. der gefürchteten Situation herstellen, die gar nicht
besteht. Bleiben Sie bei der reinen Beobachtung der gefürchteten
Umwelt, ohne ständig einen Bezug zu Ihrem Körper herzustellen.

▶ **ERKENNEN SIE DEN TRUGSCHLUSS, DASS SIE AUFGRUND IHRER SYMPTOME
EINE REALE BEDROHUNG FÜRCHTEN.**
Sie fürchten zwar eine Bedrohung von außen, aber wenn Sie keine
Panikattacke oder panikähnliche Symptomatik bekämen, würden
Sie die betreffende Situation nicht als so bedrohlich einschätzen. Sie
schließen von Ihrer Angst und Ihrer körperlichen Anspannung auf
eine äußere Bedrohung.

▶ **BEOBACHTEN UND BESCHREIBEN SIE BEI EINER TIERPHOBIE INNERLICH MIT IHREN
EIGENEN WORTEN, WIE DER JEWEILIGE HUND UND DIE JEWEILIGE SPINNE ODER
SCHNECKE GANZ GENAU AUSSCHAUT.**
Eine Furcht vor Spinnen oder Hunden können Sie nur haben, weil
Sie sich unbewusst und ungewollt vorstellen, dass diese mit Ihrem
Körper in Kontakt kommen. Sie machen sich wahrscheinlich ein
Bild davon, wie diese Tiere Sie anspringen oder Ihren Körper in für
Sie ekeliger Weise berühren oder schmerzhaft verletzen. Bleiben Sie
bei der reinen Beobachtung dessen, was Sie tatsächlich sehen.

▶ **BLEIBEN SIE BEI EINER BLUT-, SPRITZEN- UND VERLETZUNGSPHOBIE NICHT
RUHIG, SONDERN BEWEGEN SIE SICH.**
Sie fürchten bestimmte Situationen wohl deswegen, weil Sie glauben,
dass Sie dadurch ohnmächtig werden könnten. Bewegen Sie sich vor
einer medizinischen Behandlung kräftig mit beiden Beinen, damit

Ihr Blutdruck ansteigt und das venöse Blut wieder zu Ihrem Herzen zurückfließen kann. Sollten Sie Schmerzen fürchten, atmen Sie bei der Blutabnahme oder Verabreichung einer Spritze ganz langsam durch leicht geschlossene Lippen aus, weil sich beim Ausatmen die Muskeln entspannen.

▸ **MACHEN SIE SICH KLAR, WAS SIE BEI EINER LIFTPHOBIE FÜR DEN FALL DES STECKENBLEIBENS EIGENTLICH FÜRCHTEN.**
Haben Sie bei einer Liftphobie Angst zu ersticken, eine Panikattacke zu bekommen, unangenehm aufzufallen oder das subjektive Gefühl des Gefangenseins? Erst wenn Sie wissen, was Sie wirklich fürchten, können Sie lernen, damit zurechtzukommen. Welche Hilfestellungen könnten Sie im Fall einer Panikattacke nutzen?

▸ **FINDEN SIE HERAUS, DURCH WELCHE GEDANKEN UND EMPFINDUNGEN IHRE HÖHENPHOBIE ENTSTEHT.**
Wahrscheinlich stellen Sie sich hoch oben vor, wie Sie hinunterfallen könnten, auch wenn Sie gut abgesichert sind. Schauen Sie bei einem Höhenschwindel mit Ihren Augen auf Ihre nähere Umgebung, die Ihnen Sicherheit gibt, statt in die Tiefe, wo Ihre Augen nichts zur Gleichgewichtsstabilisierung leisten können. Erst nach der Fixierung auf einen sicheren Punkt in der Nähe sollten Sie Ihren Blick in die Tiefe schweifen lassen.

▸ **MACHEN SIE SICH BEWUSST, WAS SIE BEI EINER FLUGPHOBIE WIRKLICH FÜRCHTEN.**
Fürchten Sie im Flugzeug den Absturz, eine Panikattacke ohne Fluchtmöglichkeit, soziale Auffälligkeit durch Ihr Verhalten oder das Ausgeliefertsein ohne Einfluss auf Technik und Piloten? Viele Betroffene fürchten sich nicht wirklich vor dem Absturz, sondern vor dem Nicht-Entkommen-Können als Einschränkung ihrer Autonomie, aber auch vor dem Ausgeliefertsein dem eigenen Körper gegenüber, dem Schwitzen, Zittern, der Atemnot oder allgemeiner Nervosität.

TRETEN IHRE PANIKATTACKEN IMMER NUR IN SOZIALEN SITUATIONEN AUF? DANN LEIDEN SIE UNTER EINER SOZIALEN PHOBIE.

Haben Sie zwar nie Angst gehabt, bei einer Panikattacke zu sterben oder verrückt zu werden, wohl aber Angst, unangenehm aufzufallen? Panikattacken drücken dann das Ausmaß Ihrer sozialen Beurteilungsängste aus.

Soziale Ängste leben davon, dass Sie aus Angst vor Auffälligkeit, Blamage und Kritik unbedingt einen guten Eindruck machen, zumindest einen schlechten verhindern möchten. Das führt dazu, dass Sie sich in doppelter Weise beobachten. Einerseits stehen Sie gleichsam neben sich und beobachten ständig Ihre körperlichen Reaktionen und Ihre Verhaltensweisen, andererseits sehen Sie sich andauernd mit den Augen der anderen Menschen: ob diese vielleicht Ihre körperlichen Symptome bemerken könnten, die Sie bereits spüren. Auf diese Weise können Sie sich weder auf das eigentliche Gesprächsthema noch auf die Beziehung zu anderen Menschen konzentrieren, sodass jede Spontaneität verloren geht.

Folgende Ratschläge können hilfreich sein:

▶ **TREFFEN SIE DIE ENTSCHEIDUNG, IHRE SOZIALEN KONTAKTE UNABHÄNGIG VON IHREM KÖRPERLICHEN BEFINDEN ZU GESTALTEN.**
  Achten Sie in der Begegnung mit anderen Menschen mehr darauf, etwas Positives, wie etwa ein angenehmes Zusammensein, zu erreichen. Konzentrieren Sie sich einerseits auf das, was Sie sagen und tun möchten, und andererseits auf Ihre Gesprächspartner, wie Sie selbst diese wahrnehmen und was Sie mit ihnen machen und erleben möchten. Sind Sie bereit, sich allen möglichen sozialen Situationen zu stellen, weil Ihnen das Zusammensein mit anderen Menschen und die gemeinsame Betätigung sehr wichtig sind?

▶ **BESINNEN SIE SICH AUF DAS, WAS SIE SIND UND WAS SIE KÖNNEN, STATT AUF DAS, WAS SIE NICHT SIND UND WAS SIE NICHT KÖNNEN.**
  Ihre Angst vor anderen Menschen lebt vor allem davon, dass Sie selbst Ihr schärfster Kritiker sind. Sie sind ständig auf der Suche

nach einem positiven Feedback, weil Sie sich Ihrer selbst nicht sicher genug sind. Machen Sie sich durch ständiges Feedback-Bedürfnis nicht von anderen Menschen abhängig. Stehen Sie zu sich, seien Sie authentisch!

▶ **VERZICHTEN SIE BEWUSST AUF ALLE VERMEIDUNGS- UND KONTROLLSTRATEGIEN.**
Ihre zahlreichen Tricks dienen nur dazu, dass niemand Ihre körperlichen Symptome – wie etwa Schwitzen, Zittern, Rotwerden, Atemnot oder allgemeine Nervosität und Unruhe – bemerkt. Je weniger Sie gegen mögliche körperliche Symptome ankämpfen, desto weniger werden diese auftreten und desto schneller werden sie verschwinden. Ihre ganze Panik lebt von der Angst, dass Sie Ihr Pokerface nicht konsequent durchhalten könnten und Ihre Symptome Sie ungewollt als ängstlich-nervösen Menschen »outen« könnten.

▶ **ÜBERLEGEN SIE FÜR DEN BEDARFSFALL, WAS SIE SAGEN KÖNNTEN, WENN JEMAND SIE IN KÖRPERLICHER HINSICHT ALS AUFFÄLLIG ERLEBEN WÜRDE.**
Bereiten Sie sich kurze Sätze vor wie: »Manchmal bin ich halt aufgeregt, doch dann legen sich meine Zustände bald wieder.« Oder sagen Sie zu sich selbst aufmunternd: »Die anderen können mich nur deshalb als auffällig erleben, weil ich mich entschlossen habe, mich zukünftig nicht mehr zu verstellen, sondern ganz spontan und echt zu sein.«

▶ **GESTEHEN SIE SICH INNERLICH EIN, WARUM SIE IN SOZIALEN SITUATIONEN LEICHT PANISCH WERDEN.**
Sagen Sie sich ganz offen und ehrlich: »Ich habe Angst, dass mich die anderen als ›psychisch angeschlagen‹, nervenkrank, alkoholkrank oder schwächlich betrachten könnten, wenn sie meine Symptome wie Erröten, Schwitzen oder Zittern bemerken würden. Doch das sind nur Gedanken und Vorstellungen, die mit meinem Wunsch zusammenhängen, bei den anderen gut anzukommen.«

▶ **FÜR DEN FALL EINER PANIKATTACKE LASSEN SIE DIESE EINFACH KOMMEN, DA SEIN UND VON ALLEIN WIEDER VERGEHEN, OHNE DAGEGEN ANZUKÄMPFEN.**
Konzentrieren Sie sich auf die anderen Menschen oder auf das jeweilige Thema, statt sich die ganze Zeit selbst zu beobachten und Ihre Panik dadurch erst recht aufzuschaukeln. Treten Sie die Flucht nach vorne an und bauen Sie Ihre Anspannung durch Reden oder kleine Aktivitäten ab, statt aus Angst vor Auffälligkeit zu schweigen und sich zurückzuziehen.

▶ **NUTZEN SIE VERSCHIEDENE SICHERHEITSSTRATEGIEN, WIE ETWA ATEM-TECHNIKEN, WENN SIE NUR DADURCH IN GEWÜNSCHTEN SOZIALEN SITUATIONEN VERBLEIBEN KÖNNEN.**
Bauen Sie alle Hilfsmittel im Laufe der Zeit ab, um nicht davon abhängig zu werden. Erlauben Sie sich auch, kurz den Raum zu verlassen, um sich draußen zu regenerieren, ganz egal, was die anderen Menschen dann von Ihnen denken könnten. Sorgen Sie für sich selbst und tun Sie das, was gut für Sie ist. Dann werden Sie soziale Situationen stressfreier erleben, als wenn Sie immer versuchen, unauffällig zu bleiben und den anderen alles recht zu machen.

SO BEWÄLTIGEN SIE PANIKATTACKEN BEI GENERALISIERTER ANGSTSTÖRUNG

NEIGEN SIE MEHR ALS ANDERE MENSCHEN DAZU, SICH STÄNDIG WEGEN ALLER MÖGLICHEN DINGE ZU SORGEN? DANN LEIDEN SIE UNTER EINER GENERALISIERTEN ANGSTSTÖRUNG.

Sind Sie von ständigen »Was wäre, wenn«-Fragen geplagt, die sich auf grundsätzliche Möglichkeiten ohne realistische Wahrscheinlichkeiten beziehen? Ständiges Sich-Sorgen besteht in zahlreichen, oft rasch wechselnden Befürchtungen von möglichen Katastrophen ohne Aussicht auf konkrete Problemlösungsmöglichkeiten.

Zur Panikattacke schaukeln sich Ihre Sorgen immer dann auf, wenn Sie nicht nur über etwas nachgrübeln, sondern wenn Sie sich Ihre Sorgen und Befürchtungen sehr bildhaft als ziemlich wahrscheinliche Katastrophenszenarien vorstellen.

Folgende Ratschläge können hilfreich sein:

▸ **ERSTELLEN SIE EINE LISTE IHRER HÄUFIGSTEN UND GRÖSSTEN SORGEN UND BEFÜRCHTUNGEN.**
Teilen Sie Ihre Sorgen in Probleme ein, die lösbar sind, und in solche, die derzeit nicht lösbar sind. Entwickeln Sie anschließend konkrete Pläne für die lösbaren Probleme und versuchen Sie, diese umzusetzen. Entscheiden Sie zu handeln, statt ständig nur zu grübeln.

▸ **MACHEN SIE AUS JEDER EINZELNEN SORGE EIN GANZ KONKRETES PROBLEM, DAS SIE BEWÄLTIGEN KÖNNEN.**
Wenn Sie in begründeter Sorge ein wirkliches Problem auf sich und andere Menschen zukommen sehen, entwickeln Sie einen speziellen Plan, was Sie dagegen unternehmen können. Bei lösbaren Problemen sollten Sie ganz konkrete Maßnahmen zur Vorbeugung ergreifen, statt sich ständig nur zu beruhigen, dass schon nichts Schlimmes passieren wird.

▸ **FINDEN SIE BEI SORGEN MÖGLICHST RASCH HERAUS, ZU WELCHER GRUPPE VON PROBLEMEN IHRE SORGEN GEHÖREN: ZU DEN LÖSBAREN ODER ZU DEN UNLÖSBAREN.**
Stellen Sie sich angesichts Ihrer Sorgen folgende Fragen: »Was genau befürchte ich? Was kann ich jetzt ganz konkret tun, um diese Bedrohung für mich und andere Menschen zu verhindern?« Welche realistischen Problemlösungsversuche können Sie heute, in den nächsten Tagen, in den nächsten Wochen oder Monaten entwickeln? Problemlösungsstrategien fordern Ihr planendes Gehirn, das heißt Ihr Stirnhirn, um Lösungen zu entwickeln und umzusetzen, statt sich jenem Teil Ihres Gehirns auszuliefern, der für das ständige Grübeln verantwortlich ist.

▶ **MACHEN SIE SICH BEI UNLÖSBAREN PROBLEMEN BEWUSST, DASS GRÜBELN IHRE SPEZIELLE ART UND WEISE IST, ETWAS ZU TUN.**
Grübeln Sie, weil Sie im Moment nichts anderes tun können? Bedenken Sie jedoch: Sobald das Grübeln zu konkreten Bildern ohne Lösungsmöglichkeiten, also zu Horrorfantasien, führt, werden Teile Ihres Gehirns – das limbische System mit den beiden Mandelkernen – aktiv und lösen einen Angstschub aus bis hin zu einer Panikattacke. Gestehen Sie sich ein, dass Sie mit Unsicherheit nicht gut leben können und sich lieber ständig sorgen, als die Dinge vertrauensvoll auf sich zukommen zu lassen.

▶ **WAGEN SIE EINE MENTALE KONFRONTATIONSTHERAPIE, EINE SOGENANNTE »SORGEN-EXPOSITION«.**
Spielen Sie jede Ihrer Sorgen und Befürchtungen möglichst bildhaft-plastisch bis zum schlimmstmöglichen Ende durch. Malen Sie sich ganz im Detail in den lebhaftesten Farben aus, was Sie an Krankheiten, Todesfällen, Verlusterlebnissen, wirtschaftlichen Problemen und sonstigen erheblichen Lebensbeeinträchtigungen erfahren könnten. Machen Sie sich bewusst: Das sind nur Bilder und Vorstellungen. Wenn Sie dabei eine Panikattacke bekommen sollten, lassen Sie diese ohne Gegenwehr über sich ergehen. Im Laufe der Zeit werden Ihre Befürchtungen und Ihre körperlichen Symptome nachlassen, weil Sie gelernt haben, ohne Verdrängen und Unterdrücken damit umzugehen.

▶ **NEHMEN SIE MITHILFE IHRES TAGEBUCHS EINE MENTAL-EMOTIONALE KONFRONTATION MIT IHREN BEFÜRCHTUNGEN VOR.**
Schreiben Sie einen Text mit dem Titel: »Meine schlimmsten Sorgen und Befürchtungen, und ich kann nichts dagegen tun.« Wenn Sie die Ungewissheit hinsichtlich der Zukunft und Ihre diesbezüglichen Sorgen besser akzeptieren können, haben Sie mehr Kraft und Energie zur Verfügung, um sich voll und ganz den Aufgaben in der Gegenwart zu widmen. In ähnlicher Weise können Sie auch das Memo Ihres Handys nutzen.

▶ **AKZEPTIEREN SIE IHRE SORGEN UND BEFÜRCHTUNGEN, WENN SIE NICHT MEHR TUN KÖNNEN, ALS SIE BEREITS GETAN HABEN.**

Lassen Sie Ihre Sorgen vorbeiziehen wie die Wolken am Himmel, ohne sich mit ihnen inhaltlich auseinanderzusetzen, denn es sind nur Gedanken und nicht Aussagen über die Realität. Sagen Sie sich: »Es wäre schlimm, wenn sich meine Befürchtungen bewahrheiten würden, doch es sind nur Gedanken und Vorstellungen.« Lenken Sie Ihre Aufmerksamkeit auf die Umgebung und die reale Umwelt und tun Sie das, was Sie gegenwärtig machen können, um die Voraussetzungen für eine gute Zukunft zu schaffen.

▶ **MACHEN SIE EINE SCHULUNG IN ACHTSAMKEIT.**

Wenn Sie zur Eindämmung Ihrer Sorgen nicht immer ein Antidepressivum einnehmen möchten, sollten Sie durch eine Achtsamkeitstherapie besser damit umgehen lernen. Dabei lernen Sie einerseits, im Hier und Jetzt zu bleiben, ohne ständig mit Ihren Gedanken in die Zukunft abzuschweifen, und andererseits, Ihre Gedanken als Gedanken wahrzunehmen, ohne die jeweiligen Inhalte mit einer realistischen Bedrohung gleichzusetzen.

▶ **SETZEN SIE VERSCHIEDENE ENTSPANNUNGSÜBUNGEN EIN.**

Wenn Sie zur Abschirmung von Ihren körperlichen Empfindungen oder zur Linderung Ihrer körperlichen Verspannungen nicht immer ein Entspannungs- oder Beruhigungsmittel einnehmen möchten, sollten Sie verschiedene Entspannungstechniken erlernen und gezielt einsetzen, wie etwa die Zwerchfellatmung, die progressive Muskelentspannung oder das autogene Training.

SO BEWÄLTIGEN SIE PANIKATTACKEN BEI KRANKHEITSÄNGSTEN

TRETEN IHRE PANIKATTACKEN IN DER REGEL IN ZUSAMMENHANG MIT KRANKHEITSÄNGSTEN AUF? DANN LEIDEN SIE MÖGLICHERWEISE UNTER EINER HYPOCHONDRISCHEN STÖRUNG.

Waren Sie schon krankheitsängstlich, bevor Sie die ersten Panikattacken erlebt haben? Leiden Sie unter Krankheitsängsten derart, dass Sie immer dann besonders panisch werden, bis hin zu einer Panikattacke, wenn Sie sich von einer bestimmten schweren Krankheit bedroht fühlen? Panikattacken zeigen das Ausmaß Ihrer Krankheitsängste an.

Folgende Ratschläge können hilfreich sein:

▶ **MACHEN SIE SICH IHRE TYPISCHEN KRANKHEITSÄNGSTE BEWUSST.**
Fürchten Sie eher eine Krankheit, die sofort zum Tod führt, wie etwa einen plötzlichen Herzinfarkt, oder fürchten Sie eher eine Krankheit, bei der Sie lange leiden und behindert weiterleben müssen, wie etwa bei Krebs, Multipler Sklerose oder einem Schlaganfall?

▶ **BEOBACHTEN SIE EINE ZEITLANG IHREN KÖRPER, MACHEN SIE EINE »KÖRPERREISE« UND NEHMEN SIE ALLE SYMPTOME WAHR, DIE SIE GERADE SPÜREN, OHNE SIE ZU BEURTEILEN.**
Bleiben Sie bei der reinen Beobachtung, interpretieren Sie nicht vorschnell alle möglichen körperlichen Symptome als Bedrohung. Nehmen Sie einfach nur wahr, was mit Ihrem Körper momentan tatsächlich geschieht.

▶ **FÜHREN SIE ZUR BESSEREN BEWÄLTIGUNG IHRER KRANKHEITSÄNGSTE HILFREICHE SELBSTGESPRÄCHE.**
Stärken Sie sich durch folgende Worte: »Was ich spüre, das spüre ich, doch das ist nicht gefährlich«; »Ich bin bereit, nach medizinischer Abklärung ein Restrisiko zu ertragen«; »Zum Arzt gehe ich erst, wenn meine Symptome und nicht meine Befürchtungen schlimmer werden.« Sagen Sie sich ganz ehrlich: »Es wäre sehr schlimm, wenn sich bewahrheiten sollte, was ich befürchte, doch es sind nur Gedan-

ken und Vorstellungen.« Führen Sie in der Gegenwart ein Leben, das Ihre Gesundheit fördert und auch zukünftig erhält.

▶ **UNTERSCHEIDEN SIE ZWISCHEN JENEN BEREICHEN IHRES KÖRPERS, DIE SIE ÄNGSTLICH BEOBACHTEN, UND JENEN BEREICHEN, DIE SIE PROBLEMLOS SPÜREN KÖNNEN.**
Wenden Sie sich gerade jenen Zonen Ihres Körpers achtsam zu, die Ihnen Angst und Panik bereiten. Akzeptieren Sie Ihre Neigung zur krankheitsängstlichen Fehlinterpretation harmloser körperlicher Symptome, machen Sie sich jedoch bewusst, dass Sie jetzt gesund sind. Konzentrieren Sie sich darauf, wie Sie Ihre Gesundheit bestmöglich erhalten können.

▶ **LENKEN SIE SICH – IM GEGENSATZ ZU DEN ÜBLICHEN EMPFEHLUNGEN – NICHT VON BESTIMMTEN KÖRPEREMPFINDUNGEN AB, UM SICH NICHT HINEINZUSTEIGERN.**
Jedes Vermeidungsverhalten macht Ihre Krankheitsängste nur noch schlimmer. Erfolgreich von Ihrem Körper abwenden können Sie sich erst dann, wenn Sie gelernt haben, sich akzeptierend Ihren Symptomen zuzuwenden. Nutzen Sie die Chance, sich trotz Angst vor irritierenden Empfindungen mit allen Fasern Ihres Körpers zu spüren und viele schöne Erfahrungen mit Ihrem Körper zu machen.

▶ **MACHEN SIE SICH BEWUSST, WELCHE KONKRETEN WÜNSCHE AN DAS LEBEN HINTER IHREN KRANKHEITSÄNGSTEN STECKEN.**
Leben Sie wirklich so, dass jeder Tag ein erfüllter Tag ist, oder vergeuden Sie viel Zeit mit Gedanken an Krankheiten und unnötige Untersuchungen? Bei Krankheitsängsten sind Sie ständig bemüht, die körperlichen Voraussetzungen für ein erfülltes Leben zu schaffen, Sie kommen jedoch keinen Tag wirklich dazu, ein solches zu leben.

▶ **ÜBERLEGEN SIE SICH ALLE MÖGLICHEN KONSEQUENZEN, DIE EINE SCHWERE KRANKHEIT FÜR IHRE ZUKUNFT HABEN KÖNNTE.**

Welche Lebensträume könnten Sie bei gefährlichen Krankheiten nicht mehr verwirklichen? Wäre es für Sie unerträglich, durch schwere Krankheit Ihre Selbstständigkeit und Unabhängigkeit zu verlieren und auf die permanente Hilfe und Unterstützung anderer Menschen angewiesen zu sein? Welche Auswirkungen hätte dies auf Ihre Familie? Akzeptieren Sie ein derartiges Restrisiko und nutzen Sie die Chance, aus jedem Tag das Beste zu machen.

▶ **FRAGEN SIE SICH, WIE SEHR EINE MÖGLICHE KRANKHEIT BEI IHNEN MIT SCHULDGEFÜHLEN VERBUNDEN IST.**

Es ist ganz normal, bei ungeklärten körperlichen Zuständen vorübergehend mehr oder weniger krankheitsängstlich zu sein. Wenn Sie jedoch trotzdem aus dem Teufelskreis von Krankheitsängsten nicht aussteigen können, hat dies oft mit zwanghaften Absicherungstendenzen zu tun. Es geht dann gar nicht mehr nur darum, ob Sie eventuell einmal schwer krank werden könnten, sondern vor allem darum, dass Sie selbst schuld daran sein könnten, weil Sie nicht rechtzeitig zum Arzt gegangen sind.

▶ **ERSTELLEN SIE EINE KOSTEN-NUTZEN-RECHNUNG IN BEZUG AUF IHRE KRANKHEITSÄNGSTE.**

Machen Sie sich bewusst, welch hohen Preis im Sinn einer eingeschränkten Lebensqualität Sie Tag für Tag für Ihre Furcht vor schweren Krankheiten bisher bereits bezahlt haben. Verzichten Sie auf eine ungesunde Schonhaltung, die sich oft aus Krankheitsängsten ergibt. Achten Sie zukünftig wieder mehr auf Sport und körperliche Aktivitäten, um Ihre körperliche Fitness und Kondition aufzubauen und zu erhalten.

SO BEWÄLTIGEN SIE PANIKATTACKEN
BEI EINER POSTTRAUMATISCHEN BELASTUNGSSTÖRUNG

TRETEN IHRE PANIKATTACKEN IMMER NUR DANN AUF, WENN SIE DURCH IRGEND-ETWAS AN EIN TRAUMATISIERENDES ERLEBNIS ERINNERT WERDEN? DANN ZEIGT DIES DAS AUSMASS IHRER POSTTRAUMATISCHEN BELASTUNGSSTÖRUNG AN.

Machen Sie sich bewusst, was Sie derzeit mehr fürchten: das Auftreten von Panikattacken oder die Erinnerung an das Trauma. Daraus ergeben sich unterschiedliche Behandlungsstrategien.

Folgende Ratschläge können hilfreich sein:

▸ **NUTZEN SIE ZUR BESSEREN BEWÄLTIGUNG VON PANIKATTACKEN NACH EINEM TRAUMA ALLE SCHON ERWÄHNTEN HILFESTELLUNGEN.**
Auf diese Weise gewinnen Sie wieder das Vertrauen in Ihren Körper zurück. Machen Sie sich jedoch bewusst: Im Gegensatz zu Menschen mit reinen Panikattacken haben Sie durch ein Trauma oder vielleicht sogar durch mehrere Traumata eine reale Bedrohung Ihrer Person erlebt, entweder Ihres Körpers oder Ihrer Würde als autonomer und selbstbestimmter Mensch.

▸ **EINE ERFOLGREICHE BEWÄLTIGUNG IHRES TRAUMAS ERREICHEN SIE DADURCH, DASS SIE DIE TRAUMATISCHE ERFAHRUNG ALS VERGANGEN ERLEBEN, ALSO IN DIE RICHTIGE ZEITDIMENSION EINORDNEN – UND NICHT STÄNDIG ALS GEGENWART ERLEBEN ODER ALS UNMITTELBAR BEVORSTEHENDE ZUKUNFT FÜRCHTEN.**
Nutzen Sie sogenannte *Bildschirm-Techniken*, um mit Ihrem Trauma besser zurechtzukommen. Es handelt sich dabei um Distanzierungstechniken, bei denen Sie aus dem spontanen Fluss des unkontrollierbaren Wiedererlebens aussteigen und zum Beobachter Ihrer Erfahrungen von außen werden. Die traumatische Wiedererinnerung können Sie mit einem Film vergleichen, bei dem mit Ihnen als Schauspielerin immer wieder dieselbe Szene aufgenommen wird. Den Abstand dazu gewinnen Sie dadurch, dass Sie dieselbe Szene als Zuschauerin in einem bequemen Stuhl in der Sicherheit des Hier und Jetzt sehen. Ihr Gehirn lernt so zu be-

greifen, dass es sich dabei um eine schlimme Geschichte aus der Vergangenheit handelt.

Es geht also darum, dass Sie den traumatischen Inhalt von außen sehen und hören, ohne ihn in der Gegenwart mit den Gefühlen und körperlichen Empfindungen von damals zu verbinden. Dabei verankern Sie Ihre Gefühle und Ihre körperlichen Empfindungen ganz bewusst mit Erfahrungen im gegenwärtigen Augenblick. Eine intensivere Aufarbeitung des Traumas erfordert unbedingt eine Psychotherapie.

SO BEWÄLTIGEN SIE PANIKATTACKEN BEI ZWANGSSTÖRUNGEN

TRETEN IHRE PANIKATTACKEN ODER PANIKARTIGEN SYMPTOME NUR IN ZUSAMMEN-HANG MIT IHRER ZWANGSSTÖRUNG AUF, UND ZWAR DANN, WENN SIE IHRE RITUALE UNTERBRECHEN MÖCHTEN, ODER WENN SIE VON BELASTENDEN ZWANGSGEDANKEN GEPLAGT WERDEN? DANN LEIDEN SIE (PRIMÄR) UNTER EINER ZWANGSSTÖRUNG

Die üblichen Hilfen bei Panikattacken reichen bei einer Zwangsstörung keinesfalls aus. Die Betroffenen leiden trotz hoher psychischer und körperlicher Anspannung unter keiner ängstlichen Besorgtheit um ihren Körper; sie möchten durch ihre Rituale nur vermeintliche Bedrohungen von anderen oder der eigenen Person abwehren.

Geht es Ihnen auch so? Dann konzentrieren Sie sich auf die Bewältigung Ihrer Zwänge; in der Folge davon werden auch Ihre Panikattacken verschwinden.

Folgende Ratschläge können hilfreich sein:

▶ **VERZICHTEN SIE TROTZ INNERER ANSPANNUNG UND TROTZ IHRER ANGST VOR EINER PANIKATTACKE AUF ALLE GEDANKLICHEN UND VERHALTENSBEZOGENEN RITUALE, MIT DENEN SIE ETWAS UNGESCHEHEN MACHEN WOLLEN ODER ETWAS SCHLIMMES VERHINDERN MÖCHTEN, AN DEM SIE SCHULD SEIN KÖNNTEN.**

Ihre Zwänge beruhen auf der magischen Gleichsetzung von Gedanken, Bildern und Vorstellungen einerseits und der Realität andererseits. Sie setzen Ihr Bild, dass bereits etwas Schlimmes passiert sein könnte, ebenso mit der Realität gleich wie Ihre Vorstellung, dass in der Zukunft etwas Schlimmes passieren könnte, das Sie verschuldet haben könnten.

Sagen Sie sich im Sinn der Achtsamkeitstherapie: »Das ist nur ein Gedanke, nur ein Bild, nur eine Vorstellung, das ist nicht die Realität. Meine emotionale Anspannung und meine körperliche Unruhe sind kein Beweis dafür, dass bereits etwas Schlimmes geschehen ist oder noch passieren wird.«

▶ **KONZENTRIEREN SIE SICH ZUKÜNFTIG MEHR AUF DAS, WAS SIE IN IHREM LEBEN ERREICHEN MÖCHTEN, UND NICHT SO SEHR AUF DAS, WAS SIE UNBEDINGT VERMEIDEN MÖCHTEN.**

Bauen Sie Ihre Erfolgserlebnisse darauf auf, dass Sie etwas Positives erreichen, statt immer nur eine vermeintliche Katastrophe verhindern zu wollen.

SO BEWÄLTIGEN SIE PANIKATTACKEN BEI DEPRESSIONEN UND BURNOUT-SYNDROM

TRETEN IHRE PANIKATTACKEN IMMER DANN AUF, WENN SIE DEPRESSIV SIND? DANN DÜRFTE PRIMÄR EINE DEPRESSIVE STÖRUNG BESTEHEN.

Panikattacken können ein ernstzunehmender Warnhinweis auf dem Weg zu einem Burnout-Syndrom sein oder Ausdruck einer *depressiven Episode*. Ängste gehören zu den zentralen Symptomen bei einer Depression.

Burnout ist ein Zustand der totalen Erschöpfung aufgrund von Überforderung durch anhaltenden beruflichen oder familiären Stress bei gleichzeitiger Vernachlässigung der eigenen Bedürfnisse.

Folgende Ratschläge können hilfreich sein:

▶ **ACHTEN SIE NEBEN DER BEWÄLTIGUNG IHRER PANIKATTACKEN AUF DIE AUSREICHENDE BEHANDLUNG IHRER DEPRESSIVEN STÖRUNG.**

Eine Depression raubt Ihnen die Kraft, die notwendig ist, um mit Angst- und Panikzuständen erfolgreich umgehen zu können.

▶ **ERSTELLEN SIE EINE LISTE IHRER WICHTIGSTEN ÄUSSEREN UND INNEREN STRESSOREN UND EINE PRIORITÄTENLISTE IHRER AKTIVITÄTEN.**
Treffen Sie eine Unterscheidung zwischen dem, was wichtig ist und getan werden sollte, und dem, was zwar wünschenswert ist, momentan aber eine Überforderung darstellt, sodass Sie in der nächsten Zeit bewusst darauf verzichten. Delegieren Sie, was Sie nicht unbedingt selbst erledigen müssen. Akzeptieren Sie, dass Sie Unterstützung brauchen und nicht alles allein machen können.

▶ **UNTERSCHEIDEN SIE ZWISCHEN JENEM STRESS, DER DURCH IHRE LEBENS-SITUATION GEGEBEN IST, UND JENEM STRESS, DER LETZTLICH DURCH IHRE DENK-MUSTER UND EINSTELLUNGEN BEWIRKT WIRD.**
Panikattacken, Depressionen und Burnout haben oft eine gemeinsame Grundlage, nämlich anhaltenden Stress im beruflichen, familiären und privaten Bereich bei gleichzeitig unzureichenden Bewältigungsstrategien.

▶ **UNTERSCHEIDEN SIE ZWISCHEN JENEM STRESS, DEN IHNEN ANDERE MENSCHEN BEREITEN, UND JENEM STRESS, DEN SIE SICH SELBST MACHEN.**
Das gehäufte Auftreten von Panikattacken können Sie am besten verhindern, wenn Sie Ihre Grundbelastung reduzieren. Belastend und krankmachend ist nicht der Stress an sich, sondern das Gefühl der Unsicherheit und des Kontrollverlusts sowie das Gefühl, aufgrund unzureichender Ressourcen alles nicht mehr bewältigen zu können.

▶ **ERKENNEN SIE IHRE ENERGIERÄUBER, WENN SIE ZU STÄNDIGER SELBSTAUS-BEUTUNG MIT BURNOUT-GEFAHR NEIGEN.**
Unnötiger Stress entsteht oft durch eine permanente Überforderung durch überhöhte Ziele, alles perfekt machen zu wollen.

TRETEN IHRE »PANIKATTACKEN« VOR ALLEM IN ZUSAMMENHANG MIT DEM SCHÄDLICHEN KONSUM VON SUBSTANZEN WIE ALKOHOL, MEDIKAMENTEN UND ILLEGALEN DROGEN AUF?

Dann sollten Sie sich zu einem anderen Umgang damit entschließen, statt die Ausrede parat zu haben, dass Sie nur wegen belastender Panikattacken zum Alkohol- und Drogenkonsum neigen.

Folgende Ratschläge können hilfreich sein:

▶ **VERZICHTEN SIE IM FALLE VON ABHÄNGIGKEIT ODER ABHÄNGIGKEITSGEFAHR DURCH LANGSAMES AUSSCHLEICHEN 6 BIS 12 MONATE LANG GANZ AUF ALKOHOL UND ANDERE DROGEN.**

Wenn Sie bei Angst und Unruhezuständen vermehrt Alkohol oder Beruhigungsmittel einnehmen, verschärfen Sie den Teufelskreis von Angst und Panik einerseits und Substanzmittelmissbrauch andererseits.

Wenn Sie diese Empfehlung trotz besten Bemühens nicht allein umsetzen können, sollten Sie unbedingt eine ambulante, tagesklinische oder stationäre Behandlung beginnen. Erst danach macht es Sinn, an den Hintergründen für Ihre Panikattacken zu arbeiten.

▶ **BEDENKEN SIE, DASS VIELE DROGEN IHRE BIOCHEMISCHEN WIRKUNGEN GERADE IN JENEN GEHIRNSTRUKTUREN ENTFALTEN, DIE MIT EMOTIONALEN REAKTIONEN UND GEDÄCHTNISVORGÄNGEN ZU TUN HABEN.**

Sie sollten daher bei Ängsten und Panikattacken auf jeden Konsum von Substanzen wie Cannabis, Amphetamine und Kokain verzichten. Auch übermäßiger Konsum von Nikotin oder Koffein kann Panikattacken begünstigen. Sie sollten im Bedarfsfall auch diesbezüglich Ihr Konsumverhalten ändern.

SO BEWÄLTIGEN SIE PANIKATTACKEN
BEI KÖRPERLICHER ERKRANKUNG

TRETEN IHRE PANIKATTACKEN ERST SEIT EINER KÖRPERLICHEN ERKRANKUNG AUF? DANN KÖNNEN SIE ENTWEDER MIT DER ERLEBTEN ERKRANKUNG ODER MIT IHRER WIEDERERKRANKUNGSANGST NICHT GUT UMGEHEN.

Bei Ängsten und Panikattacken im Fall einer überstandenen körperlichen Erkrankung, wie etwa einem Herzinfarkt, einem Schlaganfall, einer Lungenembolie oder einer Krebserkrankung, sollten Sie zuerst einmal erkennen, was genau Sie gegenwärtig eigentlich fürchten.

Fürchten Sie die Wiedererinnerung an die traumatische Erfahrung der beinahe tödlichen Erkrankung? Fürchten Sie das neuerliche Auftreten derselben oder einer ähnlich schweren Erkrankung? Oder fürchten Sie »nur« eine Panikattacke, weil Sie mit dem Erlebten nicht umgehen können?

Folgende Ratschläge können hilfreich sein:

▸ **BRINGEN SIE IHREM GEHIRN, VOR ALLEM IHREM GEDÄCHTNIS BEI, DASS DIE SCHWERE KÖRPERLICHE ERKRANKUNG EIN THEMA DER VERGANGENHEIT IST UND KEINE GEGENWÄRTIGE BEDROHUNG DARSTELLT.**

Finden Sie eine sichere Verankerung in der Gegenwart, zum Beispiel Sitzen in Ihrem Lieblingsstuhl bei angenehmer Hintergrundmusik oder Zusammensein mit vertrauten Personen, während Sie den Film des dramatischen Geschehens von außen betrachten. Schauen Sie sich diesen Film im Zeitlupentempo an und kommentieren Sie alle Abläufe.

Erzählen Sie diese Geschichte in der Ich-Form, aber so auf Distanz, dass Sie nicht neuerlich in das Geschehen verwickelt werden. Sie können das Erlebte in ähnlicher Weise auch auf dem Memo Ihres Handys als vergangen aufnehmen, indem Sie Ihre Gefühle in Worte zu fassen lernen. Hören Sie sich diese Aufnahme später mehrfach an. Sie sollten Ihre Erfahrungen auch als Geschichte in Ihrem Tagebuch festhalten, um sie später immer wieder laut vorlesen zu können.

▸ **MACHEN SIE EINE KÖRPERREISE-ÜBUNG BEI GESCHLOSSENEN AUGEN.**
Bleiben Sie ganz bei der Wahrnehmung des momentanen körperlichen Geschehens. Konzentrieren Sie sich dabei auch auf jene Kör-
perregion, derentwegen Sie in Lebensgefahr geraten sind. Unterscheiden Sie jedoch zwischen dem, was Sie damals erlebt haben, und
dem, was Sie jetzt spüren.

▸ **NUTZEN SIE BEI ÄNGSTEN VOR PANIKATTACKEN ALLE ANGEBOTENEN HILFEN.**
Machen Sie sich dabei aber bewusst, dass Sie ohne schwere kör-
perliche Erkrankung wahrscheinlich keine derartige Todesangst in
Zusammenhang mit einer Panikattacke oder einer panikähnlichen
Symptomatik entwickelt hätten. Bedenken Sie: An der schweren kör-
perlichen Erkrankung hätten Sie wirklich sterben können, bei einer
Panikattacke haben Sie dies nur befürchtet, ohne dass es tatsächlich
eine Bedrohung für Ihren Körper war.

▸ **ÜBERLEGEN SIE BEI DER BEFÜRCHTUNG EINER NEUERLICHEN KRANKHEITS-
BEDINGTEN LEBENSBEDROHUNG, WAS SIE GEGENWÄRTIG UND IN DER NÄCHSTEN
ZUKUNFT TUN KÖNNEN, UM MIT DIESER GEFÄHRDUNG BESSER ZURECHT-
ZUKOMMEN.**
Wenn Sie erkennen, dass Sie eigentlich nichts tun können, als ängst-
lich darüber zu grübeln, sagen Sie sich: »Das ist unproduktives
ängstliches Grübeln.« Konzentrieren Sie sich durch eine bestimmte
Aktivität auf die Gegenwart, um die Chance des wiedergewonnenen
Lebens jede Minute voll und ganz zu nutzen.

▸ **LERNEN SIE EINEN HILFREICHEN UMGANG MIT WIEDERERKRANKUNGSÄNGSTEN.**
Sagen Sie sich: »Das sind nur meine Bilder und Vorstellungen, die bei
mir sofort starke Gefühle auslösen. Sie lassen meine Befürchtungen
gleich noch realistischer erscheinen. Es wäre jedoch schlimm, wenn
sich das Gefürchtete tatsächlich bewahrheiten sollte. Ich konzentriere mich auf das, was ich von Augenblick zu Augenblick, von
Stunde zu Stunde, von Tag zu Tag, von Woche zu Woche, von Monat

zu Monat, von Jahr zu Jahr tun kann, um möglichst intensiv und sinnerfüllt zu leben.«

Es macht Sie nur unnötig ängstlich und unruhig, wenn Sie meinen, Sie müssten sich im Moment bereits auf eine unabwendbare Katastrophe vorbereiten, damit Sie das Schicksal dann nicht plötzlich unerwartet hart trifft. Dasselbe gilt auch bei der Befürchtung einer anderen schlimmen Erkrankung wie neuerlichem Gefäßverschluss anderswo im Körper oder bei der Vorstellung des Endstadiums von Zuckerkrankheit oder Multipler Sklerose.

SCHLUSSBEMERKUNG

Durch die Lektüre dieses Buches haben Sie Ihre Bereitschaft bekundet, sich zukünftig nicht mehr von Ihren Panikattacken und Ihrer Angst davor das Leben einschränken zu lassen.

Als Autor hoffe ich, dass ich Ihnen ausreichend Hintergrundwissen und wirksame Strategien zur Bewältigung von Panikattacken vermitteln konnte. Wissen und Wollen allein reichen jedoch nicht aus, um psychische Probleme zu überwinden. Goethe hat dies so formuliert: »Es ist nicht genug zu wissen, man muss es auch anwenden, es ist nicht genug zu wollen, man muss es auch tun.« Er unterzog sich als junger Student einer umfangreichen Konfrontationstherapie zur Überwindung seiner starken Phobien, wie etwa Höhenängsten, Angst vor Dunkelheit, Friedhöfen, einsamen Orten, nächtlichen Kirchen und Kapellen, Ängsten vor Lärm sowie Ängsten vor Verschmutzungen und Verunreinigungen, besonders wenn diese von Blut oder Exkrementen stammten.

In unserer Zeit gibt es viele neue Möglichkeiten, Sie bei der Bewältigung Ihrer Ängste, Phobien und Panikattacken zu unterstützen. Ich habe das Angebot des österreichischen Verlages Fischer & Gann genutzt, Ihnen neben diesem Buch mithilfe einer gleichnamigen App einen Coach zur Verfügung zu stellen, der Sie vor, während und nach Panikattacken begleitet und anleitet, erfolgreich damit umzugehen.

Ihr Wunsch »Endlich leben ohne Panik« ist keine Illusion, sondern ein erreichbares Ziel, wenn Sie nach dem Motto von Goethe leben: »Erfolg hat drei Buchstaben: TUN.«

Für Rückmeldungen zu Buch und App bin ich Ihnen sehr dankbar, um zusammen mit dem Verlag an Verbesserungen für die nächste Auflage arbeiten zu können. Welche eigenständig erarbeiteten Strategien haben Ihnen die bessere Bewältigung Ihrer Panikattacken ermöglicht? Vielleicht können auch andere Betroffene von Ihren Erfolgserlebnissen profitieren, wenn sie davon wüssten.

Meine Adresse, meine E-Mail-Adresse sowie mehr zu meiner Person und meiner Psychotherapie-Praxis in Linz, Österreich, erfahren Sie über meine Homepage www.panikattacken.at.

LITERATUR

BAKER, R. (2014). Wenn plötzlich die Angst kommt: Panikattacken verstehen und überwinden. 18. Auflage. Wuppertal: R. Brockhaus.

BRANTLEY, J. (2009). Der Angst den Schrecken nehmen. Achtsamkeit als Weg zur Befreiung von Ängsten. Freiburg im Breisgau: Arbor Verlag.

FORSYTH, J. P. & EIFERT, G. H. (2010). Mit Ängsten und Sorgen erfolgreich umgehen. Göttingen: Hogrefe.

HÖFLER, H. (2012). Atementspannung. Selbsthilfe bei inneren und äußeren Spannungen. Über 70 einfache Übungen zum Lockerwerden. Stuttgart: TRIAS Verlag.

KNUF, A. (2013). Ruhe, ihr Quälgeister. Wie wir den Kampf gegen unsere Gefühle beenden können. München: Arkana.

LEJEUNE, C. (2008). Gut leben – mit kleinen und großen Sorgen. Das Übungsbuch. Stuttgart: Kreuz-Verlag.

MORSCHITZKY, H. (2009). Angststörungen. Diagnostik, Konzepte, Therapie, Selbsthilfe. 4. Auflage. Wien: Springer.

MORSCHITZKY, H. & SATOR, S. (2011). Die zehn Gesichter der Angst. Ein Selbsthilfe-Programm in 7 Schritten. 6. Auflage. Düsseldorf: Patmos Verlag.

MORSCHITZKY, H. & HARTL, T. (2014). Raus aus dem Schneckenhaus. Soziale Angst bewältigen. 2. Auflage. Ostfildern: Patmos Verlag der Schwabenverlag AG.

MORSCHITZKY, H. & HARTL, T. (2014). Die Angst vor Krankheit verstehen und überwinden. 2. Auflage. Ostfildern: Patmos Verlag der Schwabenverlag AG.

ORSILLO, S. & ROEMER, L. (2012). Der achtsame Weg durch die Angst. Freiburg im Breisgau: Arbor Verlag.

ROEDIGER, E. (2005). Wege aus der Angst. Stuttgart: Urachhaus.

ROEDIGER, E. (2011). Raus aus den Lebensfallen! Das Schematherapie-Patientenbuch. 2. Auflage. Paderborn: Junferman.

ROEDIGER, E. (2014). Wer A sagt … muss noch lange nicht B sagen. Lebensfallen und lästige Gewohnheiten hinter sich lassen. München: Kösel-Verlag.

SCHMIDT-TRAUB, S. (2013). Angst bewältigen: Selbsthilfe bei Panik und Agoraphobie – Den Rückfall vermeiden – Fallbeispiele und konkrete Tipps. 5. Auflage. Berlin: Springer.

SIEGEL, R. D. (2011). Achtsamkeit als Weg. Wie wir den Unwägbarkeiten des Lebens achtsam begegnen können. Freiburg im Breisgau: Arbor Verlag.

TIRCH, D. (2014). Selbstmitgefühl als Weg durch Angst und Panik. Ein praktischer Ratgeber auf Basis der Compassion Focused Therapy. Freiburg im Breisgau: Arbor Verlag.

WEHRENBERG, M. (2012). Die 10 besten Strategien gegen Angst und Panik. Wie das Gehirn uns Stress macht und was wir dagegen tun können. Weinheim: Beltz Verlag.

HANS MORSCHITZKY
ENDLICH LEBEN OHNE PANIK

DIE BESTEN HILFEN BEI PANIKATTACKEN

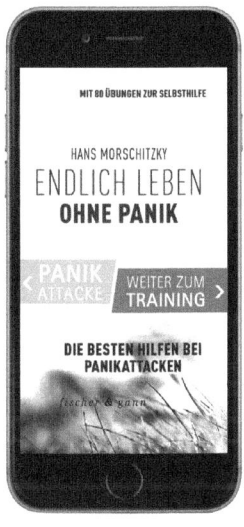

„MEIN COACH IM OHR" –
ALLE ÜBUNGEN DIESES RATGEBERS
SIND AUCH ALS APP ERHÄLTLICH

Die App des Angstexperten Hans Morschitzky
bietet in 80 Audiodateien ein umfangreiches
Selbsthilfeprogramm bei Panikattacken: von
Bewegungs-, Atem- und Entspannungstechniken, über Achtsamkeits- und Akzeptanz-
trainings bis zu mentalen Übungen.
Mit Selbstchecks, einem speziellen Notfall-
programm bei akuten spontanen Panikattacken und Hilfsangeboten zur weiteren
psychotherapeutischen Behandlung.

- Spieldauer: über 6 Stunden
- Optimiert für den Einsatz auf dem Smartphone
- Für alle aktuellen iOS- und Androidgeräte
- Erhältlich in allen App-Stores

fischer **&** *gann*

Das gesamte Verlagsprogramm finden Sie unter www.fischerundgann.com

PROF. DR. KLAUS-MICHAEL TAUBE, DR. GABRIELE RAPP,
DR. KURT SEIKOWSKI, PROF. DR. UWE GIELER (HRSG.)

DIE HAUT UND DIE SPRACHE
DER SEELE

HAUTKRANKHEITEN VERSTEHEN UND HEILEN

14 x 22 cm, ca. 350 Seiten
ISBN 978-3-903072-04-6

ALLERGIEN, NEURODERMITIS ODER SCHUPPENFLECHTE sind inzwischen zu Volks-
krankheiten geworden. Doch die Haut ist nicht nur unser größtes Organ,
sie ist auch Austragungsort vieler innerseelischer Konflikte – ein Drittel
aller Hautkrankheiten geht mit psychischen Leiden einher.
Dieses Buch beschreibt das komplexe Wechselspiel von Haut und Seele.
Welchen Einfluss haben Stress oder Traumatisierungen auf die Entstehung oder den Verlauf von Hauterkrankungen? Die Autoren erklären
zahlreiche Krankheitsbilder – von Akne, Weißfleckenkrankheit, zu Nes-
selsucht bis hin zu Hautkrebs. Anhand von vielen eindrucksvollen Fall-
geschichten werden auch neueste Entwicklungen dargestellt, wie z.B.
Schönheits- bzw. Hässlichkeitswahn oder die Angst vor Berührung.
Ein umfassender Überblick, der über unterschiedliche Behandlungsfor-
men und Medikamente informiert sowie Betroffenen Wege der Heilung
aufzeigt.

fischer **&** *gann*

Das gesamte Verlagsprogramm finden Sie unter www.fischerundgann.com

SIGRID SATOR
NIE WIEDER LAMPENFIEBER

ENTSPANNT UND SOUVERÄN REDEN UND PRÄSENTIEREN

11 x 16 cm, ca. 130 Seiten

ISBN 978-3-903072-07-7

BERÜHMTE SCHAUSPIELER HABEN ES, Sänger, Musiker, auch selbst Politiker und Fernsehprofis. Kaum jemand ist davor gefeit: Lampenfieber. Doch diese Angst muss nicht sein. Jeder kann lernen, Auftritte im Rampenlicht gut und sogar gerne zu bewältigen!

Sigrid Sator bietet in diesem Praxisbuch kompaktes Basiswissen. Was ist eigentlich Lampenfieber, woher kommt es, was sind die Ursachen? Wann handelt es sich wirklich um Lampenfieber oder um eine andere Form der Angst? Tests und Fragebögen geben Hilfestellungen zur Selbstdiagnose. Neben konkreten nachvollziehbaren Tipps zur Bewältigung enthält der Ratgeber ein Lampenfieber-Tagebuch. So können persönliche Erfahrungen, Eindrücke und Erfolgserlebnisse festgehalten und besser verankert werden. Für alle, die Auftritte vor Publikum besser und sicherer meistern wollen.

fischer & gann

Das gesamte Verlagsprogramm finden Sie unter www.fischerundgann.com